Boris Nikolai Konrad
Alles nur in meinem Kopf

Boris Nikolai Konrad

ALLES NUR IN MEINEM KOPF

Die Geheimnisse unseres Gehirns

ARISTON

Bibliografische Information der Deutschen Bibliothek

Die Deutsche Bibliothek verzeichnet diese Publikation in der
Deutschen Nationalbibliografie; detaillierte bibliografische Daten sind
im Internet unter http://dnb.ddb.de abrufbar.

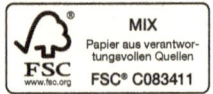

Verlagsgruppe Random House FSC® N001967

2. Auflage
© 2016 Ariston Verlag in der Verlagsgruppe
Random House GmbH, Neumarkter Straße 28, 81673 München
Alle Rechte vorbehalten

Redaktion: Dr. Henning Thies
Illustrationen: Selma Koopman, Sketch & Strategy, Utrecht
Umschlaggestaltung: Hauptmann und Kompanie, Zürich,
unter Verwendung eines Fotos von Bart van Dieken
Satz: Satzwerk Huber, Germering
Druck und Bindung: CPI books GmbH, Leck

ISBN: 978-3-424-20153-6

Inhalt

Vorwort

Das Gedächtnis. Es ist zu wunderbaren Dingen fähig und wartet andererseits mit wundersamen Fehlern auf. Wir erwarten, dass es bestens funktioniert, ohne es zu verstehen. Und wir ärgern uns sehr, wenn es einmal nicht so arbeitet wie gewünscht. Gut, das ist auch bei unserem Auto nicht anders. So viel Anerkennung und Aufmerksamkeit wie unser Auto bekommt unser Gedächtnis aber oft nicht. Wenn wir eine tolle Idee haben, dann ist das »unsere« Idee! Aber wenn wir etwas vergessen, dann ist »das Gedächtnis« schuld. Wie gut ihr Gedächtnis ist, merken viele erst, wenn sie einmal versuchen, etwas absichtlich zu vergessen. Wobei das Problem hier schon anfängt. Was ist das überhaupt, das Gedächtnis? Wie viele Gedächtnisse haben wir? Wo kann ich ein Speicher-Upgrade kaufen, und was war noch mal die Frage?

In Ihren Händen halten Sie ein Buch über das Gedächtnis, das es so noch nicht gegeben hat. Es ist natürlich auch ein Buch über das Gehirn. Heute wissen wir, dass beides untrennbar zusammengehört. Unsere Erinnerungen, also der Gedächtnisinhalt, sind irgendwie da drin »gespeichert«. Darüber, wie das Gehirn Gedächtnis macht, werden Sie lesen, auch über Nervenzellen mit einem Faible für Jennifer Aniston und über Gedächtnissysteme, die keine Sekunde vorhalten. Sie werden erfahren, wieso unser Gehirn uns oft nur vorspielt, sich zu erinnern, und ob wir wirklich nie etwas vergessen. Über das Gehirn kursieren viele unsinnige Behauptungen, etwa über kreative Hirnhälften oder über 90-prozentige Brachflächen, die nur geweckt werden müssten. Natürlich mit dem richtigen Drink, der richtigen Kreativtechnik oder dem neusten Gerät zum Auf-den-Kopf-kleben.

Als promovierter Psychologe weiß ich, warum diese Bilder verfangen, und als Neurowissenschaftler weiß ich, dass sehr vieles davon Quatsch ist. Zugleich bezeichne ich mich selbst als Neurowissenschaftler, obwohl es »Hirnforscher« ebenfalls täte. Aber »Neuro-« vorneweg zieht halt immer noch. Als Vortragsredner und Gedächtniskünstler, der ich ebenfalls bin, will ich mein Publikum überdies unterhalten. Da gibt es dann nichts Schöneres als Vereinfachungen und lustige Beispiele. Im vorliegenden Buch werden Sie diese ebenso finden wie Erklärungen, wann sie zutreffen und wann es dann doch komplizierter ist. Auf den folgenden Seiten werden Sie auf die Suche nach der Festplatte im Gehirn gehen und erfahren, wann Vergessen normal ist und wann nicht mehr. Sie werden lernen, was Lernen bedeutet, und auch einige Techniken kennenlernen, mit denen Sie Ihre Gedächtnisleistung deutlich verbessern können.

Ein Trainingsbuch halten Sie allerdings nicht in der Hand. Statt wie in einem Ratgeber einfache Tipps zu bekommen, die mal funktionieren und mal nicht, werden Sie viel über Ihr Gedächtnis lernen, was es ist und wie es funktioniert, sodass Sie später viel besser selbst beurteilen können, was Sie tun können, um es zu verbessern, und wann sich das lohnt. Wer will, kann tatsächlich selbst zum »Superhirn« werden. Ein solches tragen Sie, sicher verpackt unter Ihrer Schädeldecke, ohnehin mit sich herum. Mit der Geburt wird es in eine Welt gesetzt, die es in wenigen Jahren in sich aufnimmt und uns verständlich macht. Es kann jede Sprache lernen und jede Tätigkeit. Trotzdem ist das Gehirn eines indischen Arztes natürlich anders als das eines dänischen Fischers. Es hat sich das gesamte Leben über dorthin optimiert und wahnsinnig viel gelernt. Da darf es auch mal eine Telefonnummer oder einen Namen vergessen, ohne dass es uns betrügt. Wer dagegen gerade für solche Inhalte mit einem besonders guten Gedächtnis aufwartet, wird oft beklatscht, aber zumindest bei uns auch mal kritisch beäugt.

Ich weiß, wovon ich rede, denn ich darf inzwischen regelmäßig in Fernsehshows und auf Vortragsbühnen als Gedächtniskünstler auftreten. Auch bei den Gedächtnismeisterschaften ist die Konkurrenz inzwischen sehr stark. Die Wertschätzung unterscheidet sich aber beachtlich. Solche Wettkämpfe kommen bei uns eher in Unterhaltungsshows wie *Deutschlands Superhirn* und der *Grips-Show* vor, aber eher am Rande. Viele fragen mich daher: »Was ist denn das überhaupt, eine Gedächtnismeisterschaft? Ist das wie bei den Olympischen Spielen? Nur halt ohne Muskeln? Gibt es da Dopingkontrollen auf Traubenzucker? Jubelt das Publikum da ganz leise, weil sich alle so konzentrieren müssen?« Manch einer erwartet auch die Weltmeisterschaft der Supernerds, was zumindest seit der Fernsehserie *The Big Bang Theory* kein schlechtes Bild mehr ist. Tatsächlich finden sich bei offiziellen Turnieren, bei Gedächtnismeisterschaften viele Menschen unterschiedlichen Alters zusammen, um in Aufgaben wie Namen-, Wörter- oder Zahlenmerken die Besten zu küren. Dafür wird viel trainiert, weshalb ich auch ohne größeren Bewegungsanteil den Namen Sport gerechtfertigt finde!

Anders ist tatsächlich die Wertschätzung in Asien. Da ist unser Sport in den letzten Jahren rasant angewachsen. Das sieht man gut an einem Beispiel: Bei der Weltmeisterschaft 2013 in London belegte das mongolische Team in der Nationenwertung Rang drei. Als sie nach Hause flogen, wurden sie am Flughafen vom mongolischen Ministerpräsidenten empfangen, der Teamchef wurde »Sportler des Jahres« in der Mongolei und ist Jurychef einer Castingshow, also so etwas wie der Dieter Bohlen Ulaanbaatars. Die Philippinen wurden Zweiter. Das Team wurde vom nationalen Fernsehen empfangen, fast so wie bei uns die Fußballweltmeister, später im Parlament geehrt, und einzelne Sportler haben Vollstipendien erhalten, um als Profis Gedächtnissport machen zu können. Wir Deutschen haben gewonnen. Platz eins! Und das als Titelverteidiger. Ich wurde am Flughafen von meiner

Mama abgeholt, die Lokalzeitung hat auf Seite drei kurz berichtet, aber dabei leider meinen Namen falsch geschrieben.

Jetzt will ich mich aber nicht zu viel beschweren, denn ich selbst erhalte ja oft die Gelegenheit, aufzutreten und mein Lieblingsthema bekannter zu machen. Oft werde ich dabei gefragt: »Sagen Sie mal, Herr Konrad, wann haben Sie denn gemerkt, dass Sie das können?« Da schwingt dann immer die Erwartung mit, ich hätte halt ein beeindruckendes Talent, etwas Unnatürliches, ja fast Abartiges. Manchmal sage ich dann: »Ganz einfach, das war damals im Physikstudium. Da hat mich diese radioaktive Spinne gebissen. Seitdem kann ich das.« Aber das ist natürlich Quatsch. Also nicht das Physikstudium, das gab es wirklich. Soviel zur Nerd-Frage. Das Spitzengedächtnis habe ich dagegen erst durch Gedächtnistraining erreicht.

Kurz bevor ich mein Abitur abgelegt habe, sah ich in einer Fernsehshow, wie Verona Pooth (damals noch Feldbusch) von einem Gedächtnistrainer einige Tipps bekam und sich extrem verbesserte. Der gewünschte Effekt – »Wenn die das kann, kann ich das auch« – zog bei mir und ich begann, mich mit dem Thema zu beschäftigen. Die Methoden halfen mir im Studium enorm. Ich war immer ein guter, aber kein überragender Schüler gewesen, doch als Student konnte ich große Teile zweier Studiengänge in der Zeit von einem parallel studieren, großteils mit Bestnoten, und hatte obendrein noch genug Freizeit für mein neues Hobby, den Gedächtnissport. Die vielen Gedächtnisratgeber, die ich las, konnten mir aber nicht wirklich erklären, wie das Gedächtnis an sich funktioniert und warum es nicht von Natur aus alles behält. Wieso konnte ich diese Techniken lernen, die mein Gedächtnis so massiv verbesserten, und warum hat mir das früher keiner verraten?

So stellte ich während meiner Diplomarbeit fest, dass ich, statt Physik- und Informatikarbeiten zu lesen, lieber die Zugriffsmöglichkeit auf wissenschaftliche Datenbanken nutzte, um Fachartikel über Lernen und Gedächtnis zu suchen. Ich wollte mehr darüber wissen. Klar, auch die Hoffnung auf ein paar noch unbekannte Tipps für den Sport war mit dabei. Anfangs fehlte mir das Fachwissen, aber es waren tatsächlich einige spannende Dinge zu finden! So entschied ich mich nach dem Studienabschluss, die Chance zu nutzen und noch einmal die Fachrichtung zu wechseln, in München in Psychologie zu promovieren und im Rahmen meiner Doktorarbeit die Gehirne der weltbesten Gedächtnissportler selbst zu untersuchen. Keine Angst, das geht auch ohne Skalpell. Alle leben noch.

Auf den größten Fachtagungen der Gedächtnisforschung bin ich nun selbst als Wissenschaftler dabei und frage mich wiederum, warum die Kollegen ihre Erkenntnisse nicht auch allgemeinverständlich mitteilen. Nicht zuletzt darum bin ich heute am liebsten als Redner auf Events und als Gedächtnisexperte unterwegs und darum habe ich auch dieses Buch geschrieben. Ich möchte, dass möglichst alle Menschen die Chance haben zu erfahren, was für ein Wunderwerk ihr Gedächtnis ist, wie es funktioniert und warum manchmal auch nicht, und welche spannenden neuen Erkenntnisse der Forschung auch für unser Lernen und Leben relevant sind.

Um den Lesefluss zu optimieren, sind die Referenzen im Text kurz gehalten. Die jeweiligen Fachartikel, häufig englischsprachig, finden Sie im Literaturverzeichnis am Ende. Über Google Scholar oder andere Tools können Sie diese online ausfindig machen. Aufgelistet sind auch einige Videos, die von den jeweils Vortragenden an ein breites Publikum gerichtet und daher deutlich besser zu verstehen sind als die Fachpublikationen. Diese Videovorträge können mein Buch bestens ergänzen. Die Abbildungen im Buch dienen der Unterhaltung und Ergänzung, sind aber auch ein guter Weg, sich selbst zu überprüfen: Was können Sie nach dem Lesen eines Kapitels selbst zu den Abbildungen erzählen? Wenn Sie gerne behalten möchten, was Sie lesen, ist das ohnehin clever: Einfach jedes Mal, wenn Sie das Buch zur Seite legen oder zuklappen, kurz überlegen, was Sie vom Gelesenen noch wissen. Bei Fragen, Kommentaren, Lob und Kritik freue ich mich auf Ihre E-Mail an info@boriskonrad.de.

Ich kann Ihnen versprechen: Wenn Sie mein Buch gelesen haben, werden Sie über Ihr Gedächtnis nicht mehr dasselbe denken wie zuvor, schon allein weil Ihr Gehirn nicht mehr dasselbe sein wird. Ich wünsche Ihnen und Ihrem Gehirn viele neue Erkenntnisse und vor allem viel Spaß dabei!

1
Was ist das Gedächtnis?

»Memory is everything. Without it we are nothing.«
ERIC KANDEL

Wer von Ihnen glaubt, ein gutes Gedächtnis zu haben? Wenn ich mit dieser Frage einen meiner Vorträge beginne, meldet sich kaum jemand. Klar, wir alle haben schon die Erfahrung gemacht, dass wir uns etwas gemerkt oder etwas gelernt haben, das jedoch, als wir uns daran erinnern wollten, auf einmal weg war. So entsteht bei vielen schnell der Eindruck: »Mensch, mein Gedächtnis scheint ja nicht allzu gut zu sein.« Es wird auch immer schlimmer: Immer mehr Menschen lassen sich den Namen ihres Partners auf den Körper tätowieren. Aber das natürlich nur aus Liebe. Oder?

Eigentlich ist hier nur unsere Wahrnehmung verzerrt: Wir ärgern uns, wenn der Schlüssel mal wieder nicht da ist, wo wir ihn vermuten, aber es passiert doch eher selten, dass jemand sagt: »Hey – du hast ja deine Schlüssel schon wieder dabei! Wow, schon das fünfte Mal hintereinander. Wahnsinn!« Dabei ist es tatsächlich Wahnsinn, was unser Gedächtnis zu leisten imstande ist. Was wir an ihm haben, merken wir erst, wenn es uns fehlt. Wer an Alzheimer erkrankt, verliert nicht nur Erinnerungen, sondern letztlich seine gesamte Persönlichkeit. Ohne Gedächtnis sind wir nichts – wie es der vielleicht berühmteste Gedächtnisforscher der Welt, Eric Kandel, so schön gesagt hat. Alles, was wir können, alles, was wir wissen, alles, woran wir uns erinnern, basiert auf der Fähigkeit unseres Gedächtnisses, Informationen aufzunehmen.

Ob auch Kandels Umkehrung des »Gedächtnis ist alles« stimmt, ist dagegen eine philosophische Frage. Vor allem, ob das Gehirn alles ist. Als Neurowissenschaftler neigt man hier leicht zur Überinterpretation. Allerdings ist auch die Angewohnheit mancher Philosophen, alles, was aus der Neurowissenschaft kommt, von vornherein abzulehnen, wenig sinnvoll. Heute wissen wir zwar, dass unser Gehirn in den Nervenzellen und -bahnen Informationen codiert, über Jahrzehnte hinweg und doch stetigen Änderungen unterworfen, aber wir können noch lange nicht genau erklären, wie das funktioniert. Einiges darüber haben wir allerdings schon gelernt, aus der klassischen Psychologie wie aus der Hirnforschung.

Während die Festplatte eines Computers auf den ersten Blick wie ein perfekter Speicher erscheint, in dem alles exakt so wie abgespeichert wieder abgerufen werden kann, ist unser Gedächtnis vergesslich. Und das ist auch gut so. Denn gerade seine Fähigkeit, sich ständig anzupassen, Dinge zu interpretieren und neu zu assoziieren, ermöglicht uns jene genialen Fähigkeiten, die ein Computer niemals haben kann. Mal den Schlüssel zu verlegen ist dafür ein geringer Preis.

Definiert wird Gedächtnis also als die Fähigkeit von Lebewesen, in ihren Nervensystemen Informationen aufzunehmen und wieder abzurufen. Dabei ist auch die Zwischenphase der Konsolidierung sehr interessant. Sie ist uns weniger bewusst, passiert sogar, während wir schlafen, und ist doch ein wesentlicher Aspekt. Dies allein hat schon einige spannende Folgen, etwa wenn wir uns überlegen, wie kurz unser Gedächtnis sein kann. Als Gedächtnissportler habe ich viel Arbeit investiert, um bestimmte längerfristige Gedächtnisleistungen zu optimieren. Als Hirnforscher interessieren mich die wissenschaftlichen Erkenntnisse hierzu. Vor allem aber bin ich, wie Sie sicher auch, von der Frage fasziniert, was Gedächtnis eigentlich ist. Eine einfache oder konkrete Antwort darauf gibt es nicht, aber doch zahlreiche spannende Erkenntnisse. Meine Perspektive darauf möchte ich gerne mit Ihnen teilen!

Die Gedächtnisevolution

Seit wann gibt es denn so etwas wie ein Gedächtnis? Wie alle anderen Lebewesen sind auch wir als moderne Menschen ein Produkt der Evolution. Homo sapiens heißt unsere Art und gilt als einziges Lebewesen mit Kultur, Geschichtsfähigkeit und Sprache. Die außerordentliche Intelligenz hat uns als einzige Menschenart überleben lassen, dank unseres leistungsstarken Gehirns. Doch Evolution braucht Zeit. Rund 650 Millionen Jahre benötigte die Entwicklung von den ersten Nervenzellen in wirbellosen Tieren bis zum menschlichen Gehirn. Den modernen Menschen gibt es erst seit rund 200000 Jahren, vielleicht auch ein erstes Sprachvermögen. Nach anderen Theorien geschah dieser Schritt erst vor rund 100000 Jahren, und ausgeprägte Sprachsysteme sind noch neueren Datums, nämlich erst rund 35000 Jahre alt.

Noch vor wenigen Tausend Jahren führten unsere Vorfahren ein zwar nicht einfacheres, aber doch deutlich überschaubareres Leben. Im Gedächtnis musste lediglich gespeichert werden, wo es Schutz gab, wo Nahrung und wo Gefahr drohte. Soziale Gruppen bestanden aus wenigen Dutzend Personen. Zu denen musste sich der Steinzeitmensch nur merken, ob es sich um Freunde oder Feinde handelte. Aber nicht Name, Arbeitgeber und Handynummer. Bei einer Lebenserwartung von unter 30 Jahren war Altersdemenz wahrlich keine Herausforderung. Erst vor rund 10000 Jahren, in der Jungsteinzeit, wurde der Mensch sesshaft. Mit dem Ackerbau begann die neolithische Revolution, und die

Gruppengrößen nahmen zu. Geschriebene Sprache, die über Symbole hinausgeht, ist jedoch erst wenige Tausend Jahre alt. Und jetzt, im 21. Jahrhundert nach Christus, machen wir uns bereits Sorgen, was moderne Technik mit uns anstellt und wie vor allem Computer und Bildschirme unser Gehirn und Gedächtnis beeinflussen. »Das neue Medium macht süchtig. Es schadet langfristig dem Körper und vor allem dem Geist. [...] Wenn wir unsere Hirnarbeit auslagern, lässt das Gedächtnis nach«, schreibt etwa Manfred Spitzer 2012 in *Digitale Demenz*.

Ein anderer Gedanke: »Das neue Medium ist gefährlich und schädigt, denn es produziert Vergesslichkeit, weil Anwender ihr Gedächtnis nicht mehr benutzen [...] und sich einbilden, etwas zu verstehen, obwohl sie nichts verstanden haben.« Ist auch das ein Spitzer-Zitat? Nein, das ist sehr frei übersetzt eine Aussage von Platon aus dem fiktiven Dialog zwischen Sokrates und Phaidros (*Phaidros* 274b, 275). Mit diesen Vorbehalten kritisierte der griechische Philosoph circa 400 Jahre vor Christus Erfindung und Einsatz der Schrift.

Evolution hört nicht auf. Vor etwa 35000 Jahren war das Gehirn des Steinzeitmenschen sogar noch ein wenig größer als unseres heute. Doch in den 10000 Jahren seit dem Entstehen von Gesellschaften und erst recht in den nicht einmal zweieinhalb Jahrtausenden zwischen den beiden Zitaten von Platon und Spitzer hat die Evolution unser Gehirn nicht wesentlich verändern können. Nur die bereits veranlagte unglaubliche Lernfähigkeit des Gehirns ermöglicht es uns, mit der heutigen Welt zurechtzukommen. Dass unser Gedächtnis aber nicht auf unsere heutige Informationsflut, ja noch nicht einmal auf die Schrift optimiert ist, liegt an der rasanten Entwicklung der Menschheit. Das müssen wir berücksichtigen, wenn wir uns das Gedächtnis anschauen, und das können wir nutzen, wenn wir unsere Gedächtnisleistung verbessern wollen!

Sabbernde Hunde soll man nicht wecken

Der russische Verhaltensforscher Iwan Pawlow (1849–1936) hat es mit seinen Hunden in den allgemeinen Sprachgebrauch geschafft. Wenn Pawlows Hunde vor der Fütterung jeweils eine Glocke hörten, reichte nach einer Weile bereits der Glockenton aus, um die Speichelproduktion zu aktivieren. Dass es dieses Verhalten auch beim Menschen gibt, zeigen Pubs mit Sperrstunde: Beim Ertönen der Glocke für die letzte Runde verspüren die meisten dort noch einmal ungeheuren Durst.

Tatsächlich handelt es sich um eine Gedächtnisleistung. Dass ein Hund einspeichelt, wenn er Futter sieht, ist ein angeborener Reflex und noch kein erlerntes Verhalten. Normalerweise führt auch das Bimmeln der Glocke nicht dazu. Erst durch die Verknüpfung von Reiz und Verhalten, klassische Konditionierung genannt, wird dieses Verhalten ausgelöst und damit gelernt. Umgekehrt ist auch ein Ent-lernen möglich: Wenn der Hund nach der Konditionierung häufig die Glocke hört und dann kein Futter bekommt, hört der Speichelfluss als Reaktion auf den Glockenton wieder auf. Hat der Hund diese Verbindung dann wieder vergessen? Nicht unbedingt. Sollten irgendwann Glocke und Futterangebot wieder aneinander gekoppelt sein, ist der erlernte Speichelreflex ganz schnell wieder da.

Hundebesitzer, die jetzt an Klickertraining denken, sind übrigens schon eine Stufe weiter. Klicker sind ungefähr das, was Kinder als Knackfrosch kennen. Gut, heutige Kinder wohl auch nicht mehr, aber die haben dann sicher eine App dafür. Ein Klicker ist jedenfalls ein kleines Gerät zur Erzeugung akustischer Signale durch Knopfdruck (»Klick«). Der Hundebesitzer macht das sinnvollerweise am Anfang des Trainings immer dann, wenn der Hund ein Leckerli bekommt. Dies führt zu klassischer Konditionierung. Auf den Klickton hin beginnt der Speichel zu fließen.

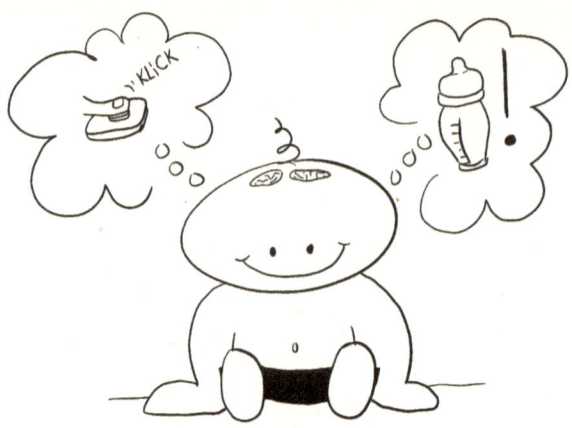

Nun ist das Sabbern aber noch nicht das eigentlich gewünschte Verhalten. Stattdessen wird der Klicker nun bei gutem Verhalten des Hundes genutzt. Das Tier lernt, dass diesem gewünschten Verhalten ein Klick folgt, und der steht für Leckerli, also etwas Gutes. So wird das erstrebte Verhalten schneller gelernt. Dieses Verfahren heißt operante Konditionierung. Wer sich jetzt fragt: »Ist das beim Menschen auch so?«, denkt dabei hoffentlich nicht an sein eigenes Baby. Wobei – eine Google-Suche nach »Klickertraining für Babys« bringt erschreckend viele Treffer hervor.

Natürlich gibt es Konditionierung auch beim Menschen – in jeder Form; es ist eine wichtige Form von Lernen. In Experimenten etwa bekommen die Versuchspersonen (Probanden) einen Stromstoß, wenn sie bestimmte geometrische Formen sehen. Das führt nach kurzer Zeit dazu, dass sie stärker schwitzen und ihr Gehirn eine Angstreaktion zeigt – auch dann, wenn sie die betreffende Form ohne Schock sehen. Das ist klassische Konditionierung. Anschließend bekommen sie meist ein Honorar. Das führt dazu, dass sie das auch noch toll finden und gerne wiederkommen. Das ist dann operante Konditionierung.

Sinnvolle Anwendungen findet das Ganze in der Verhaltenstherapie. Ängste sind oft falsche Verbindungen im Gehirn, und wenn der Spinnenphobiker oft genug erlebt hat, dass das Ansehen einer Spinne doch keine negativen Folgen hat, kann er das betreffende Verhaltensmuster auch wieder entlernen. Selbst bei Therapien wie Biofeedback spielt diese simple Form von Lernen eine Rolle.

Nicht zuletzt kennen wir das Phänomen auch beim Placeboeffekt, den schon Pawlow bei einem seiner Hunde feststellte: Das Versuchstier bekam eine Zeit lang Medizin, die zum Erbrechen führte. Bald erbrach sich der Hund dann auch nach einer Spritze ohne Wirkstoff. Dieser Vorgang funktioniert auch umgekehrt, eben wenn wir die Erfahrung gelernt haben, dass das Einnehmen einer Medizin oder das Erhalten einer Spritze zu Besserung führt. Dann lässt oft auch das Nehmen einer Placebomedizin oder das Spritzen einer Kochsalzlösung Besserung verspüren.

Was trinkt die Kuh?

Mein Lieblingsfußballverein heißt VfL! Das nur am Rande. Nennen Sie nun bitte eine Stadt im Ruhrgebiet. Die Wahrscheinlichkeit, dass Sie jetzt an Bochum gedacht haben und nicht an Dortmund, Essen oder Hattingen, ist durch den obigen Satz größer geworden, zumindest sofern Sie jemals vom VfL Bochum gehört haben. Bei mir als Fußballfan wiederum löst die Nennung dieses Namens automatisch Emotionen wie Leid, Begeisterung, Schmerz und Glück aus. Auch das nur am Rande.

In diesem Zusammenhang spricht man von Priming-Effekt. Gemeint ist damit, dass die vorherige Erwähnung eines Wortes die Wahrscheinlichkeit späterer Antworten und Assoziationen verändert. Auch das hat natürlich mit dem Gedächtnis zu tun, da die betreffende Information nicht mehr unmittelbar parat war. Für uns Gedächtnisforscher spannend ist, dass dieser Effekt sehr tief geht. So können etwa Patienten mit gewissen Amnesien, also

Gedächtnisausfällen, sich an die eigentliche Information nicht mehr erinnern. Gleichwohl wirkt der Priming-Effekt trotzdem. In meinem Beispiel wüsste ein solcher Patient auf Nachfrage vielleicht nicht mehr, welches Vereinskürzel ich zuvor genannt habe, aber auf die Frage nach der Stadt würde er trotzdem eher Bochum sagen.

Priming scheint auch beim Verhalten eine Rolle zu spielen. So gingen etwa in einer Studie Probanden auf einer angeblich unbeobachteten Strecke zwischen zwei Räumen langsamer, nachdem man ihnen im ersten Raum im Rahmen einer Aufgabe Begriffe präsentiert hatte, die mit dem Altsein zusammenhingen. Doch wie es in der Forschung so ist: Die Ergebnisse sind nach einer Studie oft nicht eindeutig. Darum wird weiterhin diskutiert, wie weit solche Effekte wirklich gehen.

Priming gehört wie die Konditionierung zum impliziten Gedächtnis, geschieht also unbewusst. Unser Gedächtnis läuft nämlich auch auf der unbewussten Ebene ab. Wir können das nutzen, um uns selbst zu überlisten. Vor meinen Wettbewerben erinnere ich mich zum Beispiel an Erfolgserlebnisse. Das führt dazu, dass mein Gehirn unbewusst schneller auf die für weitere Erfolge wichtigen Informationen zugreift. Zum anderen wiederhole ich vor dem eigentlichen Turnier die Informationen, die in der Meisterschaft vorkommen können. Durch dieses vorherige Priming werde ich dann etwas schneller sein als ohne diese Vorbereitung – zwei Arten von Priming, die mir als Denksportler helfen. Bei jeder Form von Prüfung oder Aufgabe, die für Sie ansteht, können auch Sie genauso vorgehen und davon profitieren: An Erfolge denken und überlegen, welche Inhalte vorkommen!

Und was trinkt jetzt die Kuh? Wer den Witz noch nicht kennt und schnell antworten soll, sagt meistens: »Milch!« Der Gedanke »Kuh« führt zum Priming-Effekt »Milch«. Die Milch jedoch wird von der Kuh *gegeben*, sie selbst trinkt Wasser.

Das Gedächtnis einer Nacktschneck'

Der Mensch hat mehr kognitive Fähigkeiten '
kann daher über sein Handeln nachdenken. M'
ben dem Ehepartner in der Küche zu stehen wird aıₒᵤ
gewünschten Ziel führen. Allerdings sind die Grundlagen aⅇₛ
Gedächtnisses über einen sehr langen Zeitraum entstanden, und
die unbewussten Gedächtnisprozesse funktionieren in unserem
Gehirn nicht anders als bei den meisten Tieren auch. Je ähnlicher
das Gehirn, desto ähnlicher die Prozesse. Beim Primatenhirn ist
die Ähnlichkeit besonders ausgeprägt, aber auch das der meisten
anderen Säugetiere weist große Ähnlichkeit zum Menschenhirn
auf. Deshalb basiert viel davon, was wir über unser Gehirn und
Gedächtnis wissen, auf Tierversuchen, so kontrovers diese auch
sein mögen.

Während in Studien mit Ratten oder Mäusen meist das Verhalten untersucht wird, hat der berühmte österreichisch-ameri-
kanische Hirnforscher Eric Kandel das Gehirn einer Meeres-
schnecke erforscht. Aplysia heißt sie oder auch Seehase, und sie
hat Kandel den Nobelpreis eingebracht. An dieser Stelle sei der
Porträtfilm *Auf der Suche nach dem Gedächtnis* (2009) über Kandels Werk wärmstens empfohlen.

Aber warum Aplysia? Das menschliche Gehirn hat Milliarden
von Zellen, circa 86 Milliarden nach Schätzung der letzten großen Studie. Das sind zwar nicht so viele, wie es Sterne in der
Milchstraße gibt, aber doch ganz schön viele. Viel zu viele und
viel zu klein, um sie einzeln zu untersuchen. Aplysia dagegen
hat bloß 20 000 davon. Daher dachten sich Kandel und seine
Kollegen, statt Prozesse in einem komplizierten System nur mä-
ßig gut verfolgen zu können, sei es besser, lieber in einem einfachen System genauer hinzuschauen. In der Tanzschule lernt
man in der ersten Stunde ja auch nicht gleich einen improvisier-
ten Tango, sondern fängt mit den ersten Schritten eines langsa-

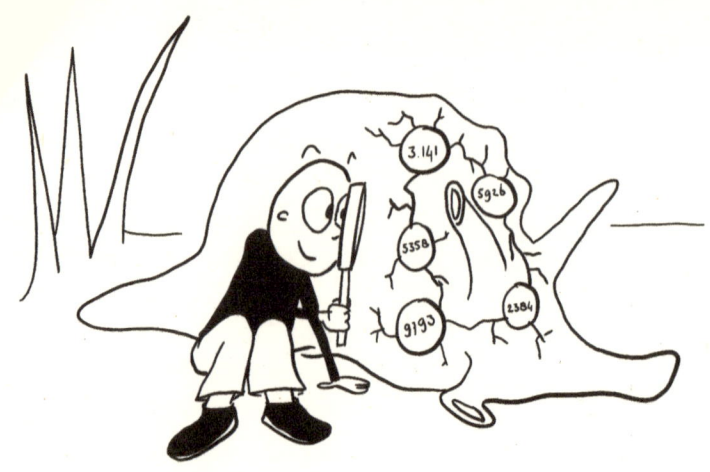

men Walzers an. Darum also zunächst das einfache Schnecken-hirn.

Auch dort gibt es ein Gedächtnis. Zwar kann sich eine Meeres-schnecke keine Namen merken und auch keine Zigtausend Stel-len von Pi, aber auch sie lernt, etwa durch Konditionierung. Erfolgreiche Dinge sind evolutionär immer weitergegeben wor-den. Unser Gehirn kann viel mehr als das von Aplysia, es hat viel mehr Gehirnregionen, die sich auf Aufgaben spezialisieren, aber auf der untersten Ebene sind viele Mechanismen doch gleich. Dank Kandel und seinen Nachfolgern wissen wir vieles über Ge-dächtnisbildung auf molekularer Ebene. Tiermodelle und Studi-en bei Menschen erlauben uns, mehr über die Spezialisierung bestimmter Gehirnregionen oder auch einzelner Nervenzellen zu lernen. Kognitionspsychologen können in Versuchen mit Pro-banden zeigen, dass es sehr unterschiedliche Gedächtnissyste-me gibt, und Studien mit Kernspintomografen zeigen, dass viele unterschiedliche Gehirnregionen daran beteiligt sind. Dank dem Engagement und Interesse von Gedächtnisforschern und Neu-rowissenschaftlern weltweit wächst dieses Wissen zudem täg-lich.

Doch all das ergibt noch lange kein Gesamtbild. Eine genaue Antwort auf die Frage, wie unser Gedächtnis funktioniert, gibt es daher noch nicht. Während die Festplatte im Computer genau definierten Regeln folgt und einmal aufgenommene Informationen genauso wieder bereitstellt, ist das im Gehirn anders. Über Millionen von Jahren der Evolution ist ein enorm komplexes System entstanden, das wir noch lange nicht detailliert verstehen können. Trotzdem wissen wir schon ganz schön viel. Etwa, dass wir Menschen nicht nur *ein* Gedächtnis haben, sondern unsere Gedächtnisleistung in viele »Gedächtnisse« aufteilen können. Im Rest des ersten Kapitels möchte ich Sie gerne mit Ihren Gedächtnissen bekannt machen.

»Eben wusste ich es doch noch«

»Mein Kurzzeitgedächtnis ist ziemlich gut, aber mein Langzeitgedächtnis könnte echt besser sein!« So oder so ähnlich höre ich es bei meinen Vorträgen häufiger. Dass es eine Unterscheidung des Gedächtnisses nach der Vorhaltezeit gibt, hat man schon mal gehört. Kandel hat auch bei seinen Schnecken nachgewiesen, dass diese bereits Kurz- und Langzeitgedächtnis haben, wobei sich die zugehörigen Prozesse stark voneinander unterscheiden. Auch in der Wissenschaft des menschlichen Gedächtnisses spielt diese Unterscheidung eine Rolle. Allerdings kommt hier noch eine dritte Ebene hinzu, die noch vor dem Kurzzeitgedächtnis liegt: das Ultrakurzzeitgedächtnis.

Wichtig ist dabei, sich klarzumachen, dass es sich nur um ein Modell handelt. Im Gehirn selbst gibt es keine unterschiedlichen Schubladen für Ultrakurz-, Kurz- und Langzeitgedächtnis. Die Wirklichkeit ist meist komplexer als das Modell. Das kennen wir zum Beispiel von der Wettervorhersage. Die Meteorologen passen ihre Modelle in mehreren Läufen pro Tag an die Wirklichkeit an, um dann um 12 Uhr mit recht genauer Treffsicherheit zu sagen, dass es jetzt gerade dann doch regnet. Auch in der Gedächtnisforschung helfen Modelle dabei, mit Annahmen besser arbeiten zu können. In jedem Teilbereich ergeben sich bei der konkreten Arbeit zahllose Erweiterungen, Ideen und Varianten, wie es noch genauer aussehen könnte, und dann werden Experimente gemacht, um die Modelle noch weiter an die Wirklichkeit anzupassen.

Für uns reicht es aber, die einfachen Modelle zu betrachten. Denn schon diese unterscheiden sich vom allgemeinen Sprachgebrauch sehr wohl. Wenn der Psychologe Kurzzeitgedächtnis sagt, meint er oft etwas anderes als der Laie. Auch Metaphern helfen, das Gemeinte verständlicher zu machen. Interessanterweise passen sie sich im Lauf der Zeit an die unterschiedlichen Erfahrungswelten an. Die alten Griechen verglichen das Gedächtnis noch mit Wachstafel und Archiv. Die Schubladen im Kopf sind als Bild dagegen bis heute geblieben, vielleicht auch dank des Wortes »Schubladendenken«. Neuerdings wird natürlich oft ein Vergleich mit dem Computer gezogen. Was das zeitliche Gedächtnismodell angeht, ein durchaus eingängiges Bild: Die Sensoren, die in der Tastatur oder der Webcam Informationen aufnehmen und sofort weiterleiten, scheinen in gewissen Rahmen dem Ultrakurzzeitgedächtnis, der Arbeitsspeicher RAM dem Kurzzeitgedächtnis und die Festplatte dem Langzeitgedächtnis zu entsprechen.

Problematisch daran ist nur, dass schon die Idee der gespeicherten Information nicht passt. Während im PC die Inhalte exakt kopiert, repliziert und bei Bedarf gelöscht werden, bedeutet Abruf beim Gedächtnis immer auch Veränderung, Anpassung und Interpretation. Eine Löschtaste gibt es hier ebenso wenig wie den USB-Stick zum Auslagern. Wobei man den auch erst mal wiederfinden muss. Und Leser meines Buches werden sich zehn

Jahre nach Erscheinen vielleicht fragen, was das überhaupt ist, ein USB-Stick. Trotzdem werden viele Computermetaphern benutzt. Genau genommen ist ja bereits das Wort »abrufen« eine solche Metapher, wie auch das Wort »speichern«. Beides sind Vorgänge im Computer, aber keine biologischen Prozesse. Weil wir Letztere aber nicht genau verstehen und daher auch nicht besser benennen können, benutzen wir diese Begriffe aus der Informatik, um zu beschreiben, was wir meinen. Würden wir sagen: »Das Gehirn hat sich durch die Interaktion mit der Umwelt verändert«, wäre das nur komplizierter, aber nicht erhellender als das, was wir mit »im Gehirn gespeichert« meinen. Wichtig ist nur, dass uns bewusst bleibt, dass »speichern« eine Metapher ist. Denn das Speichern im Gedächtnis funktioniert mitnichten so wie das Speichern im Computer.

Ultrakurzzeitgedächtnis

Tatsächlich gibt es vor dem Kurzzeitgedächtnis schon etwas: das Ultrakurzzeitgedächtnis oder auch »sensorisches Gedächtnis«. Nur, dass die Inhalte darin schneller wieder weg sind, als Sie das Wort »Ultrakurzzeitgedächtnis« lesen können. Beim Sehen hält unser Gehirn die frischen Sinneseindrücke für den Bruchteil einer Sekunde parat. Das kennen Sie von dem Effekt, wenn jemand in der Nacht eine Taschenlampe schnell bewegt und damit für die Zuschauer Formen in die Luft »zeichnen« kann. Die Speicherdauer des sensorischen Gedächtnisses fürs Sehen beträgt je nach Studie zwischen 15 bis 300 Millisekunden. Jetzt denken Sie vielleicht: »Aber bei aller Liebe, Herr Konrad, 300 Millisekunden ist doch nun wirklich kein Gedächtnis mehr!« Wenn wir aber bei der Definition bleiben, dass Gedächtnis jede Form von Informationsaufnahme ist, ist es das natürlich sehr wohl. Und auch für das Verständnis von Gedächtnis sehr wichtig, da die sensorischen Speicher intensiv filtern, was überhaupt weiterverarbeitet wird.

Von *dem* sensorischen Gedächtnis zu sprechen ist auch schon wieder falsch. Neben dem visuellen sensorischen Gedächtnis haben wir solche Speicher nämlich für alle Sinne, mit jeweils leicht unterschiedlicher Vorhaltezeit. Dass hier Inhalte vorgefiltert werden, bevor sie unser Bewusstsein erreichen, kennt man vom Cocktailparty-Effekt: Auch in einer lauten Umgebung können Sie Ihrem Gesprächspartner gut folgen und bekommen nichts von den Gesprächen am Nachbartisch mit. Nennt dort aber jemand Ihren Namen oder erwähnt ein Ihnen wichtiges Thema, ist Ihre Aufmerksamkeit plötzlich dort. Unbewusst müssen also alle Geräusche zunächst aufgenommen und dann gefiltert worden sein. Beim Hören können wir das als ein Echo im Kopf begreifen, weshalb es auch echoisches Gedächtnis genannt wird.

Kurzzeitgedächtnis

Im Kurzzeitgedächtnis landet dann nur ein kleiner Bruchteil der neuen Inhalte, welche die Sinne aufgenommen haben. Aber auch, was wir aus dem Langzeitgedächtnis abrufen, um darüber nachzudenken. Alles, was wir aktiv bearbeiten, weshalb das Kurzzeitgedächtnis auch Arbeitsgedächtnis genannt wird. Um ganz präzise zu sein, muss man eigentlich sagen, dass beides etwas unterschiedliche Modelle sind. Für das Verständnis kurzer Gedächtnisvorgänge ist die Trennung aber nicht weiter wichtig. »Kurz« heißt hier übrigens üblicherweise 20 bis 30 Sekunden Vorhaltezeit. Wenn wenig neuer Input kommt, können es auch mal zwei Minuten sein. Das ist tatsächlich in jedem Zusammenhang sehr kurz.

Jede neu ankommende Information verdrängt dabei bereits vorhandene. Das kennen Sie vielleicht noch von der Telefonauskunft oder aus dem Telefonbuch. Wenn Sie da eine Nummer nachgeschlagen haben, wussten Sie die beim Wählen noch. Spätestens beim Freizeichen war sie jedoch wieder weg. Und wenn Sie vor dem Wählen noch auf die Uhr geschaut haben, reichte diese neue Information schon, dass die Nummer nicht mehr vollständig parat war. Den Jüngeren mögen Begriffe wie »Telefonauskunft« nicht mehr viel sagen. Ihr könnt dann ja an Snapchat denken: Die letzten sieben angeguckten Snaps weißt du noch, es sei denn, zwischendrin poppt WhatsApp auf und überschreibt damit dein Kurzzeitgedächtnis. Gut, wer sieben Snaps in 0,3 Sekunden schafft, ist damit ohnehin noch im sensorischen Speicher.

Nicht nur wegen der kurzen Dauer ist das Kurzzeitgedächtnis sehr eingeschränkt, es passt auch einfach umfangmäßig wenig rein. Plus-minus sieben Ziffern zum Beispiel. Hier kommt eine kurze Übung: Bitte lesen Sie jeweils eine der folgenden Zeilen durch, schließen Sie dann die Augen und überlegen Sie, ob Sie noch alle Ziffern wissen.

92387
8631742
3510029011

Wie gut hat das funktioniert? Wenn Sie nicht abgelenkt wurden und sich konzentriert haben, sollte die erste Reihe ziemlich gut geklappt haben. Die mittlere ist schon sehr schwer; vielleicht haben Sie zwei Ziffern verdreht, eine ausgelassen oder mit Konzentration alle hinbekommen. Hier liegt der Leistungsdurchschnitt der Bevölkerung.

Wenn ich Probanden diese Aufgabe mehrfach machen lasse, würden die meisten sieben Ziffern noch häufig hinbekommen. Die letzte Reihe mit zehn Ziffern dagegen ist sehr schwer. Wer die schafft, hat meist schon bewusst oder unbewusst eine Taktik angewendet, etwa die Zahlen als Melodie aufzusagen oder dreistellig statt einzeln (»Dreihunderteinundfünfzig – Null –

Null – Neunundzwanzig – Null – Elf« statt »Drei – Fünf – Eins – Null« et cetera). Wenn ich Ihnen aber verrate, dass die letzte Zeile die Zahl 35 gefolgt vom Datum des Attentats vom 11. September 2001, nur rückwärts geschrieben, entspricht, dann können Sie die Zeile sofort und problemlos korrekt wiedergeben.

Der Grund dafür ist, dass unser Kurzzeitgedächtnis nicht auf Ziffernbasis arbeitet. Stattdessen werden die Informationseinheiten, die wir aufnehmen, »Chunks« (»Brocken«) genannt. Ein solcher Chunk kann eine Ziffer sein. Oder das gesamte Datum vom 11. September 2001, da es auf eine bekannte Information verweist. Eine Strategie, um mehr Inhalte im Kurzzeitgedächtnis zu behalten, ist daher das Chunking. Wenn Sie in den Ziffernfolgen bewusst nach Assoziationen wie Geburtsdaten, Teilen Ihnen bekannter Telefon- oder Kontonummern oder dergleichen suchen, werden Sie zumindest einzelne finden und so bereits mehr behalten. Sowohl die Kapazität des Kurzzeitgedächtnisses als auch Chunking wurden schon in den 1950er-Jahren vom Amerikaner George Miller untersucht und gehören zu den meistzitierten und meistdiskutierten Themen der Gedächtnisforschung. Für den Alltag ist es gut zu wissen, wie begrenzt die Kapazität ist und dass geschicktes Verpacken helfen kann, diese zumindest deutlich besser auszunutzen, aber auch, dass bei jeder Ablenkung das Überschreiben droht.

Eine andere Option, in der Zahlenmerkaufgabe besser abzuschneiden, ist es, nicht alle Zahlen nur zu lesen, sondern etwa die ersten fünf laut aufzusagen und die nächsten rein optisch zu lesen. Auch diese Taktik führt dazu, dass die meisten Menschen sofort mehr Ziffern behalten. Das liegt daran, dass auch beim Kurzzeitgedächtnis gilt: Wir haben mehr als eines. Auch hier wissen wir bei Weitem nicht, wie genau es funktioniert, aber dank Alan Baddeley haben wir dafür ein recht gutes Modell.

Wenn wir unsere Denkleistung im Alltag von außen beobachten, stellen wir fest, dass wir manche Dinge durchaus parallel können. Zwei Gesprächen gleichzeitig zu folgen geht nicht, aber Fernsehen und dabei einem Gespräch folgen schon. Telefonieren und dabei ein Sudoku zu lösen geht auch. Selbst bei Männern. Online findet man Artikel, die behaupten, Neurowissenschaftler hätten herausgefunden, dass Frauen in der Tat im Multitasking besser seien. Zitiert wird dabei meist eine Studie aus dem Jahr 2014 über die Verbindung beider Gehirnhälften. Allerdings hat das eine mit dem anderen wenig zu tun. Wer im Ruhrgebiet die A 40, in München den Ring und in Stuttgart irgendeine Straße kennt, der weiß: Nur weil theoretisch eine gute Verbindung da ist, muss es noch lange nicht schnell vorangehen. Und egal wie gut zwei Orte verbunden sind, kann man selbst zur gleichen Zeit immer nur an einem Ort sein. Da Männer- und Frauenhirn in den für das Kurzzeitgedächtnis relevanten Bereichen anatomisch gleich sind, sind Unterschiede nicht zu erwarten und auch in Studien nicht eindeutig belegt. Wer mal einen Mann beim Computerspielen beobachtet hat, weiß, wie viele Dinge er gleichzeitig kontrollieren kann.

Allerdings, wie in den vorherigen Beispielen auch, vor allem dann, wenn es um unterschiedliche, nicht um gleichartige Aufgaben geht. Baddeley hatte das auf Studien übertragen und dabei gemerkt, dass wir nicht zwei visuelle oder zwei auditive Aufgaben gleichzeitig lösen können, eine komplexe Rechenaufgabe und eine anspruchsvolle visuelle Aufgabe aber sehr wohl. Darauf basiert sein Arbeitsgedächtnismodell mit verschiedenen Rollen: die phonologische Schleife, der räumlich-visuelle Notizblock, der episodische Puffer und eine zentrale Exekutive, die alles verbindet. Im Büro entsprechen dem etwa das Tonbandgerät mit kurzer Laufzeit (phonologische Schleife), das einige Informationen aufnimmt und dann immer wieder überschrieben wird, und die Notiztafel, auf der visuelle Inhalte dargestellt und für den Neugebrauch ausgewischt werden (räumlich-visueller Notizblock).

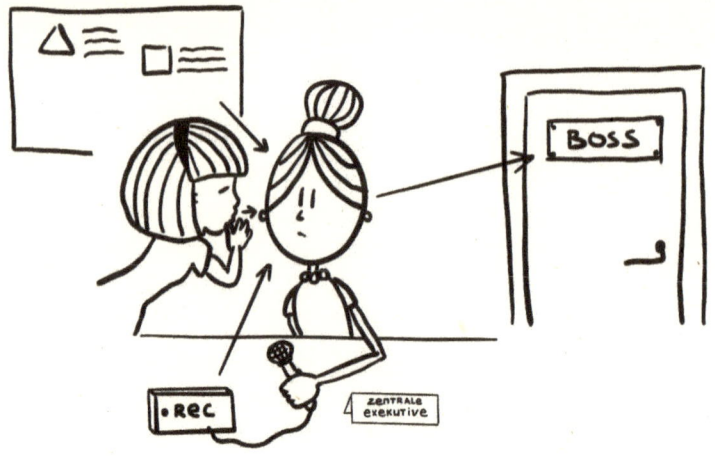

Der episodische Puffer wurde von Baddeley erst spät dem Modell hinzugefügt, um neue Versuche besser erklären zu können. Das ist etwa der ewig tratschende Kollege, der sich die neuesten Storys und Gerüchte bestens merken kann, aber als Quelle für einzelne Informationen nicht zur Verfügung steht. Die zentrale Exekutive in unserem Büro ist schließlich nicht etwa die Chefin, die entscheidet, sondern eher die Sekretärin, die auf alle Informationsquellen zugreift, diese filtert und verarbeitet und so Vorentscheidungen darüber trifft, worauf anschließend die Aufmerksamkeit der Chefin fällt.

Wenn wir uns etwa geschriebene Ziffern merken oder Texte lesen und uns diese innerlich vorsprechen, nutzen wir die phonologische Schleife. Die Trennung in phonologisch und visuell ist hier also nicht mehr wie beim sensorischen Gedächtnis auf die Sinne bezogen. Der räumlich-visuelle Notizblock kommt eher dann zum Einsatz, wenn wir uns eine Szene bildlich vorstellen, sie vor dem inneren Auge sehen und auch manipulieren können. Diese Fähigkeit, im Arbeitsgedächtnis Inhalte aktualisieren zu können, ist von großer Bedeutung. Bewusst kennen wir dies etwa vom Kopfrechnen, wo wir uns jeweils die Lösung des nächsten

Rechenschritts vorsprechen, am Ende dann aber nur das Gesamtergebnis wissen.

Baddeley selbst merkt in einem seiner Bücher an, dass auch Menschen mit einer sehr eingeschränkten Kapazität des Kurzzeitgedächtnisses überraschend normal leben können. Zugleich gibt es aber sehr wohl eine Korrelation zwischen der Kapazität des Kurzzeitgedächtnisses und dem, was wir als Intelligenz bezeichnen.

Langzeitgedächtnis

Erinnern Sie sich noch an Kandel und die Meeresschnecke? Weiter oben habe ich sie Ihnen kurz vorgestellt. Wie hieß die doch gleich? Können Sie sich erinnern? Wenn Sie sich tatsächlich noch erinnern konnten, kam diese Information schon aus Ihrem Langzeitgedächtnis. Falls Sie den Namen nicht mehr wissen, war er beim Lesen des Kapitels möglicherweise im Arbeitsgedächtnis bewusst vorhanden, hat jedoch den Weg ins Langzeitgedächtnis nicht gefunden. »Aplysia« wäre übrigens die Antwort. Aber selbst wenn Sie das jetzt nicht wussten und sich nur daran erinnern können, etwas über Schnecken gelesen zu haben, war Ihr Langzeitgedächtnis beteiligt. Einen wichtigen Unterschied zwischen kurz und lang hat Kandel übrigens auch bei der Schnecke nachweisen können: Bei Vorgängen, die zum Kurzzeitgedächtnis gehören, kommt es zur kurzzeitigen Verbesserung der Kommunikation zwischen einzelnen Gehirnzellen. Die Anzahl verfügbarer Botenstoffe ändert sich und damit auch die Weiterleitung von Signalen. Beim Langzeitgedächtnis dagegen werden neue physische Verbindungen gebildet oder vorhandene ausgebaut.

Vergleichen können wir das mit einem Straßennetz. Wenn zwischen zwei Orten häufig Stau ist, können dort zwischenzeitlich mehr öffentliche Verkehrsmittel eingesetzt werden. Wie etwa bei Fußballspielen oder Messen, wo es dann Sonderlinien gibt. Dadurch werden die Menschen effizienter über die vorhandenen Verkehrswege verteilt, aber sobald die Busse nicht mehr fahren, sieht es wieder aus wie vorher. Langfristig wird die Verkehrssituation nur besser, wenn neue Straßen angelegt oder vorhandene ausgebaut werden. Sollten Sie sich also auch nach einiger Zeit noch an das Lesen meines Buches erinnern, habe ich in der Tat Ihr Gehirn umgebaut. Beim Straßenbau wird Teer verwendet. Im Gehirn dagegen Proteine, deren Bauanleitung in unserer DNA steckt.

Das Straßenbeispiel macht auch den Unterschied zwischen dem Gehirn und einer Computerfestplatte deutlich. So ähnlich die Festplatte als Langzeitspeicher dem Langzeitgedächtnis zu sein scheint, so deutlich anders funktionieren wesentliche Prinzipien. Auf der Platte werden einzelne Informationen physisch an bestimmten Punkten gespeichert, wobei jede Information in Bits codiert ist. Also als eine Folge von Einsen und Nullen. Es gibt verschiedene Prinzipien, häufig etwa über Magnetisierung von kleinsten Punkten, die dann entweder magnetisiert sind oder nicht. Das führt zu einer möglichst dauerhaften und unveränderten Speicherung. Im Gehirn jedoch können von einer einzelnen Gehirnzelle Tausende Verbindungen abgehen. Zugleich bedeutet jede neue Information, dass sich die vorhandenen Verbindungen weiter ändern. Auch jedes Erinnern führt zum weiteren Umbau. Wie im Straßennetz ist auch unser Verbindungsnetz im Gehirn ständig im Umbau und unterliegt auch dem Zerfall über die Zeit. Dass unser Gehirn nichts vergisst, sondern wir lediglich den Zugriff verlieren, ist daher nur ein Mythos. Zugleich gilt aber, dass sehr viele Dinge noch in unseren Gehirnnetzwerken codiert sind, weshalb das Anschauen alter Fotos und das Bereisen von Orten, an denen wir schon einmal waren, Dinge wieder ins Bewusstsein rufen, die wir vergessen glaubten. Doch was wir wirklich vergessen haben, wird uns eben auch nicht mehr bewusst.

Kandel hat auch herausgefunden, dass wiederholte Reize wichtig sind, damit es zu dieser Bildung neuer Gedächtnisstraßen kommt. Wir kennen das auch aus unserer eigenen Erfahrung: Was wir einmal hören, ist schnell wieder weg, häufiges Wiederholen dagegen führt zur langfristigen Abspeicherung. Darum denken viele immer noch, dass das oft so verhasste Pauken nötig ist. Also das vielfache, wenig variierte Wiederholen. Das stimmt glücklicherweise nicht. Denn statt zwischen nur sehr wenigen Neuronen eine Verbindung erzwingen zu wollen, können wir auch andere Gedächtnissysteme benutzen. Und wenn es schon mehrere Ultrakurz- und Kurzzeitgedächtnisse gibt, gilt das beim Langzeitgedächtnis erst recht.

»Das muss im anderen Gedächtnis sein«

Denken Sie einmal an eine schöne Reise zurück. Vielleicht haben Sie ein anderes Land besucht oder auch nur eine andere Stadt in Deutschland? Nehmen Sie sich ruhig etwas Zeit, in Erinnerungen zu schwelgen. Was Sie jetzt verwenden, ist Ihr episodisches Gedächtnis, Ihre Fähigkeit, sich an Episoden Ihres Lebens zu erinnern.

Aber vielleicht haben Sie auf der Reise auch etwas Neues gelernt. Zum Beispiel Windsurfen? Oder mit Stäbchen zu essen? Dabei haben Sie ihr prozedurales Gedächtnis gefüllt, in dem Fähigkeiten und Abläufe gespeichert sind wie Fahrradfahren, Nudeln zu kochen und nach drei Maß Bier das Urinal noch zu treffen.

Neben einer Fähigkeit haben Sie aber auch neue Fakten gelernt. Vielleicht, wie die Hauptstadt Ihres Reiselandes heißt, was man dort Ungewöhnliches zum Frühstück isst oder den Namen und Autor des Buches, das Sie am Pool gelesen haben. Diese Fakten kommen ins semantische Gedächtnis.

Vielleicht haben Sie sich beim Erinnern vorgenommen, dass Sie morgen in der Stadt beim Reisebüro auf jeden Fall den neuen Katalog mitnehmen wollen. Die Aufgabe, jetzt gerade zu wissen, dass ich an einem bestimmten Moment in der Zukunft etwas tun will, heißt prospektives Gedächtnis.

Alle diese unterschiedlichen Systeme stellen wiederum nur Modelle dar, die dem Verständnis und der weiteren Erforschung dienen. So gibt es etwa auch das Modell des autobiografischen Gedächtnisses, das sich mit dem des episodischen Gedächtnisses überschneidet. Es betrifft alle unsere eigenen Erinnerungen, die Erinnerung an den Urlaub gehört also sicher dazu. Wenn ich Sie aber bitte, eine Liste von Wörtern auswendig zu lernen, und diese Liste morgen abfrage, würde das sehr wohl zum episodischen Gedächtnis gehören, nicht aber zum autobiografischen. Andererseits ist die Information, wie meine Mutter mit Geburtsnamen heißt, nicht episodisch, aber doch autobiografisch.

Es gibt also verschiedene Gedächtnissysteme im Langzeitgedächtnis und auch noch ganz andere Unterscheidungsmöglichkeiten als die genannten. Wenn Sie also mal wieder etwas vergessen haben, denken Sie doch noch mal nach. Vielleicht ist es ja nur in einem anderen Gedächtnis gespeichert?

Deklaratives Gedächtnis: »Das weiß ich!«

Am deutlichsten bewusst ist uns das deklarative Gedächtnis. Es wird seit 1972 auf Vorschlag des Psychologen Endel Tulving aufgeteilt in die schon genannten Teile semantisches Gedächtnis und episodisches Gedächtnis. Das deklarative Gedächtnis heißt auch explizites Gedächtnis. Beide Fachwörter stehen für die gleiche Bedeutung. Was in diesem Teil des Gedächtnisses gespeichert ist, ist einem bewusst. Man kann es beschreiben und erklären. Wenn Sie hierzu etwas gefragt werden, sagen Sie erfreut: »Ich weiß es!«

Das sind zum einen Fakten, Informationen, die Sie direkt abrufen können, wenn Sie die richtige Frage kennen. Was ist die Hauptstadt von Dänemark? Wer war der erste Präsident der USA? Wie oft wurde Deutschland Fußballweltmeister? Dazu gehört aber auch, eine Frucht oder einen Ihnen bekannten Menschen zu erkennen. Was dieses Wissen nicht hat: einen zeitlichen Zusammenhang. Sie wissen nicht mehr, wann Sie gelernt haben, dass Kopenhagen die gesuchte Hauptstadt ist. Vielleicht erinnern Sie sich daran, wo Sie das WM-Finale 2014 oder den Film *Das Wunder von Bern* geguckt haben. An keines von beiden müssen Sie sich jedoch erinnern, um auf die entsprechende Frage »Deutschland wurde viermal Weltmeister!« zu antworten. Wenn ein Holländer in der Nähe ist, brauchen die meisten deutschen Fußballfans noch nicht einmal die Frage.

Alle diese Informationen haben Sie ursprünglich zunächst über Ihr episodisches Gedächtnis aufgenommen. Am Tag nach dem ungewöhnlichen Frühstück im Hotel in Edinburgh erinnern Sie sich noch bestens über Ihre Verwunderung, dass man in Schottland den mit zahlreichen weiteren Innereien und Hafer gefüllten Magen eines Schafes frühstückt und ihn Haggis nennt. Die Mutigen spüren es vielleicht auch noch. Erst im Laufe der Zeit entwickelt sich die reine Fachinformation »schwarzes, wurstähnliches Ding aus Innereien + Schottland = Haggis« und trennt sich von der Episode, die Sie vielleicht sogar völlig vergessen. Semantisches und episodisches Gedächtnis hängen sehr wohl noch zusammen. Vielleicht reicht der Anblick von Haggis aus, um sich wieder an das Hotel zu erinnern. Wenn Ihnen nicht mehr einfällt, wie die schottische Flagge aussieht, kommen Sie eher wieder darauf, wenn Sie an die Reise zurückdenken und überlegen, wo in Edinburgh eine solche Flagge hing. Dass es tatsächlich getrennte Systeme zu sein scheinen, erkennt man aber daran, dass es unterschiedliche Formen von Amnesien, also Gedächtnisstörungen, gibt, die entweder das eine oder das andere Gedächtnissystem betreffen.

Ein weiterer interessanter Aspekt ist das Bewusstsein der Erinnerung. Nach Tulvings Definition beschränkt sich deklaratives Gedächtnis auf uns Menschen, da Tiere kein Bewusstsein haben. Sie haben auch keine Sprache und können daher Erinnerungen nicht sprachlich widergeben, folglich auch nichts »wissen«. Ist menschliches Gedächtnis also doch etwas ganz Spezielles? Wir können Tiere leider nicht fragen. Und wenn meine Mutter unserem Hund begeistert erzählt: »Gleich kommt Boris zu Besuch! Dann gibt's wieder Leckerli! Weißt du noch? Ja? Jaa?«, dann ist seine freudige Erregung wohl nicht einer episodischen Erinnerung an das letzte Leckerli von mir zu verdanken, sondern als konditionierte Reaktion auf die Vorfreude meiner Mutter zu sehen.

Bei genauerer Betrachtung gibt es dann aber doch Beispiele, die uns zeigen, dass es bei Tieren etwas Ähnliches wie ein episodisches Gedächtnis gibt. Etwa wenn sich manche Vögel nicht nur daran erinnern, wo sie Früchte vergraben haben, sondern zusätzlich auch, wann und wie reif diese waren, und das beim Wiederfinden nutzen. Oder wenn wir bei Haustieren wie etwa Katzen sehen, dass diese »schlafwandeln« und im Traum Jagdszenen ausführen, die auf erlebten Episoden basieren.

Prozedurales Gedächtnis: »Das kann ich!«

Neben dem deklarativen gibt es das prozedurale Gedächtnis für Fähigkeiten und Abläufe. Es ist nicht-deklarativ, wir können seine Inhalte also nicht ohne Weiteres sprachlich wiedergeben. Das wissen alle Eltern, die schon einmal versucht haben, ihren Kindern das Fahrradfahren theoretisch zu erklären. Es ist eben doch etwas mehr, als nur in die Pedale zu treten. Charakteristisch ist hier die Aussage »Das kann ich!«

2015 ging ein Video des Amerikaners Destin Sandlin durchs Netz. Er hatte ein Fahrrad gebaut, das nach links lenkt, wenn der Fahrer den Lenker nach rechts dreht, und umgedreht. Also genau umgekehrt wie bei einem normalen Fahrrad. Es sieht sehr ulkig aus, wenn Menschen versuchen, darauf zu fahren, es aber nicht schaffen – zumindest solange die Fehlversuche nicht zu schmerzhaft enden. Sandlin musste monatelang üben, bis er auf diesem Fahrrad fahren konnte. Das Interessante: Es machte plötzlich »Klick« und es ging von einem Moment auf den anderen. Dafür konnte er dann sein normales Fahrrad nicht mehr fahren. Das prozedurale Gedächtnis umzubauen ist also sehr schwer, aber auch das ursprüngliche Erlernen basiert vor allem auf Fehlversuchen und Wiederholungen. Es fängt beim Laufenlernen an und ändert sich auch im Erwachsenenalter nicht.

In vielen Sportarten ist es so, dass Kinder die Bewegungen so verinnerlichen, dass jemand, der erst als Erwachsener damit begonnen hat, dieses Level niemals erreichen kann. Ich sehe das in meinem Hobbysport Stacking. Das ist das Becherstapeln auf Zeit, welches Sie vielleicht aus einem der zahlreichen Videos kennen. Es gilt ähnlich wie das Jonglieren als gutes Gehirntraining, weil die hierfür nötigen Bewegungen auf beiden Seiten des Körpers ablaufen und für unser Gehirn einen hohen Koordinationsaufwand darstellen. Ich bin in meiner Altersklasse der über 25-Jährigen ziemlich weit vorne mit dabei. Stand Anfang 2016 steht der Weltrekord in meiner Altersklasse für die Disziplin »Cycle« bei knapp siebeneinhalb Sekunden. Die absolute Bestzeit aber hält mit 5,0 Sekunden, also gigantische 33 Prozent schneller, ein Teenager. Früher hieß es oft, dass nur Kinder so schnell sein können, und manche dachten, es könne mit der Größe der Hände zu tun haben. Damals stand der Rekord bei den 19- bis 25-Jährigen aber auch noch sehr hoch. Inzwischen sind in dieser »Studentenaltersklasse« jedoch viele dabei, die schon seit Jahren stacken und sich inzwischen nur noch sehr langsam, aber doch stetig verbessern – daher bleiben die Weltrekorde dieser Klasse auch nur unwesentlich hinter denen der schnellsten Teenager zurück. Es hat also nichts mit Handgröße oder der allgemeinen Fähigkeit zur schnellen Handlung zu tun, sondern nur mit dem prozeduralen Gedächtnis, das im Kinder- und Jugendalter besonders aufnahmefähig ist.

Was in der Vergangenheit aufgenommen wurde, kann später bei neuen Abläufen bestens helfen. So ist eine beliebte Laboraufgabe für das prozedurale Gedächtnis das Erlernen von zu tippenden Tastenfolgen. Klavierspielende Teilnehmer sind hier anderen massiv überlegen. Obwohl die Tastenfolgen nichts mit der Musik zu tun haben, haben die Klavierspieler den eigentlichen Ablauf so verinnerlicht, dass sie die neuen Tippfolgen viel schneller und besser lernen können.

Autobiografisches Gedächtnis: Ans Leben erinnern

Das autobiografische Gedächtnis ist der Speicher für alle Erinnerungen, die unser Leben betreffen. Es gibt hier große Überschneidungen mit dem episodischen Gedächtnis: Ich weiß, was ich letzten Sommer getan habe. Ich weiß auch noch, was ich heute Morgen gefrühstückt habe. Aber nicht mehr, was ich im letzten

Sommer gefrühstückt habe. Außer wenn es ein besonderer Tag war, der aufgrund von Emotionen oder anderer Bedeutung langfristig im Gedächtnis bleibt. Ich war zum Beispiel im letzten Sommer in San Diego und habe dort einen meiner größten Erfolge bei einem Gedächtnisturnier erzielt, den Vorjahressieger im Halbfinale bezwungen und das Finale erreicht. Von diesem Wettkampftag weiß ich noch genau, was ich gegessen, ja sogar was ich gefühlt oder gedacht habe. Um mich daran zu erinnern, braucht es trotzdem einen Grund oder einen Auslöser: den Wunsch, sich zu erinnern, davon zu erzählen – oder ähnliche Erlebnisse in der Gegenwart.

Wichtig ist auch: Sich daran zu erinnern bedeutet immer, dass eine Szene rekonstruiert wird, also neu entsteht. Wir tendieren dazu, unseren Erinnerungen zu glauben, halten sie für exakt wie Videos. Aber unser Gehirn baut für unser Bewusstsein die Szenen stets neu zusammen und füllt dabei möglicherweise inzwischen entstandene Lücken kreativ aus. Über falsche Erinnerungen erzähle ich Ihnen im dritten Kapitel noch etwas mehr, denn das kann ganz schön weit gehen. Mit den richtigen Fragetechniken lassen sich bei Befragten sogar ganze fingierte Erinnerungsblöcke im Gedächtnis platzieren.

Zu beobachten war das etwa im US-Wahlkampf 2016, als sich die Kandidaten leidenschaftlich darüber stritten, ob es in den USA 2001 nach den Terroranschlägen Jubelfeiern gegeben habe. »But I saw it!«, war sich manch Kandidat und Reporter sicher. Tatsächlich spricht vieles dafür, dass in der Erinnerung der Betreffenden die damals im Fernsehen gezeigten Bilder von entsprechenden Feiern in einzelnen arabischen Ländern auf die USA übertragen wurden. Die eigene gefühlte Erinnerung ist trotzdem echt und dementsprechend auch die Empörung, wenn der Vorwurf kommt, das stimme ja alles so gar nicht.

Wie im autobiografischen Gedächtnis Erinnerungen kreiert werden, versucht ein Modell zweier britischer Gedächtnisforscher aus dem Jahr 2000 zu erklären. In ihrem Self-Memory-System unterscheiden sie verschiedene Bestandteile. Wir haben ein grundlegendes Wissen über bestimmte Lebensphasen oder Themen: die Schulzeit, die Zeit an der Uni, die Zeit im ersten Job und so weiter. Dabei sind diese Zeiteinheiten nicht klar definiert und überlappen sich. Obiges Muster mag sich in unserer heutigen Zeit bei vielen auch mit erster Ehe, zweiter Ehe, dritter Ehe und so weiter überschneiden. Jedenfalls wissen wir einiges direkt über die jeweilige Phase. Ich weiß, wo ich studiert habe, wo ich damals gewohnt und mit wem ich viel Zeit verbracht habe. Allerdings ohne dass dies konkrete einzelne Erinnerungen wären. Zu unterscheiden ist weiterhin zwischen generalisierten Erinnerungen wie zum Beispiel »Laufen gehen« und spezifischen Einzelerinnerungen (»mein erster Marathon«). Letztere werden nur im Einzelfall konkret abgespeichert, wenn es um besonders bedeutende Momente geht – wie Dinge, die zum ersten Mal passieren (»der erste Kuss«), aber auch Wendepunkte im Leben (Abschlussfeier, neuer Job) oder einschneidende Erlebnisse (Geburten, Hochzeiten, Beerdigungen, 11. September 2001).

Wenn wir uns nun an einzelne Momente erinnern, die nicht derart einschneidend waren, kommen alle diese Ebenen zum Einsatz, um eine Erinnerung zu konstruieren. Treffe ich zum Beispiel einen alten Freund wieder, den ich in meinem Auslandsjahr in England kennengelernt habe, dann aktiviert sich zunächst die Erinnerung an diese Zeit an sich. Ich denke dann vielleicht an die Studentenkneipe in unserem Wohnheim und damit verbunden an das generalisierte Ereignis Partys ebendort. Mit noch vorhandenen Informationen über einzelne Events oder vielleicht auch anhand von Fotos, die ich mit meinem Freund anschaue, entsteht im Arbeitsgedächtnis eine Erinnerung, die wie eine Szene vor meinem inneren Auge erscheint, aber exakt so dann doch nie stattgefunden hat. Unser Gedächtnis möchte uns da ein wenig schmeicheln und kann dabei gleichzeitig den Platz effektiv nutzen. Es ist eben nicht relevant, jedes einzelne Frühstück oder jede Party in Erinnerung zu haben. Zumindest nicht die aus frühen Studienzeiten.

Ganz spontane Erinnerungen sind dagegen Reaktivierungen tatsächlicher einzelner Episoden. Hierbei ist es auch spannend, sich selbst zu beobachten: Erinnern Sie sich in der Ego-Perspektive, sehen Sie also das Geschehen vor dem inneren Auge so wie aus den echten Augen? Oder erinnern Sie sich in der Vogelperspektive, sehen Sie sich also in der Szene auch selbst? Meist kennen wir beides, wobei dies nicht allzu viel über die Echtheit der Erinnerung sagt. Wie alt die Erinnerung ist, spielt eine Rolle, aber auch Kulturelles und das Geschlecht. Frauen sehen sich in der Erinnerung eher selbst als Männer, was nach Meinung einiger Forscher daran liegt, dass in unserer Kultur Frauen mehr dazu gedrängt werden, auf sich und ihr Äußeres zu achten, und das deshalb auch im Gedächtnis mehr abspeichern. Mancher Mann tut ja vielleicht auch gut daran, sein Erscheinungsbild zu verdrängen.

Gedächtnissportler sind im autobiografischen Gedächtnis nicht besser als andere. Das weiß ich aus eigener Erfahrung und Gesprächen mit Gedächtnissportlern. Aber es gibt tatsächlich eine andere Gruppe von Gedächtniskünstlern, bei denen dies anders ist! Menschen mit außergewöhnlich gutem autobiografischem Gedächtnis können sich an weit mehr einzelne Erinnerungen konkret und detailliert erinnern als andere. Teilweise an jeden einzelnen Tag ihres Lebens ab dem Teenageralter. Interessanterweise finden die meisten Betroffenen den Zugriff über das jeweilige Datum. Wissen Sie etwa, was Sie am 29. März 1999 gemacht haben? Falls ja, könnten Sie zu dieser Gruppe gehören (und ich wäre sehr daran interessiert, Sie kennenzulernen – schreiben Sie mir doch gerne eine E-Mail!). Dass es dieses Phänomen gibt, ist noch gar nicht allzu lange bekannt. Der amerikanische Gedächtnisforscher McGaugh hatte eine Patientin, die diese Fähigkeit aufwies, zugleich aber darunter litt, weil sie das Auftreten von Erinnerungen nicht kontrollieren konnte und es ihr Alltagsleben störte. In jenen Jahren 2006 bis 2008 untersuchte und beschrieb McGaugh mit seinen Kollegen Parker und Cahill ihr außergewöhnliches Gedächtnis. Daraufhin meldeten sich weitere Personen, die angaben, sich ebenso gut an alles aus ihrem Leben zu erinnern, aber nicht darunter zu leiden. Bei genauer Untersuchung traf das längst nicht auf alle zu, aber bis heute sind doch weit über 20 solcher Personen gefunden und untersucht worden. Ihre Sonderbegabung bezieht sich ausschließlich auf das autobiografische Gedächtnis. Beim Namenmerken oder beim Lernen in Schule und Studium sind sie nicht besser als andere.

Prospektives Gedächtnis: Sich erinnern werden

Gehören Sie auch zu den Menschen, die immer wieder überrascht sind, dass fast schon wieder Weihnachten ist und sie noch keine Geschenke haben? Natürlich vergessen Sie nicht, wann Weihnachten ist, Sie kommen nur vorher nicht dazu. Wir nennen das trotzdem »vergessen«. Wenn ich Sie frage: »Wann ist Valentinstag?«, liefert Ihr semantisches Gedächtnis verlässlich den 14. Februar.

Dass Sie nächstes Mal nicht trotzdem ohne Geschenk dastehen, verhindert das nicht. Gut, heutzutage verhindert das beim Valentinstag die Werbeindustrie, und Weihnachten zu verschlafen gelingt wohl auch nur mit Absicht, aber bei Geburts- oder Jahrestagen sieht das schon anders aus. Obwohl die Information noch da ist, irgendwo im Gehirn abgespeichert, kommt sie nicht im richtigen Moment nach oben. Das kann in unserer heutigen komplexen Welt tragische Folgen haben. Wenn es bei Flugzeugabstürzen oder anderen Katastrophen heißt, »menschliches Versagen« sei schuld, war es oft ein prospektives Gedächtnis, das versagt hat. Der Pilot einer abgestürzten Maschine wusste eigentlich, welche Checks vor dem Start zu erledigen sind, und er war auch nicht faul. In all seiner Routine hatte er es nur dieses eine Mal vergessen – wie wahrscheinlich ein Bruchteil aller Piloten jeden Tag. Nur diesmal war wirklich etwas defekt …

Das Gleiche passiert im Kleinen. Vielleicht kann ein Patient mit leichter Demenz noch problemlos beschreiben, was er tun muss, wenn er Essen kocht, und nennt auch das Ausschalten des Herds. Wenn er dann trotzdem wiederholt vergisst, sich täglich Essen zu kochen und danach den Herd auszuschalten, sollte er nicht mehr ohne Hilfe alleine wohnen. Auch Horst Seehofer weiß eigentlich, dass er in einer Koalition mit Angela Merkel regiert, nur wenn ihm ein Mikrofon vors Gesicht gehalten wird, kann er sich nicht mehr daran erinnern.

Auch beim prospektiven Gedächtnis ist eigentlich viel beeindruckender, wie oft es funktioniert, und nicht, wann es mal nicht klappt. Leichter fällt es uns, wenn die zu erledigende Sache an ein Ereignis oder einen Ort geknüpft ist und nicht an die Zeit. Wenn die Aufmerksamkeit auf etwas fällt, das mit der Aufgabe zu tun hat, erinnern wir uns schnell. »Hey, da ist eine Postfiliale, ich muss noch Briefe einwerfen.« – »Meine Haare sind schon wieder so lang, dass sie mir die Sicht nehmen. Ich ruf schnell beim Friseur an.« – »Oh, da ist ein Welpe! Streicheln, streicheln, streicheln!« Daran zu denken, am nächsten Mittwoch um 15 Uhr beim Kunden anzurufen, ist dagegen schwierig. Unsere innere Uhr funktioniert hier nicht als Wecker, und wenn wir um die Zeit gerade anderweitig beschäftigt sind, wird's schwierig. Daher dann doch lieber den externen Wecker setzen.

Auch wer will, dass andere etwas erledigen, muss sie darauf aufmerksam machen. Das Baby, das schreit, wenn es Hunger hat, wird satt. Das Baby, das darauf setzt, dass Mama schon wissen wird, dass um 19 Uhr Füttern angesagt ist, wird sehr früh im Leben mit Diäten konfrontiert. Tatsächlich sind daher externe Hilfen der beste Weg, seinem prospektiven Gedächtnis zu helfen. Checklisten, Kalender, Wecker.

Bei Letzteren sollte man am besten trotzdem notieren, wofür sie gestellt wurden. Da spreche ich aus eigener leidiger Erfahrung. Berliner Radio, die Morgenshow mit Thomas Koschwitz. Es ist schon ein paar Jahre her, ich war noch Student. Eine nette Redakteurin rief mich an, ob ich für ein Interview bereit sei. Klar, gerne! Live? Umso besser! Wann soll es sein? Nächsten Dienstag um 6.30 Uhr? Ui, das ist arg früh ... Ich war ja noch Student. Aber wenn es live sein soll, kann man ja nichts machen. An dem Morgen bin ich dann um 6 Uhr pünktlich vom vorprogrammierten Handywecker aufgewacht. Mein Gedankengang war wohl in etwa: »Was? 6 Uhr? Bist du zu blöd? Die Vorlesung fängt doch erst um 10 Uhr an!« Klick. Snnzzzzzzzz. Um halb sieben klingelte es wieder. »Boah ... ist das kaputt oder was?« Dann merkte ich: Diesmal war es gar nicht der Wecker, es läutete das Telefon! »Häööäöäö??«, war glaube ich meine Antwort. »Hallo, hier Radio Berlin! Sorry, ich bin etwas spät dran, wir gehen sofort live auf Sendung, Herr Koschwitz meldet sich in 3 – 2 – 1 ... Hallo Herr Konrad, sagen Sie mal, wann haben Sie denn zuletzt etwas vergessen?« – »Puh... das muss ewig her sein ...«

2
(K)eine Festplatte im Gehirn

Haben Sie Ihr Gehirn dabei?

Haben Sie sich schon einmal mit Ihrem Gehirn beschäftigt? Sie haben eins, so viel kann ich Ihnen versprechen. Es hat ein Volumen von etwa 1 bis 1,5 Litern. Es wiegt rund 1,5 Kilogramm. Wenn Sie eine 1,25-Liter-Plastikflasche Wasser vom Discounter kaufen, sind Volumen und Gewicht mit unserem Gehirn etwa vergleichbar. Und vom Gehirn sind auch noch rund drei Viertel Wasser. Der Rest setzt sich größtenteils aus Fett und Eiweiß zusammen. Durchaus faszinierend, dass etwas, das so klingt wie ein Kuchenteig ohne Mehl, so viel zustande bringt.

Das Gehirn der Männer ist durchschnittlich etwa zehn Prozent größer und schwerer als das der Frauen. Allerdings kein Grund zu triumphieren, liebe Herren. Denn wieder einmal kommt es auf die Größe nicht an. Das Gehirn eines Elefanten wiegt bis zu fünf Kilogramm, das vom Blauwal gar deren acht. Nun sind Elefanten und Wale allgemein größer und schwerer als Menschen. Gelegentlich heißt es daher, beim Verhältnis Gehirngewicht zu Gesamtgewicht stehe der Mensch an der Spitze. Und es stimmt, dass allgemein in der Tierwelt ein größerer Anteil an Gehirn im Vergleich zum Körper auch mit mehr Intelligenz einhergeht. Beim Elefanten macht das Gewicht des Gehirns nur 0,2 Prozent des Gesamtgewichts aus, bei uns aber rund zwei Prozent! Allerdings ist das bei manchen Mäusearten und Delfinen auch nicht anders, und bestimmte Vogelarten kommen gar auf acht Prozent. Damit wir endlich an die Spitze kommen, hat man 1973 den

»Enzephalisationsquotienten« definiert, eine Messgröße, die Arten danach vergleicht, welche Gehirngröße bei einem bestimmten Körpergewicht zu erwarten wäre und wie groß das Gehirn wirklich ist. Und siehe da, mit einem über siebenmal größeren Gehirn als zu erwarten sind wir dann doch spitze. Selbst die Delfine liegen da nur bei lachhaften vier bis fünf. Oder sind es am Ende die Delfine, die über uns lachen, dass wir uns mit so etwas überhaupt beschäftigen?

Bei uns Menschen ist die Gehirngröße laut einer Reihe von Studien tatsächlich innerhalb eines Geschlechts leicht mit der Intelligenz korreliert. Das heißt nicht, dass ein großes Gehirn automatisch zu einem schlauen Menschen gehört oder umgekehrt. So war etwa Albert Einsteins Gehirn eher leicht, wie man nach seinem Tod festgestellt hat. Zwischen den Geschlechtern gibt es dann gleich gar keinen Zusammenhang. Das etwas kleinere Frauengehirn kann genauso viel leisten – vermutlich, weil es besser organisiert ist. Auf der Detailebene jedoch gibt es schon noch ein paar Unterschiede. Das heißt: Wenn man eine große Anzahl Männergehirne und Frauengehirne vermisst, stellt man fest, dass es Gehirnregionen gibt, die bei Männern im Durchschnitt größer sind als bei Frauen, und solche, die im Schnitt bei Frauen größer sind als bei Männern. Um das zu finden, müssen aber die Ergebnisse der Gehirnstudien vieler Menschen zusammengefasst werden. Betrachtet man ein einzelnes Gehirn, trifft bei diesem fast immer nur ein kleiner Teil dieser Unterschiede auf. Platter ausgedrückt: Ein Blick auf den nackten Menschen reicht, um zu erkennen, ob dies ein Mann oder eine Frau ist. Ein Blick auf ein Gehirn alleine lässt dagegen keinen solchen Schluss zu.

Keinerlei Aussagekraft hat auch, ob jemand eher »links-« oder »rechtshirnig« ist. Als Neurowissenschaftler zucke ich jedes Mal zusammen, wenn ich im Internet oder gar in Vorträgen von selbst ernannten Experten höre, dass wir doch das eine oder das andere seien, je nachdem, welche Gehirnhälfte dominiere. Die

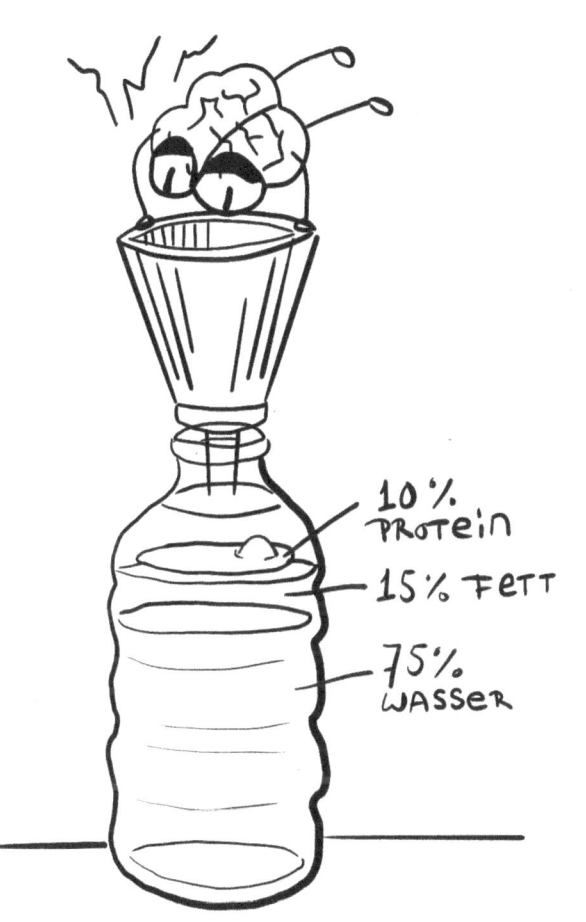

10 % Protein

15 % Fett

75 % Wasser

eine sei schließlich künstlerisch veranlagt, die andere logisch. Doch das ist Unsinn. Seit der Erfindung bestimmter Methoden, das Gehirn zu untersuchen, können wir feststellen, welche Gehirnregionen bei bestimmten Aufgaben aktiver sind als andere. Und aus solchen Untersuchungen ist dieses rundum falsche Bild entstanden. Es stimmt zwar, dass manche Funktionen in einer Gehirnhälfte dominanter sind, etwa dass das Sprachzentrum bei rechtshändigen Menschen fast immer in der linken Gehirnhälfte liegt. Aber auch Autoren oder Poeten benutzen deshalb die linke Gehirnhälfte nicht mehr als die rechte. Und wo wir schon dabei sind: Natürlich benutzen wir alle unser gesamtes Gehirn und nicht nur 10 Prozent oder einen sonstigen Anteil. Eine solche Energieverschwendung würde uns die Natur niemals erlauben, verbraucht doch das Gehirn für seinen 2-Prozent-Anteil am Körpergewicht satte 20 Prozent der verfügbaren Energie.

Ein Gehirn besteht aus ziemlich vielen Teilen. Lehrbücher über den Aufbau des Gehirns – also die Neuroanatomie –, die etwas auf sich halten, fangen bei über 400 Seiten erst an. Für Medizinstudenten eine tolle Herausforderung an das Gedächtnis, für uns andere wenig zielführend. Aber die Hauptbestandteile des Gehirns kennenzulernen ist dann doch ganz interessant.

Zunächst wären da die Hauptbestandteile Hirnstamm, Zwischenhirn, Kleinhirn und Großhirn. Der Hirnstamm ist der Eingang ins Gehirn. Liegt unser Gehirn auch gut geschützt in unserem Dickschädel, so braucht es doch Infos, Infos, Infos von allen Sinnen und Status-Updates aus allen Ecken und Enden des Körpers. Um diese Informationen weiterzuleiten, haben wir die Nerven, und im Hirnstamm laufen die meisten davon auf. Der Hirnstamm ist also der Schaltkasten des Gehirns. Aber auch die Wartungsabteilung sitzt hier, und grundlegende Prozesse wie Atmung, Herzschlag und Stoffwechsel werden hier gesteuert, ebenso wie Reflexe, etwa der Schluckreflex. Diese funktionieren unterbewusst. Sonst würden wir das vermutlich auch gelegentlich vergessen. Die hier versammelten Funktionen sind im Verlauf der Evolution schon vor Hunderten Millionen Jahren entstanden, weshalb dieser Teil auch abfällig Reptiliengehirn genannt wird. Schon der Hirnstamm kann zum Überleben reichen. Zumindest als Hahn. In den 1940er-Jahren tourte ein Besitzer mit »Mike – dem kopflosen Hühnchen« durch die USA. Er hatte beim Köpfen nicht richtig getroffen, und ein Teil des Hirnstamms (und noch etwas mehr) waren zurückgeblieben, sodass das Tier überlebte und durch die nun offene Speiseröhre gefüttert werden konnte und weiter durch die Gegend stapfte, immer wieder versuchend, nach Futter zu picken und zu gurren. Was der sprichwörtlichen Kopflosigkeit doch eine völlig andere Bedeutung gibt.

Das Kleinhirn hat wichtige Funktionen vor allem beim Steuern unserer Bewegungen. Obwohl es im Vergleich zum Großhirn wirklich klein ist (manche Namen machen also doch Sinn), hat es dank seiner vielen Windungen eine beachtliche Oberfläche. Es erhält Informationen über das Gleichgewicht und den aktuellen Bewegungszustand und kann damit Bewegungen detailliert steuern. Während das Großhirn die Entscheidung trifft: »So, wir bewegen jetzt mal die Hand«, muss das Kleinhirn diese Bewegung dann ausführen lassen und die notwendigen Signale an die Muskeln weitergeben. Aber auch beim Lernen hat das Kleinhirn seine Rolle, etwa beim prozeduralen Gedächtnis; gelernte Bewegungsabläufe werden von hier aus gesteuert, weshalb sie unbewusst bleiben. Heute gehen viele Forscher sogar davon aus, dass auch bei komplexeren Lernvorgängen das Kleinhirn seine Beteiligung hat.

Das Zwischenhirn liegt in der Mitte des Gehirns, zwischen den anderen Gehirnteilen. Es verarbeitet die ankommenden Sinnesinformationen (außer beim Geruchssinn). Diese Rolle hat vor allem der Thalamus, sozusagen der Türsteher für das Großhirn. Er entscheidet, abhängig vom aktuellen Zustand, welche Informationen weitergeleitet werden.

Tragen Sie gerade einen Gürtel? Spüren Sie ihn? Wenn ja, war das bis soeben wohl nicht der Fall. Der Thalamus hat diese Information ausgeblendet, obwohl die Nervenbahnen dauernd den entsprechenden leichten Druck melden. Erst die Anweisung vom Großhirn, das noch einmal zu überprüfen, macht es uns bewusst. Umgekehrt würde aber der Thalamus melden, wenn plötzlich jemand am Gürtel zieht. Ich wohne zum Beispiel neben einer Kirche. Wenn es zur vollen Stunde läutet, nehme ich das kaum noch wahr, während Besuch oft aufschreckt. Wenn wir schlafen, macht der Thalamus die Tür fast ganz zu und schirmt so einen großen Teil der Sinneseindrücke ab. Außerdem befindet sich im Zwischenhirn noch der Hypothalamus (»unter dem Thalamus gelegen«), der das vegetative Nervensystem steuert, also die automatisch ablaufenden Prozesse im Körper, und der zusammen mit der Hirnanhangsdrüse für den Hormonhaushalt zuständig ist.

Das Großhirn ist das, woran wir meist denken, wenn wir »Gehirn« denken. Wenn wir von oben auf das Gehirn schauen, sehen wir die Falten der Großhirnrinde. Unsere besonderen Fähigkeiten als Menschen haben hier ihren Sitz. Alle vorher genannten Teile unterscheiden sich etwa bei Menschenaffen wesentlich weniger als unser Großhirn. Natürlich gibt es auch hier nicht bloß ein Großhirn, sondern zahlreiche verschiedene Regionen – angefangen bei den beiden Gehirnhälften, die durch den sogenannten Balken miteinander verbunden sind, über die vier Lappen in der Hirnrinde und die innen liegenden Insellappen, über die durch deren Faltung entstehenden Gräben und Windungen bis hin zu den schlicht durchgezählten Arealen, denen man bestimmte Aufgaben zuordnet. Hier liegen die meisten Funktionen unseres Denkens und Bewusstseins.

Neuronen

Sprichwörtlich reden wir beim Lernen oft von unseren grauen Zellen. Wie geht es Ihren Zellen? Hoffentlich sind sie noch gar nicht grau, denn dann befände sich Ihr Gehirn im Glas eines Präparators. Erst dort entsteht die Farbe, die den Zellen ihren Namen gegeben hat. Lebend sind sie eher durchsichtig oder erscheinen dank der Durchblutung rosa. Die Rinde des Großhirns bildet den großen Teil der grauen Substanz. Hier sitzen Nervenzellen dicht an dicht. Das Fachwort für Nervenzelle ist »Neuron«. An den Neuronen sitzen die Synapsen, Schaltstellen, von denen die Verbindungen zu anderen Nervenzellen ausgehen. Daneben gibt es noch drei weitere, oft vernachlässigte, Arten von Zellen, die dazu dienen, den Nervenzellen zu helfen (Gliazellen). Die weiße Materie dagegen besteht vor allem aus den Nervenfasern, welche die Neuronen verbinden.

Wie schon erwähnt, haben wir im menschlichen Gehirn nach aktuellen Schätzungen 86 bis 100 Milliarden Neuronen. Sie kommen in unterschiedlicher Größe von etwa 4 bis maximal 100 Mikrometer Durchmesser daher. Ein Fußball ist also etwa 1,4 Billionen Mal so groß wie ein übliches (als kugelförmig angenommenes) Neuron von 20 Mikrometer Durchmesser. Und doch wären alle Neuronen eines einzelnen menschlichen Gehirns, als Kette aneinandergebunden, 1720 Kilometer lang – das entspricht etwas mehr als der doppelten Entfernung von Flensburg nach München. Und natürlich sitzen Neuronen nicht nur im Gehirn, sondern im ganzen Körper. Im Rückenmark etwa 20 Millionen und im Darm sogar über 100 Millionen, was manche schon vom »Darmhirn« oder gar vom »zweiten Gehirn« sprechen lässt.

Neuronen sind also eine besondere Form von Körperzellen. Es gibt sie in verschiedenen Ausführungen, aber allen gemeinsam ist ihre Fähigkeit der »Erregungsleitung«, also die Fähigkeit, abhängig von eingehenden Signalen ein Signal auszusenden – zu

»feuern«, wie es auch heißt. Ein Neuron kann durchaus Dutzende Male pro Sekunde feuern. Das Neuron hat dabei sehr viele Eingänge, aber nur einen Ausgang. Dieser sendet zudem nach dem Alles-oder-nichts-Prinzip. Es gibt eine Grenze der Erregung. Wird diese überschritten, dann wird gefeuert. Vergleichen können wir dies mit einem Dorf im Mittelalter: Auf den Dorfmauern sitzen viele Späher und halten Ausschau nach Angreifern. Der zuständige Fürst wird informiert, wenn Gefahr droht. Das passiert aber nicht jedes Mal, wenn ein Späher in der Ferne einen Fremden sieht. Denn dann würde ja die ganze Zeit über Panik herrschen, und davon hätte niemand etwas. Wenn allerdings viele Späher gleichzeitig Feinde erblicken oder die Späher, die besonders nahe an der Burg des Fürsten positioniert sind, Gefahr melden, ist es an der Zeit, das Signal zu senden.

Ein Neuron kann mehrere Tausend eingehende Signale haben (das wären schon ziemlich viele Späher). Aber wenn es feuert, geht vorwiegend ein einziges Signal über die Hauptausgangsleitung nach außen. Die Eingangsleitungen heißen Dendriten, die Ausgangsleitung heißt Axon. Die übertragenen Signale sind elektrische Impulse, und in den Zellen anliegende elektrische Potenziale entscheiden, ob es zum Feuern kommt oder nicht.

Ein einzelnes Neuron kann eigentlich nicht viel. Es leitet Signale aus oder auch nicht. Allzu schlau ist das nicht. Auch Informationen werden so nicht gespeichert. Erst das Zusammenspiel der vernetzten Neuronen führt zu den unglaublichen Fähigkeiten, die ein Gehirn zu bieten hat. Das Axon eines Neurons kann bis zu einem Meter lang werden und bleibt trotzdem extrem dünn. Was wir als Nervenfasern kennen, sind im Wesentlichen Bündel von in Schutzmäntel gehüllten Axonen. Die Übertragungsgeschwindigkeiten, die hier erreicht werden können, liegen beim Menschen je nach Nerv bei zwei bis 120 Meter pro Sekunde, also bis zu 430 km/h – und damit schneller als die schnellsten Formel-1-Flitzer, aber langsamer als ein Verkehrsflugzeug. Die

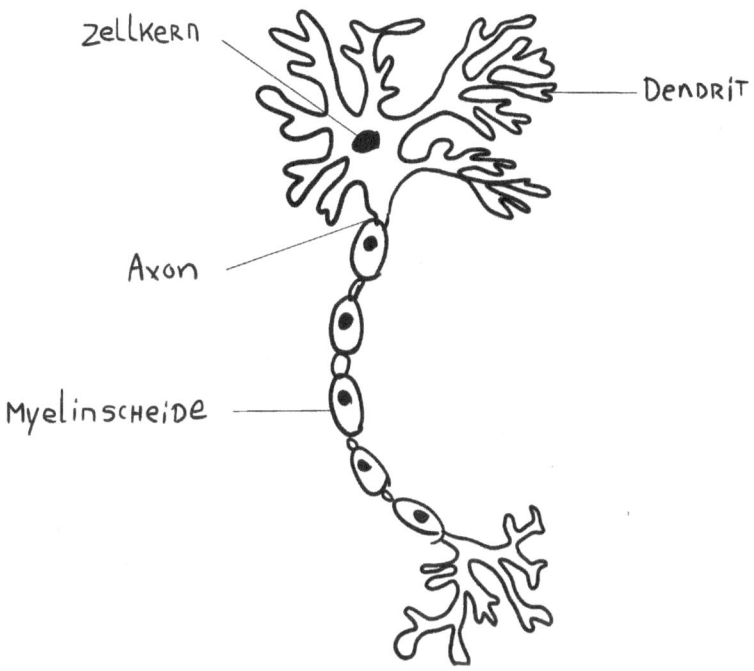

Zellkern

Dendrit

Axon

Myelinscheide

Es gibt verschiedene Arten von Nervenzellen (Neuronen).
Hier sehen Sie den typischen Aufbau. Um den Zellkern der eigentlichen Zelle
herum gibt es viele Eingangsleitungen (Dendriten). Es gibt aber nur eine
Ausgangsleitung, das Axon. Es ist abschnittsweise von vielen Helferzellen
umschlossen. Diese Umwickelungen heißen Myelinscheiden und
ermöglichen eine deutlich höhere Übertragungsgeschwindigkeit.

schnellsten Nerven steuern die Muskeln in unserem Körper an, im Gehirn selbst herrscht eher Tempo-30-Zone. Die Strecken sind schließlich gering und ein niedrigeres Maximaltempo ermöglicht feinere Leitungen. Nicht viel anders als bei der Stadtplanung: Zwei entfernte Städte werden über eine breite und schnell befahrbare Autobahn verbunden, die aber auch viel Platz wegnimmt. Im Wohngebiet ist jedes Haus an eine kleine Straße angebunden, dafür ist das Tempolimit entsprechend niedrig.

Synapsen

Aber nicht nur die Vielzahl der Verknüpfungen ist wichtig, sondern auch deren Funktionsweise. Eingangs- und Ausgangsleitungen sind nämlich nicht einfach miteinander verbunden wie Kabel. Stattdessen beginnen und enden sie jeweils in einer Kontaktstelle – der Synapse. Neuronen berühren sich also nicht, sondern es gibt einen Spalt dazwischen. Kommt nun am Ende eines Axons ein elektrischer Impuls der feuernden Zelle an, werden dort chemische Botenstoffe (Neurotransmitter) losgelassen und gelangen in den Spalt, wo sie zum Anfang der Dendriten wandern und dort an Rezeptoren andocken. Das führt zu einer Potenzialänderung, löst also einen elektrochemischen Vorgang aus. Danach werden die Botenstoffe wieder abgelöst und wandern zurück oder werden abgebaut. Das Ganze passiert innerhalb von Sekundenbruchteilen. Die Botenstoffe müssen dabei nicht immer ein Aktionspotenzial auslösen. Es gibt auch solche, die nur die Erregbarkeit erhöhen, sowie solche, die die Erregbarkeit reduzieren oder blockieren. Die meisten Neuronen geben an allen Synapsen den oder die gleichen Neurotransmitter aus. Daher werden Neuronen oft nach ihren Neurotransmittern klassifiziert.

Heute sind über 100 verschiedene Neurotransmitter bekannt. Die häufigsten sind Glutamat und GABA. Glutamat regt an, gibt

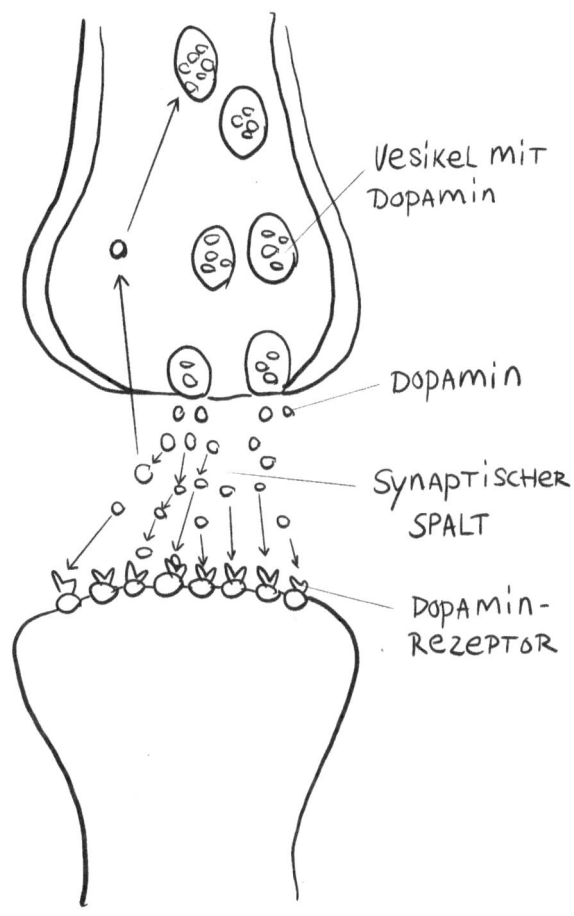

Vesikel mit Dopamin

Dopamin

Synaptischer Spalt

Dopamin- Rezeptor

Die Synapse ist die Verbindung zweier Neuronen.
Hier wird eine Erregung von einer Nervenzelle auf die nächste übertragen.
Dieser Vorgang wird durch Neurotransmitter ausgelöst, in diesem Beispiel
durch Dopamin. »Feuert« ein Neuron, so kommt es zur elektrischen Reizung
des Axons (hier oben). In Vesikeln enthaltene Botenstoffe werden in die
»synaptischer Spalt« genannte Lücke gelassen. Am Dendriten des empfan-
genden Neurons sitzen entsprechende Rezeptoren. Wenn sich ausreichend
viele der Neurotransmittermoleküle an die Rezeptoren binden, wird auch an
dieser Stelle ein elektrisches Signal ausgelöst. Nicht gebundene Moleküle
wandern zurück in das Axon oder werden abgebaut.

also sozusagen die Botschaft weiter: »Jetzt feuern!« GABA wirkt dagegen bremsend: »Jetzt mal ruhig.« Die bekanntesten Neurotransmitter sind aber wohl Serotonin und Dopamin, die »Glückshormone«. Jeder Neurotransmitter hat seine bestimmte Aufgabe, und weil eben ein Neuron meist nur auf einen einzigen Botenstoff reagiert, kann man so ganze Neuronennetzwerke finden. Neuronen zum Beispiel, in denen Dopamin vorkommt, heißen »dopaminerg«. Ein bekanntes dopaminerges System etwa erstreckt sich vom Hirnstamm (dort vom Mittelhirn) ins limbische System, auch Belohnungssystem genannt. Die recht zentral im Gehirn liegenden, zum limbischen System gehörenden Gehirnstrukturen sind nämlich bei der Verarbeitung von Emotionen wichtig, ebenso auch für die Motivation und die Bildung vom Langzeitgedächtnis. Hier findet die Signalweiterleitung jeweils über Dopamin statt. Bei positiven Erlebnissen, etwa wenn wir eine Belohnung bekommen haben, wird mehr Dopamin ausgeschüttet. Das ist zunächst sinnvoll: Etwa wenn wir essen und dadurch satt werden, fühlen wir uns danach ruhig, glücklich und wohl. Dieses Gefühl wird im Gehirn gespeichert und wir werden dadurch motiviert, rechtzeitig auf Nahrung zu achten.

Das System ist im Gehirn schon sehr grundlegend angelegt und etwa bei allen Säugetieren vorhanden. Dopamin selbst ist als Neurotransmitter bei praktisch allen Tieren mit Nervensystem im Einsatz. Aber auch viele Drogen greifen hier ein. Kokain etwa verhindert, dass das in die Synapse gelassene Dopamin wieder aufgenommen wird. Es findet daher eine Überreizung statt, die zunächst zu Glücksgefühlen und auch zu höherer Leistungsfähigkeit führt. Durch die Überschwemmung mit Dopamin werden die Rezeptoren jedoch unempfindlich. Eine normale Menge Dopamin ohne Drogenverstärkung reicht dann nicht mehr aus, es kommt schnell zur Abhängigkeit.

Die Auswirkung einer Dopaminausschüttung auf ein Neuron hängt allerdings auch noch von der Art des Rezeptors im Neuron, welches das Signal erhält, ab. Bei Dopamin etwa gibt es fünf Rezeptoren, die in zwei Klassen aufgeteilt werden können: Eine Dopaminausschüttung in der Synapse und auf das Zielneuron kann je nach Rezeptor entweder anregend oder hemmend wirken. Es ist wie im Team: Wenn der Boss seine Anweisungen (Botenstoffe) brüllt und sie immer stärker und heftiger ausstößt, führt das bei seinen Mitarbeitern (Rezeptoren) zu unterschiedlichen Reaktionen: beim einen Mitarbeiter zu mehr Antrieb. Ein anderer lässt sich das nicht gefallen, und wieder ein anderer wird dadurch eingeschüchtert – Ersterer wird aktiver, die beiden Letzteren werden inaktiver. Zudem sitzen im Büro noch weitere Mitarbeiter, die aber für einen anderen Boss arbeiten. Diese bekommen vielleicht mit, dass vermehrt Botenstoffe unterwegs sind, sie nehmen diese Botschaften allerdings nicht an und reagieren gar nicht darauf. Die Anzahl an verschiedenen Botenstoffen und Rezeptoren führt daher dazu, dass je nach Umgebung unterschiedliche Reaktionen für das gesamte Nervensystem möglich sind. Allgemein gilt, dass Glutamate und GABA eher für einen schnellen, direkten Informationsaustausch wichtig sind, während Botenstoffe wie Dopamin und Serotonin zu langsamen, dafür aber das ganze System betreffenden Änderungen führen: zum Beispiel sich gut und ruhig zu fühlen oder besonders wachsam zu werden.

Überdies ermöglichen Synapsen das Lernen! Warum? Weil sie sich ändern können. Auf Kandel und seine Meeresschneckenforschung geht die Erkenntnis zurück, dass ein Neuron, das immer und immer wieder aktiviert wird, bei gleicher Anregung immer weniger Botenstoffe ausstößt. Dadurch kommt es am nachfolgenden Neuron zu weniger Erregung. Umgekehrt kann das gleichzeitige Eintreffen eines weiteren Signals dazu führen, dass die Synapse zukünftig mehr Botenstoffe auslöst. Etwa wenn die Schnecke am Fühler gekitzelt wird und gleichzeitig am Schwanz einen Schock erhält. Dann führt künftig schon das Kitzeln allein zu mehr Botenstoffausstoß in der Synapse und dadurch zu einem stärkeren Zucken des Schwanzes – auch ohne Elektroschock. Diese Änderungen sind zunächst kurzzeitig; die Biochemie ändert sich, aber es wird noch nichts umgebaut. Es geht also noch um ein Kurzzeitgedächtnis. Durch wiederholte oder langfristige Aktivierung eines Neurons kommt es dann aber zum tatsächlichen Umbau im Gehirn. Es entstehen neue Anknüpfungspunkte, die Dendriten wachsen und stärken so vorhandene Verbindungen mit anderen Neuronen und bilden neue aus.

Dem Gedächtnis auf der Spur

Frühe Gedächtnisforscher vor über 100 Jahren nahmen noch an, dass es im Gehirn encodierte Erinnerungen gäbe. Wenn wir etwas lernen und sich das Gehirn dadurch ändert, müsste das in der Gehirnmasse doch Spuren hinterlassen. Solche Spuren nannten sie Engramme und suchten eifrig danach. Doch trotz aller Suche konnten sie diese in keiner Gehirnregion finden. Wie wir im vorherigen Kapitel schon gelernt haben, ändert sich das Gehirn durch Lernen ständig. Eine einzelne Erinnerung führt dabei aber zu vielen Änderungen, da ständig eine große Anzahl von Neuronen aktiviert wird. Die Spur ist daher in einer spezifischen Folge von Reizübertragungen zu finden.

Bei einem Paris-Urlaub sind zum Beispiel zahlreiche Gedächtnissysteme aktiviert. Stehen Sie mit Ihrem oder Ihrer Liebsten am Eiffelturm, so sind zahlreiche Nervenzellen aktiv: solche in den Systemen, die Emotionen verarbeiten, solche, die für das autobiografische Gedächtnis eine Rolle spielen, und auch solche, die für das semantische Gedächtnis wichtig sind und die in ihrer spezifischen Abfolge zum Beispiel für das nächste Kneipenquiz codieren, dass der Eiffelturm am Champ de Mars steht und 324 Meter hoch ist. Geben Sie sich dagegen verliebt einen Kuss, vergessen Sie alles um sich herum. Sie schließen die Augen, lassen das Gefühlszentrum übernehmen und bemerken auch gar nicht, wie einer der unzähligen Taschendiebe Ihre Brieftasche entwendet. Ach ja … Berichten Sie dann später zu Hause vom Erlebten, so aktivieren Sie dadurch wieder ähnliche Neuronennetze. Die Erregungsleitung setzt sich fort und auch die weiteren Erinnerungen an Romantik, Kuss und Anzeige-Erstatten auf der Polizeistation kommen wieder hoch.

Besondere Zellen im Gehirn

Ein Neuron alleine kann also keine Information speichern, sondern nur Impulse weiterleiten. Eine Erinnerung ist immer eine Erregungskette. Trotzdem gibt es einzelne Neuronen, die Erstaunliches leisten! »Place-Cells« und »Grid-Cells« heißen sie zum Beispiel. 2014 haben sie sogar den Nobelpreis gewonnen. Also nicht die Neuronen, sondern die Neurowissenschaftler John O'Keefe, May-Britt Moser und Edvard Moser für die Entdeckung. Das Großmutterneuron dagegen ist mehr ein Modell als eine tatsächliche Nervenzelle. Andere dagegen stehen total auf Jennifer Aniston! Aber mal langsam und von vorne.

Wie einzelne Neuronen bei bestimmten Gedanken reagieren, lässt sich nicht ohne Weiteres messen. Denn würde man das Gehirn entfernen, um die Neuronen zu betrachten, wäre es mit dem Denken wohl vorbei. Also muss man das lebende Gehirn untersuchen. Mit Methoden, die das von außen ermöglichen, kommt man aber nicht auf die erforderliche Genauigkeit, um einzelne Neuronen untersuchen zu können. Dafür muss man schon Elektroden direkt ins Gehirn setzen. Ist das Gehirn noch intakt, ist es jedoch von der Schädeldecke allzu gut geschützt. Erkenntnisse wie die 2014 mit dem Nobelpreis geehrten basieren daher wiederum auf Tierversuchen. So wurden verschiedene Neuronen im

Hippocampus (einer Gehirnregion, auf die wir später noch zu sprechen kommen) einer Ratte betrachtet, als diese einen bestimmten Weg ablief. Dabei stellten die Forscher fest, dass es bestimmte Neuronen gab, die immer dann feuerten, wenn sich das Tier an einer bestimmten Stelle des Weges befand. Das Tier konnte sich frei bewegen und es war egal, ob es gerade nach vorne oder zurück lief. War es im örtlichen Feld der zugehörigen Zelle, so feuerte diese. Es lag also nicht am zeitlichen Ablauf, sondern wirklich am Ort. Diese speziellen Neuronen werden »Place-Cells« genannt, also »Ortszellen«. Damit konnte erstmals verstanden werden, wie das Gehirn lernt einzuschätzen, wo im Raum es sich befindet.

Eine solche Ortszelle ist aber nicht an GPS-Koordinaten gebunden. Zum einen hat jede Zelle ein ganzes Feld, auf welches sie reagiert. Wenn das Tier ein Labyrinth mit mehreren Bereichen untersucht, würde eine einzelne Ortszelle auf einen ganzen Bereich des Labyrinths reagieren, nicht nur auf eine exakte Position. Zum anderen sind die gleichen Zellen beteiligt, wenn die Ratte etwa eine andere Umgebung kennenlernt. Spannend ist, wie sich die jeweiligen Felder, auf die eine Zelle reagiert, dabei verändern. Feuert eine Zelle in einer quadratischen Box etwa genau in der unteren linken Ecke, so feuert sie in einer lang gezogenen rechteckigen Box, auf einem lang gezogenen rechteckigen Teil ebenfalls unten links in dieser Box. Ist sie danach aber auf einem Tisch, der keine Wand hat, jedoch durch seine Kanten ebenso begrenzt, wohin das Tier gelangen kann, ist die gleiche Zelle auch hier wieder in der unteren linken Tischecke aktiv. Die Begrenzung des begehbaren Raumes ist also besonders wichtig. Die Felder überlagern sich auch, sodass zwar gilt, dass eine Ortszelle ein bestimmtes Feld hat, aber wiederum das Zusammenspiel einer Vielzahl von solchen Zellen den exakten Ort codiert. Da die Felder dieser Zellen variieren, reicht das alleine aber nicht aus, um einen genauen Ort codieren zu können.

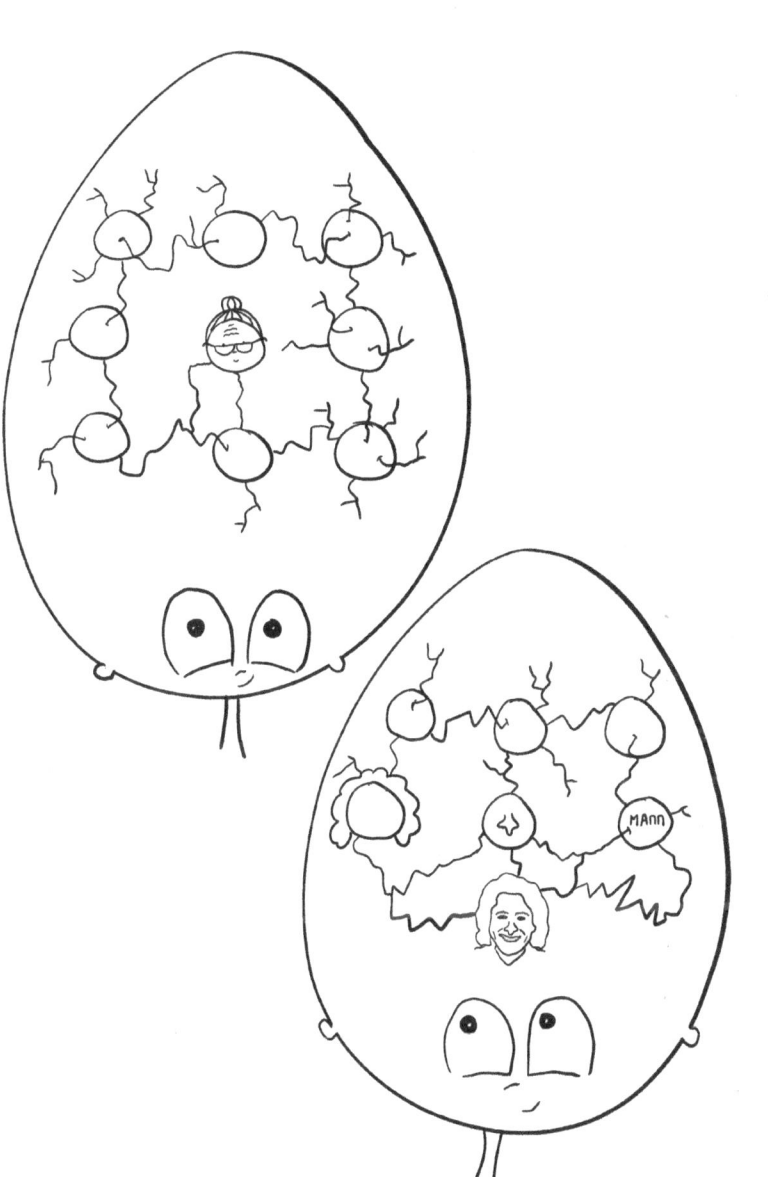

Darum gibt es einen zusätzlichen Mechanismus, welchen die Mosers entdeckt haben: die sogenannten Grid-Cells, auf Deutsch etwa »Netzzellen«. Auch dies sind Nervenzellen, die an bestimmten Orten feuern. Allerdings nicht nur an einem Ort der Box, sondern an einem ganzen Netz von Punkten, die überraschend exakt geometrisch angeordnet sind, in einer gitterförmigen Struktur. Diese Zellen befinden sich nicht im Hippocampus selbst, sondern in einem benachbarten Teil des Großhirns, scheinen aber mit den Ortszellen zu kommunizieren und so dem Gehirn das Abspeichern von Ortsinformationen zu ermöglichen.

Im Ratten-, Mäuse- und auch im Primatenhirn konnten diese Ergebnisse schnell bestätigt und wiederholt werden. Aber das heißt nicht automatisch, dass es beim Menschen auch genauso sein muss. Diese Art der Untersuchung mit Elektroden im Gehirn könnte man natürlich auch beim Menschen machen. Dummerweise müsste man dafür jedoch die Schädeldecke öffnen. Vielleicht gäbe es sogar genug wahnsinnige Forscher und geldsüchtige Probanden, um auch das möglich zu machen, doch glücklicherweise gibt es auch funktionierende Ethikgesetze, die solche Menschenversuche verhindern. Dass wir heute trotzdem entsprechende Ergebnisse haben, liegt daran, dass es Patienten gibt, meist solche mit epileptischen Erkrankungen, bei denen eine Operation am offenen Gehirn zwingend nötig ist. Dabei werden ohnehin mit Elektroden Signale an einzelnen Neuronen gemessen, und mit Einverständnis der Teilnehmer kann dies auch mit anderen Aufgaben verbunden werden.

Nun liegt es an der Natur der Sache, dass die Probanden mit offenem Schädel trotzdem nicht wie Ratten hungrig auf der Suche nach Essen in einen unbekannten Raum gebracht werden, um dort umherzulaufen. Stattdessen haben Forscher sie auf dem Computerbildschirm virtuelle Welten erkunden lassen. Und tatsächlich: Auch in den analogen Hirnregionen beim Menschen ließen sich Nervenzellen finden, die ortsspezifisch feuerten, wie dies zuvor bei den Tieren der Fall gewesen war. Orts- und Netz-zellen gibt es also auch in unserem Gehirn. Aber nur zur Erinne-rung: Dass einzelne Zellen an einem bestimmten Ort feuern, heißt noch nicht, dass die betreffende Information allein in die-sem Neuron abgespeichert ist. Das Neuron braucht immer noch die einlaufenden Informationen vieler, wahrscheinlich Tausen-der anderer Neuronen, und erst das führt dazu, dass es genau an diesem Ort feuert.

Mit der gleichen Vorgehensweise, bei epileptischen Patienten vor einer Operation am offenen Gehirn einzelne Neuronen zu messen, gingen amerikanische Neurowissenschaftler auch auf die Suche nach einer anderen speziellen Zellenart, nämlich dem zuvor eher scherzhaft beschriebenen »Großmutter-Neuron«. Gemeint war damit die Vorstellung, dass ein einzelnes Neuron im Gehirn dafür zuständig sei, beim Anblick der eigenen Groß-mutter zu feuern.

Doch was man fand, war sogar noch beeindruckender: In der unweit von Hollywood in Pasadena durchgeführten Studie fanden die Forscher um R. Quiroga nämlich ein … Jennifer-Aniston-Neu-ron! Also eine Hirnzelle, die immer dann feuerte, wenn die Person gerade ein Bild von Jennifer Aniston ansah. Ob dafür auch mal ein Nobelpreis verliehen wird, ist noch unklar. Zumindest brachte es den Forschern viel Aufmerksamkeit ein – aber auch Kritik von Kollegen. Wenn man jetzt das Fernsehkonsumverhalten der Ame-rikaner und die Anzahl der Filme bedenkt, die Jennifer Aniston dreht, liegt die Vermutung nahe, dass die Probanden sie ohnehin öfter sehen als die eigene Großmutter. Natürlich ist Jennifer Anis-ton nur ein plakatives Beispiel. Es wurden auch Zellen gefunden, die bei Bill Clinton oder Michael Jackson feuerten. Mit großer Wahrscheinlichkeit gibt es auch solche für die eigene Großmutter. Nur war es den Forschern wahrscheinlich etwas peinlich, nach der Bitte, Elektroden ins Gehirn setzen zu dürfen, auch noch um eine Sammlung privater Fotos der Oma zu bitten.

Wichtig ist für die Forscher ohnehin etwas anderes. Dass eine Zelle immer feuert, wenn ein bestimmtes Foto gezeigt wird, wäre noch nicht aufregend. Sie ist dann wohl an dem Engramm beteiligt, welches genau dieses Bild codiert. Die Besonderheit ist vielmehr, dass die Jennifer-Aniston-Zelle bei vielen verschiedenen Bildern von ihr feuerte, nicht jedoch bei Bildern anderer blonder Schauspielerinnen. Nicht mal bei Julia Roberts! Stattdessen aber sehr wohl, wenn nur der Name als Text gezeigt wurde. Oder Bilder der Serie *Friends*, mit der sie berühmt wurde – selbst wenn sie gar nicht auf den Bildern zu sehen war. Es war also tatsächlich eine Zelle, die spezifisch auf die Person reagierte und nicht allein auf das Abbild. Natürlich werden wir nicht mit Jennifer-Aniston-Gehirnzellen geboren. Hoffe ich jetzt mal. Stattdessen hat dieses Neuron gelernt, bei ihr zu feuern. Natürlich ist diese Information nicht allein in diesem Neuron gespeichert. Das Neuron selbst weiß nichts von ihr. Es ist allein seine Vernetzung mit anderen Nervenzellen, die so ausgeprägt ist, dass beim Anblick des »Friends«-Stars ausreichend Eingangssignale an den Dendriten ankommen, dass der Schwellenwert überschritten wird und das Neuron feuert.

Ein anderes Beispiel: Wir Deutschen haben bestimmt auch ein Thomas-Gottschalk-Neuron. Also ich auf jeden Fall, als *Wetten, dass..?*-Fan und Exkandidat in der Sendung. Andere Nervenzellen reagieren auf bestimmte Farben oder Formen. So kommt über die Augen ein Bild herein und wird im Gehirn decodiert. Einige Nervenzellen feuern, weil sie Locken sehen. Andere, weil sie blond sehen. Andere, weil sie bunte Kleidung sehen. Und noch ein anderes ist vielleicht für große Nasen zuständig. Da deren Ausgabesignal wiederum an viele andere Zellen geht, sitzt irgendwo ein Neuron, das alle diese Eingangssignale empfängt und somit auch jeweils ein Signal von den Zellen für »Locken«, »blond«, »Mann« und »große Nase« erhält. Das reicht dann aus, um den Grenzwert zu überschreiten und »Thomas Gottschalk!«

rauszufeuern. Fehlt der Aspekt »Mann«, reicht es vielleicht noch nicht. Sonst würde die Zelle ja auch bei Barbara Schöneberger oder einem Cocker-Spaniel feuern.

Kritiker der Studie wenden ein, dass die Zelle das vielleicht sogar tut. In der Studie konnten schließlich nur einige Hundert Fotos gezeigt werden, die zudem nur einige Dutzend Personen darstellten, weil von jeder Person mehrere Bilder gezeigt werden mussten. Und dass eine Nervenzelle hierbei ausschließlich auf eine Person reagiert, heißt ja nicht, dass sie nicht auch auf mehrere andere reagieren würde, die nur nicht getestet wurden. Die meisten untersuchten Zellen in dieser Gehirnregion waren nämlich keineswegs so exklusiv. Umgekehrt gilt genauso, dass beim Anblick von Jennifer Aniston nicht nur diese eine Zelle feuerte, sondern viele andere auch, die aber nicht so spezifisch waren. Zudem wurde auch nur eine kleine Anzahl Neuronen aus den immer noch Hunderte Millionen Zellen in der untersuchten Gehirnregion abgeleitet. Dass dann trotzdem bei mehreren Probanden eine Zelle auf Jennifer Aniston reagierte, zeigt, dass es auch davon viele geben muss. Die Chance, jeweils zufällig genau die eine getroffen zu haben, ist verschwindend gering. Und so ist auch diese Studie kein Beweis für das Konzept der Großmutter-Zelle, die nur auf exakt eine Person reagiert. Sie ist allerdings ein guter Hinweis darauf, dass weniger Nervenzellen nötig sind, um eine Information zu codieren, als zuvor gedacht. Zugleich ist das Ganze ein gutes Beispiel dafür, wie durch die Verbindung zahlreicher Neuronen am Ende ein genaues Konzept oder gar eine Person codiert wird.

Wo im Gehirn ist die Festplatte?

Halten wir also fest, dass wir im Gehirn miteinander verbundene Nervenzellen haben und dass in diesen Verbindungen unser Gedächtnis steckt. Irgendwo im Gehirn. Aber wo genau? Hirnstamm, Kleinhirn, Zwischenhirn – sie alle haben ihre wichtigen Aufgaben. Sie erhalten uns am Leben und speichern natürlich auch gewisse Informationen. Aber erst das Großhirn ist fürs Bewusstsein zuständig. Sollten wir unser Gedächtnis also vor allem dort suchen?

Hirnforscher sind mit dieser Suche schon lange beschäftigt, auch hier mit verschiedenen Untersuchungsmethoden. Schließlich gab es schon immer Personen mit Gedächtnisproblemen. Und wenn bei solchen Personen außerdem Schädigungen einer bestimmten Gehirnregion festgestellt werden können, spricht vieles dafür, dass ein Zusammenhang zwischen einer bestimmten Gedächtnisleistung und der geschädigten Hirnregion besteht. Wenn Ihr Auto nicht mehr fährt, schaut die Werkstatt ja auch die verschiedenen Teile an, und wenn eines kaputt aussieht, ist die Wahrscheinlichkeit groß, dass das Problem damit zu tun hat. Eine Garantie ist es allerdings nicht. Vielleicht hat die schnell gefundene rostige Leitung noch gehalten, und der Fehler ist woanders versteckt. Der Mechaniker wird die Teile tauschen und, wenn dies nicht die Ursache der Störung war, weitersuchen.

Der Hirnforscher hat diese Möglichkeit natürlich nicht, und in der Frühzeit der Neurochirurgie gab es auch einige Fehlentscheidungen. Etwa wenn Patienten gewisse Teile des Gehirns entfernt wurden, um Probleme zu lösen, anschließend aber große Gedächtnislücken entstanden waren. Zugleich konnten Gedächtnisforscher daraus lernen: Wenn ich da was wegschneide, ist das Gedächtnis weg. Auch ein starkes Indiz. Um das gesunde Gedächtnis zu untersuchen, hat man vom Tierversuch über die Ableitung von Neuronen bei Patienten bis hin zur Kernspintomografie verschiedene Möglichkeiten mit unterschiedlichen Vor- und Nachteilen. Zusammengenommen ist dabei dann schon die eine oder andere Gehirnregion in Verdacht geraten, die Festplatte unseres Hirncomputers zu sein.

Vielleicht im Hippocampus?

Besonders ist dies beim Hippocampus der Fall. Jeder, der sich ein wenig für das Gehirn interessiert, hat sicher schon oft gehört, dass der Hippocampus für das Gedächtnis besonders wichtig sein muss. Wenn in Fernsehshows ein paar Brocken Hirnforschung übervereinfacht in den Unterhaltungsbrei gegeben werden, ist der Hippocampus sicher mit dabei. Das bietet sich ja auch an. Der schöne Name ist vom lateinischen Wort für Seepferdchen abgeleitet. Einem solchen sieht der Hippocampus angeblich ähnlich (ich sehe das allerdings immer erst, wenn in der TV-Grafik ein Seepferdchen von einer Badehose abmontiert, gedreht und über eine Hirnaufnahme gelegt wird). Hinzu kommt die interessante Lage unter der Hirnrinde, tief drinnen im Gehirn und doch wegen seiner besonderen Form gleich zu erkennen. Tatsächlich haben wir aber zwei Hippocampi, einen pro Gehirnhälfte.

Natürlich stimmt es auch, dass seine Bedeutung für das Gedächtnis sehr hoch ist. Für diese Erkenntnis hat ein bestimmter Patient eine wichtige Rolle gespielt, der als »HM« in die Gedächtnisforschung eingegangen ist. HM litt unter starker Epilepsie. Der ihn behandelnde Hirnchirurg entfernte deshalb den Hippocampus beidseitig fast vollständig. Durch die Operation wurde die Epilepsie geheilt, aber tragischerweise auch das Gedächtnis massiv beschädigt. Die genaue Art der Beeinträchtigung macht die Sache so interessant, denn HM ließ sich über Jahrzehnte in zahlreichen Studien untersuchen.

So konnte gezeigt werden, dass er auf alte Erinnerungen zurückgreifen, aber keine neuen episodischen Informationen mehr ins Langzeitgedächtnis aufnehmen konnte. Sein Kurzzeitgedächtnis, sein prozedurales Gedächtnis und eingeschränkt auch sein semantisches Gedächtnis funktionierten jedoch. Praktisch führte dies zu einigen kuriosen Begebenheiten. So mag sich HM jedes Mal als Genie gefühlt haben, wenn er Golf spielte. Ging er doch davon aus, es nie zuvor gespielt zu haben. Dabei schlug er den Ball doch sicher und mit gutem Schwung. Tatsächlich hatte er das Golfspielen erst nach seiner Operation gelernt, was möglich war, weil das prozedurale Gedächtnis funktionierte. Er vergaß danach nur jedes Mal, dass er das schon mal gemacht hatte.

Seine Intelligenz war unbeeinträchtigt, in einem IQ-Test schnitt er sogar überdurchschnittlich ab und auch Kreuzworträtsel löste er gut und gern. Zumindest solange sich das abgefragte Wissen seit 1953 nicht verändert hatte. Aber da er nach seiner Operation noch 50 Jahre weiterlebte, änderte sich auch das Leben um ihn herum. Wenn man ihm ein Handy zeigte, konnte er durchaus für einige Momente begreifen, was das ist und wie es heißt, da das Kurzzeitgedächtnis ebenfalls intakt war. Doch wenig später hatte er wieder vergessen, was das war. Jeden Morgen wachte er auf und dachte, es sei 1953 und er sei noch keine 30 Jahre alt. Mit einem Kater nach einer durchzechten Nacht mag sich auch manch anderer gelegentlich erschrecken, wenn er morgens in den Spiegel schaut, aber zu denken, man sei 30, und dann im Spiegel einen Senioren zu sehen, das muss einem wie ein makabrer Scherz vorkommen. Im Alter von 82 Jahren starb HM 2008. Sein Gehirn hatte er der Wissenschaft vermacht. Ein Jahr nach seinem Tod wurde es schließlich in einem 52-stündigen Livestream in 2401 dünne Scheiben geschnitten. Hunderttausende schauten live zu. Wer da zufällig reingeklickt hat, mag auch an seinem Verstand gezweifelt haben. Die Untersuchung

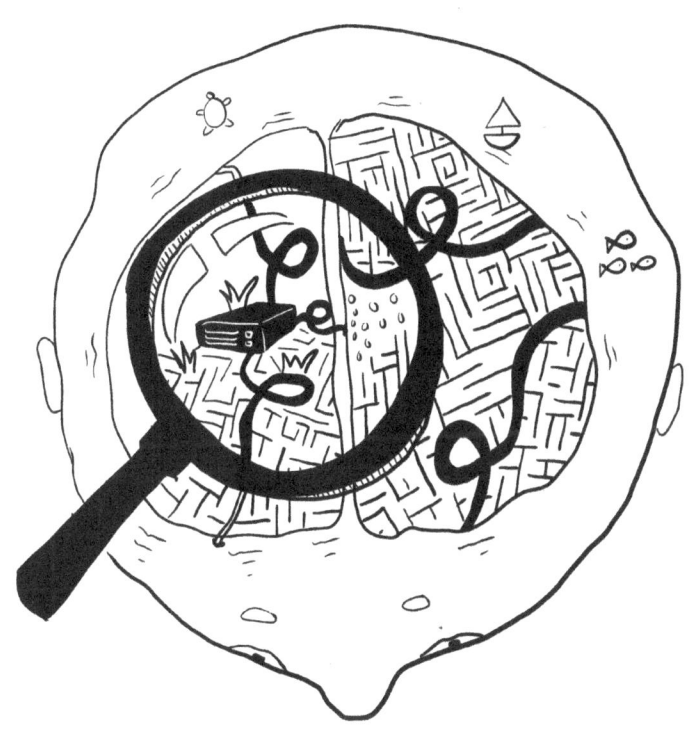

des Gehirns zeigte, dass HM neben dem großteils entfernten Hippocampus (und auch anderen nebenliegenden Hirnregionen, die entfernt worden waren) weitere kleine Beschädigungen am Hirn aufwies, die möglicherweise ebenfalls zu seinen Beeinträchtigungen beitrugen. Andererseits war ein Teil des Hippocampus noch erhalten. Zwar geht man davon aus, dass dieser nicht mehr funktionsfähig war, mit letzter Gewissheit weiß man aber auch das nicht.

Auch in modernen Studien mit Kernspintomografie zeigt sich der Hippocampus oft beteiligt, wenn es um Gedächtnisleistungen geht. Seine genaue Rolle herauszufinden ist dagegen schwierig. So ist er auch an Kurzzeitgedächtnisaufgaben beteiligt, aber bei Patienten wie HM funktioniert so etwas ja auch ohne Hippocampus. Andere Studien zeigen, dass der Hippocampus am Verknüpfen und Assoziieren von Informationen beteiligt ist. Eine Vorstellung ist daher, dass der Hippocampus als Aufnahmestelle für neue Erinnerungen dient. Das Kurzzeitgedächtnis selbst liegt woanders, aber was darüber hinaus gespeichert wird, wird zunächst im Hippocampus aufgenommen. Von dort aus wird es dann in andere Gehirnregionen verteilt. Das ist ungefähr wie beim Posteingang einer Firma. Alle Post kommt zunächst dort an und wird kurzzeitig gelagert. Die Werbung geht direkt in den Müll, andere Post wird auf die Abteilungen verteilt, wo sie dann je nach Mitarbeiter bearbeitet, abgeheftet oder doch noch weggeworfen wird. Die Postverteilung geschieht dabei nachts, damit die Mitarbeiter tagsüber nicht gestört werden. Beim Gedächtnis wäre dies die Konsolidierungsphase, die tatsächlich zu großen Teilen im Schlaf passiert und bei der vom Hippocampus Signale in andere Gehirnregionen ausgehen. Doch dazu später mehr.

Der Hippocampus als reine Verteilstation? Tatsächlich ist es im Gehirn wohl wieder mal etwas komplizierter. Gewiss, der Hippocampus hat eine vernetzende Funktion, aber die Information wird zusätzlich auch direkt an anderen Orten gesichert. So gibt es mehrere Kopien. Es wäre dann eher so, als ginge die Post direkt an jeden Mitarbeiter, während die Poststelle eine Kopie erhielte, diese kurzfristig aufbewahrte und in ein Register eintrüge, damit später nachgeschlagen werden könnte, wo das Original liegen sollte. Auch diese Indexfunktion wird dem Hippocampus zugewiesen, also als eine Art Inhaltsverzeichnis zu fungieren. Doch Patient HM, der sich an Dinge bis wenige Tage vor seiner Operation erinnern konnte, zeigt, dass auch dies nur für relativ neue Erinnerungen gelten kann. Daraus folgt, was auch viele andere Studien ebenso klar belegen, dass der Hippocampus nicht die »Festplatte« ist. Suchen wir also mal weiter.

Oder doch im Frontalhirn?

Die Großhirnrinde, also der Kortex (wobei der Begriff eigentlich die gesamte Hirnrinde bezeichnet), ist erheblich größer als der Hippocampus und hat selbst sehr viele Bereiche. Wenn der Hippocampus mit anderen Gehirnregionen kommuniziert, liegen diese meist dort, im Kortex. Die erste Unterteilung erfolgt in verschiedene Lappen. Nicht Putz- und Küchenlappen, sondern Frontal-, Parietal-, Occipital- und Temporallappen, abgeleitet von der Lappung des Gehirns. Darunter eingeschlossen ist der Insellappen, ebenso das limbische System, zu dem auch der Hippocampus gehört. Die Namen sagen zur Bedeutung noch nicht viel aus, es sind nur die medizinischen Begriffe für »vorne«, »oben«, »hinten« und »seitlich«. Aber da sonst jeder den Arzt verstehen würde, werden lieber die eingedeutschten lateinischen Begriffe verwendet. In Wahrheit sind die Begriffe natürlich auch genauer und gehören zu einer vollständigen Beschreibung der Lage und Richtung im Körper. Hieße es zum Beispiel »Obenlappen«, würde der sitzende oder stehende Mensch ja an eine andere Stelle denken als der Chirurg, der seine Kundschaft meist liegend vor sich hat.

Manche Funktion lässt sich im Kortex klar verorten. Das Sehzentrum im Gehirn, wo alles Visuelle verarbeitet wird, liegt hauptsächlich im Occipitallappen. Das Hörzentrum liegt im Temporallappen und die Haptik, also das Fühlen, im Parietallappen. Der Frontallappen, auch Frontalhirn genannt, dagegen ist für Denkleistungen besonders wichtig.

Und tatsächlich werden wir hier bei unserer Suche fündig! Nein, die Festplatte haben wir damit noch nicht. Aber große Teile des Arbeitsspeichers! Ganz vorne im Kopf, direkt hinter der Stirn, liegt der vordere Teil des Frontalhirns, der »Präfrontalkortex«. Er ist beim Menschen besonders ausgeprägt, gilt gar als die Gehirnregion, die uns erst zum Menschen macht. Schon lange weiß man, dass Schäden hier massive Persönlichkeitsänderungen hervorrufen. Ein bekannter und krasser Fall stammt schon aus dem Jahr 1848. Phineas Gage, ein Eisenbahnarbeiter, erlitt einen schweren Unfall: Beim Streckenbau waren Felssprengungen erforderlich. Eine dieser Sprengungen ging jedoch schief und eine drei Zentimeter lange Eisenstange schoss Gage in den Kopf, vom unteren linken Kiefer durch den Schädel hindurch. Tatsächlich überlebte Phineas Gage, er blieb angeblich sogar bei Bewusstsein. Ein großer Teil seines Präfrontalkortex war jedoch zerstört worden. Trotzdem erholte er sich gut, konnte alle physischen Fähigkeiten und auch seine Sprache innerhalb weniger Wochen wiedererlangen. Doch seine Persönlichkeit blieb eine andere: Er war nun unfähig, Pläne zu machen oder sich Ziele zu setzen. Seine Entscheidungsfindung war massiv reduziert. Stattdessen wurde er impulsiv, unfähig zu angemessenem Sozialverhalten, kindisch und sexuell enthemmt. Der Präfrontalkortex ist zudem die Hirnregion, die sich am längsten entwickelt, bis zum Alter von 20, teils 25 Jahren. Wenn Ihnen die Symptomatik des Phineas Gage also von pubertierenden Teenagern her bekannt vorkommt, hat das seinen Grund.

Auch andere Patienten mit Erkrankungen zeigen ähnliche Symptome, und ihr Kurzzeitgedächtnis ist oft stark eingeschränkt. Wie sieht es aber nun mit der Festplatte aus? Ist auch der Langzeitspeicher vorne im Gehirn? Dazu gibt es spannende Erkenntnisse: So ist dieser Teil des Gehirns sehr gut mit anderen Bereichen verbunden, insbesondere auch mit dem Hippocampus. Während bei HM mit dem Hippocampusschaden keine neuen Erinnerungen mehr aufgenommen werden konnten, wurde bei Patienten mit Schäden am Präfrontalkortex festgestellt, dass relativ frische Erinnerungen häufig gut funktionieren, der Zugriff auf alte Erinnerungen aber nicht mehr. Macht der Präfrontalkortex also alles? Ist er Arbeitsspeicher, Prozessor und Festplatte in einem? Nein. Auch hier gilt lediglich: Diese Gehirnregion ist an den Gedächtnisprozessen beteiligt, aber nicht der Speicher selbst.

Stattdessen geht man heute davon aus, dass der Hippocampus frische Erinnerungen moderiert und diese Rolle für Erinnerungen, die bleiben sollen, an den Präfrontalkortex abgibt. Dort werden sie zudem geordnet und zusammengeführt. Dabei werden sogenannte Schemata gebildet. Ein Beispiel. Kennen Sie Pokémon? Diese ursprünglich als Nintendo-Spiel erfundenen bunten Monsterfiguren? Zumindest Pikachu, der gelbe rundliche Vertreter mit roten Wangen und blitzförmigem Schwanz, hat es auch über die Zielgruppe hinaus zu einiger Bekanntheit gebracht. Nach aktuellem Stand wurden über 700 Pokémon-Figuren erdacht, mit unterschiedlichsten Fähigkeiten und Besonderheiten. Aber natürlich ähneln sie sich auch. Wenn nun ein Nicht-Pokémon-Fan versucht, die Namen und Details einiger Figuren zu lernen, wird ihm das schwerfallen. Wer jedoch zwischen etwa 1990 und 2000 geboren wurde, ist mit gewisser Wahrscheinlichkeit in der Kindheit intensiv mit Pokémon in Berührung gekommen. Bei diesen Menschen gibt es mit gewisser Wahrscheinlichkeit im Frontalhirn ein Pokémon-Schema, also eine Grundstruktur an Wissen. Auch wenn sie in den letzten Jahren die Neuerscheinungen nicht mehr verfolgt haben, könnten sie die Details neuer Pokémon nun sehr schnell lernen. Während zudem beim Nichtkenner der Hippocampus einige Zeit mitwirken muss, um die Informationen zu behalten, übernimmt beim Kenner in kurzer Zeit der Präfrontalkortex. In beiden Fällen aber sind es sozusagen nur Verweise, die zusammengetragen werden.

Überall und nirgendwo?

Auch bei der weiteren Suche in anderen Regionen des Kortex finden wir den Sitz des Gedächtnisses nicht. Wer in wissenschaftlichen Datenbanken nach dem Namen einer Gehirnregion plus Gedächtnis sucht, findet fast immer Studien, die hierzu Ergebnisse gefunden haben. Daraus ergibt sich zwingend: Das Gedächtnis ist eine auf das ganze Gehirn verteilte Fähigkeit.

Auch eine einzelne Erinnerung hat daher keinen genauen Ort. Wenn wir uns an Erlebnisse erinnern, werden diese jedes Mal rekonstruiert. Einzelne Elemente wie Formen oder auch Jennifer Aniston mögen in einzelnen oder im Zusammenspiel weniger Neuronen codiert sein, doch für eine Erinnerung kommen immer Abertausende von Neuronen zusammen.

Mit einer sehr grausamen Form von Tierversuchen hatte in den 1930er- und 1940er-Jahren ein amerikanischer Wissenschaftler, Karl Spencer Lashley, versucht, eine bestimmte Erinnerung bei Ratten zu »löschen«. Die Tiere lernten den Weg durch ein Labyrinth durch Wiederholung auswendig. Wurde der Hippocampus beim oder vor dem Lernen entfernt, lernte das Tier den Weg nicht mehr. War dagegen die Erinnerung älteren Datums, also im Langzeitgedächtnis enthalten, dann konnte sich das Tier auch noch erinnern, wenn der Hippocampus entfernt worden war. Lashley suchte daher weiter und entfernte bei anderen Tieren immer andere Teil des Gehirns, doch die Ratten schienen einfach nicht zu vergessen. Schließlich entfernte er so viel vom Gehirn, dass das Tier gerade noch überleben konnte. Kaum noch fähig, sich zu bewegen, fand es jedoch immer noch den gelernten Weg durch das Labyrinth. Dabei ging Lashley von der falschen Annahme aus, dass eine Erinnerung als Gesamtes in einer Gehirnregion codiert sein müsse. Doch das ist mit Sicherheit nicht der Fall. Wenn beispielsweise dem Tier der visuelle Kortex entfernt wurde, konnte es noch über Tast- und Geruchssinn gelernte Informationen nutzen und umgekehrt. Einen Teil der Informationen hatte Lashley sehr wohl entfernt, aber eben nie alle.

Das Ergebnis erschien so eindeutig und eindrucksvoll, dass bis in die 1990er-Jahre eine Lokalisation von Erinnerungen in der Neurowissenschaft fast gänzlich ausgeschlossen wurde. Erst moderne bildgebende Verfahren, die das Untersuchen des Gehirns ermöglichen, ohne es zu beschädigen, haben dieses Bild langsam wieder korrigiert. Bei unseren Sinnen und bei der Motorik war die Lokalisation dagegen schon früher klar. »Kortikale Karten« lassen sich im Gehirn nachweisen und stellen eine Verbindung von Wahrnehmung und Körperteilen her. Der »kortikale Homunkulus« ist wohl eine der bekanntesten neurowissenschaftlichen Abbildungen der Welt.

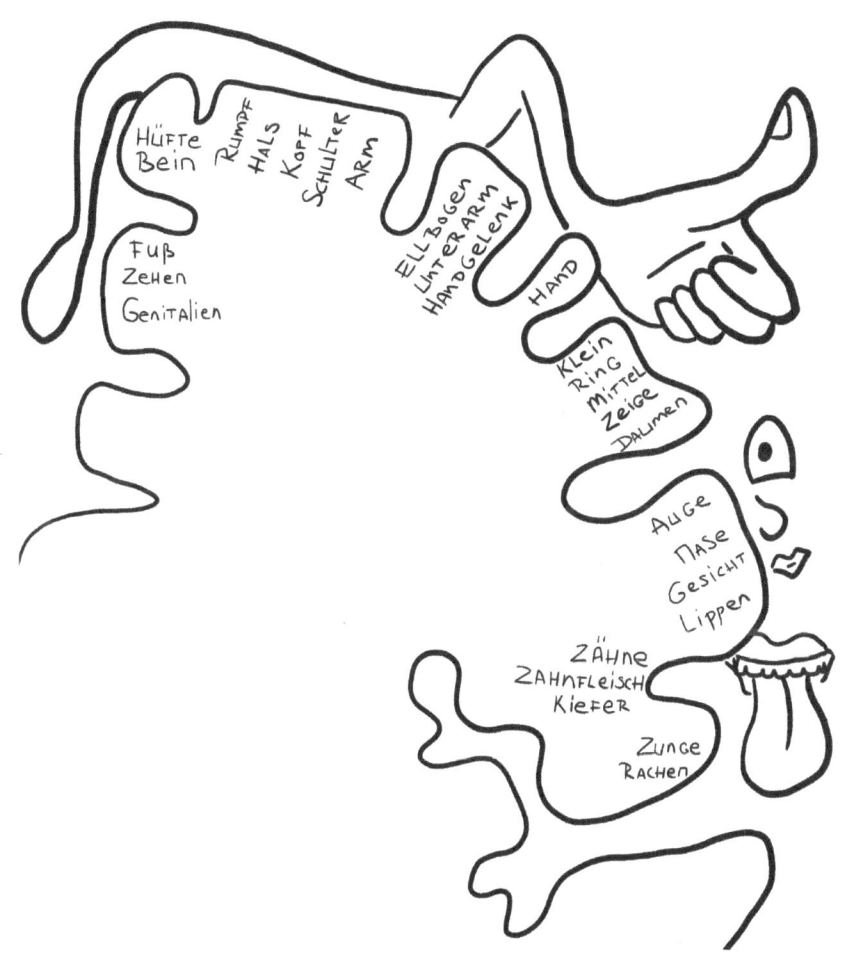

Basierend auf den Erkenntnissen des kanadischen Neurowissenschaftlers Penfield lässt sich eine Punkt-zu-Punkt-Zuordnung von Körperstellen auf dem Kortex messen. Dabei bedeutet Größe der Körperfläche nicht gleich Größe der Repräsentation im Gehirn. Für die kleinen Fingerspitzen etwa gibt es viel mehr Neuronen als für den ganzen Rücken. Ein beliebter Versuch, dies festzustellen, betrifft die Wahrnehmung zweier Berührungen: Wenn Sie etwa mit zwei Spitzen (zum Beispiel zwei zusammengeklebten Bleistiften) dicht nebeneinander auf die Fingerspitze tippen, spüren Sie, dass es zwei Berührungen sind. Auf dem Rücken jedoch können die beiden Spitzen auch fast einen Zentimeter weit auseinanderliegen und werden doch nur als eine Berührung wahrgenommen.

Penfield hatte leichte elektrische Stimulationen im Gehirn ausgelöst und konnte dadurch im Körper genau zuzuordnende Muskelreaktionen oder Wahrnehmungen auslösen und diese kartieren. Dabei gilt bekanntlich, dass Stimulation in der rechten Gehirnhälfte zu Reaktionen/Empfindungen in der linken Körperhälfte führt und umgekehrt, da sich die Nervenbahnen kreuzen. Bei Stimulationen in anderen Gehirnregionen kam es zu unterschiedlichen Reaktionen, von komplexen Halluzinationen bis zur Beeinflussung der Sprache. Aber schon ein Zehntelmillimeter weiter können es völlig andere Reaktionen sein. Zudem sind diese äußerst individuell. Auch dies zeigt, dass es bei der Verarbeitung der Sinneseindrücke eine Kartierung gibt (solche Karten können heute auch für die anderen Sinne erstellt werden), aber für weiter gehende Verarbeitungsprozesse schon nicht mehr.

Jeder hat ein Superhirn

Superhirn! Ein Wort, das im Zusammenhang mit Gedächtnissportlern häufig zu hören ist. Ein schönes Lob! Aber als Wort ist es unsinnig. Meine eigene Erfahrung hatte mir ja gezeigt, dass ich ein normales Gedächtnis hatte und allein durch Training und Technik zu Weltrekorden und Fernsehauftritten kam. Aber wissenschaftlich fundiert ist diese Überlegung natürlich nicht. So wenig wie die Vorstellung »Mein Lieblingsteam hat jetzt schon dreimal gewonnen, wenn ich mir am Spieltag das T-Shirt auf links angezogen habe, das mach ich jetzt immer so« bedeutet, dass die Kleiderwahl tatsächlich Einfluss auf das Ergebnis hat, so wenig bin ich alleine ein Beweis für meine Vermutung. Zumal ich ja gar nicht wissen konnte, wie normal mein Gehirn wirklich ist. Manch einer mag da so seine Zweifel haben – allein durch die Tatsache, dass ich mir freiwillig stundenlang Zahlen merke. Nicht zuletzt könnte das Training ja auch das Gehirn verändert haben. Es gibt nämlich durchaus guten Grund, davon auszugehen, dass sich in den Gehirnen von Gedächtnissportlern Unterschiede zu einer Kontrollgruppe finden lassen. Warum?

Unter anderem wegen einer sehr bekannten Studie aus England. Um die Jahrtausendwende untersuchten Londoner Gedächtnisforscher um Eleanor Maguire Londoner Taxifahrer und vermaßen deren Gehirne. Was Londoner Taxifahrer mit Gedächtnisforschung zu tun haben? Eine ganze Menge. Falls Sie die Ambition haben, in London Taxi zu fahren, dann müssen Sie dafür zunächst eine Prüfung ablegen, die von den Teilnehmern nur »The Knowledge« genannt wird. Sie müssen dafür mehrere Tausend Straßennamen in und um London herum auswendig wissen, dazu noch Tausende Hotels, Restaurants und Sehenswürdigkeiten, und aus dem Gedächtnis wissen, welche Straßen dazwischenliegen. Ich bin sicher: Wer diese Prüfung besteht, wird im nächsten Leben als Navi wiedergeboren. Und hat nachweislich eine messbare Vergrößerung eines Teils des Hippocampus herbeigeführt. Das ist eine Gehirnregion, von der man schon lange weiß, dass sie mit Gedächtnis und Navigation zu tun hat.

In Nachfolgestudien wurde dann noch nachgewiesen, dass diese Veränderung durch die oft mehrere Jahre dauernde Vorbereitung auf diese Prüfung hervorgerufen wurde. Man muss also nicht von vornherein einen großen Hippocampus haben, sondern der Hippocampus wird durch das Zum-Londoner-Taxifahrer-Werden größer. Da liegt dann natürlich die Vermutung nahe, dass man auch bei Gedächtnissportlern entsprechende Unterschiede finden sollte. Denn die können sich schließlich noch mehr merken als ein Londoner Taxifahrer.

Ich selbst hatte jedenfalls Interesse, darüber mehr zu erfahren. Nach meinem Studium der Physik und Informatik nahm ich daher die Gelegenheit dankend an, für meine Promotion in den Bereich der Neurowissenschaften zu wechseln. Ein gar nicht ungewöhnlicher Wechsel, ist doch Neurowissenschaft die Untersuchung des Gehirns mit naturwissenschaftlichen Methoden und produziert große Datenmengen, für deren Auswertung Informatik- und Statistikkenntnisse sehr hilfreich sind. Für meine Studie konnte ich dann tatsächlich rund 30 der zum damaligen Zeitpunkt besten 50 Gedächtnissportler der Welt nach München einladen. Dass in diesem Bereich Deutschland und deutschsprachige Länder seit rund 2004 dominieren, kam mir dabei sehr gelegen. Nun liegt es aber in der Natur der Sache, dass ich den Gedächtnissportlern nicht direkt in den Kopf schauen konnte. Zwei starke Studenten, die den Sportler festhalten, eine Kreissäge, das würde schon gehen. Aber all das Blut ...

Glücklicherweise wurden in den letzten Jahrzehnten mehrere Methoden erfunden, um das Gehirn auch ohne Beeinträchtigung des Schädels zu untersuchen. Die verschiedenen Methoden unterscheiden sich in der Genauigkeit, sowohl räumlich als auch zeitlich. Das heißt, mit einer Methode wie dem Elektroenzephalogramm (EEG) kann man die Gehirnaktivität im Millisekundenbereich betrachten, bleibt aber auf die außen liegenden Hirnregionen beschränkt. Mit der Computertomografie (CT) kann das Gehirn in Gänze untersucht und so auch vermessen werden, allerdings bei hoher Strahlenbelastung. Die Untersuchung von Gehirnaktivität ist so aber nicht möglich. Bei der Positronenemissionstomografie kann dies erfolgen, hier werden aber radioaktive Substanzen verabreicht, was in geringem Maße auch bei Studien erlaubt ist, aber verständlicherweise nicht jedem behagt und mehrere Messwiederholungen verhindert. Zum Leidwesen der Wissenschaftler ist dieses Verfahren außerdem sehr teuer. Die heute am häufigsten eingesetzte Methode ist daher die Kernspintomografie beziehungsweise Magnetresonanztomografie (MRT).

Ab in die Röhre

Die MRT funktioniert ohne radioaktive oder Röntgenstrahlen. Stattdessen werden extrem starke Magnete und Radiowellen eingesetzt. Das ist, nach allem, was wir heute wissen, für den Menschen ungefährlich, sofern bestimmte Verhaltensregeln eingehalten werden. Die Magnete ziehen natürlich magnetische Metalle an, sodass etwa Menschen mit einem Herzschrittmacher oder anderen Implantaten nicht in den Tomografen (wir sagen meistens einfach Scanner) dürfen. Ebenso gefährlich ist es, metallische Gegenstände in den Raum hineinzubringen, da auch diese angezogen und extrem beschleunigt werden können.

Wenn Sie mal etwas Zeit haben, suchen Sie doch mal auf You-Tube nach »MRT und Metall«. Dann können Sie sich mal anschauen, was das in der Praxis bedeutet. Was viele nicht wissen: Die Magnete sind extrem stark und basieren auf sogenannten supraleitenden Spulen.

Ohne jetzt zu weit in den Physikleistungskurs abzudriften: Supraleitung bedeutet, dass bei manchen Materialien unterhalb bestimmter Temperaturen der elektrische Widerstand abrupt wegfällt. Erst das ermöglicht die dauerhafte Aufrechterhaltung der starken Magnetfelder. Problem: Diese »bestimmten Temperaturen« sind kalt. Sehr kalt. Es gibt den absoluten Nullpunkt, die Temperatur 0 Kelvin. Für die Supraleitung des im MRT verwendeten Materials darf dieses nur vier Grad wärmer sein als der absolute Nullpunkt. In Celsius: minus 269 Grad. Zurück zum Scanner: Das bedeutet, dass es sehr lange dauert, etwas so weit herunterzukühlen. Und dann muss dieser Bereich auch gehalten werden. Darum sind die Magnetfelder immer in Betrieb. Auch nachts, wenn das Licht aus ist oder die Aufnahme vorbei zu sein scheint. Wenn dann ein netter Angehöriger schon mal in den Raum läuft, um seinem Verwandten zu helfen, aber in den Hosentaschen noch Münzen oder Schlüssel hat, können die wie Geschosse auf den im Scanner Liegenden prasseln. Gar nicht gut.

Abgesehen davon ist die Enge und Lautstärke während der Aufnahmen für manche belastend. Während die Enge in Zeiten von Ryanair, Easyjet und Co. immer weniger Menschen stören sollte, sind wegen der hohen Lautstärke Ohrenstöpsel zwingend nötig. Der Lärm entsteht, weil neben den starken dauerhaften Magneten die Magnetfelder durch Radiowellen immer wieder (mehrere Millionen Mal pro Sekunde) geändert werden. Dass wir mit dieser Methode Bilder vom Gehirn aufnehmen können, funktioniert etwa so: Der Körper besteht aus unterschiedlichen Elementen. Einige davon haben einen sogenannten Kernspin, einen Eigendrehimpuls. Unter anderem sind das die Wasserstoffatome, und da wir zu großen Teilen aus Wasser bestehen, sind das über 60 Prozent der Atome in unserem Körper. Den Drehimpuls kann man sich vorstellen wie eine Achse, die durch das Atom hindurchgeht und es so zu seinem kleinen Kreisel macht. Außerdem wird es dadurch magnetisch. Ohne Magnetfeld zeigen die Kreisel alle in eine andere Richtung. Kommt der Körper jetzt aber in den starken Magneten unseres Scanners, drehen sich diese »Minimagnete« alle in die Richtung des von außen angelegten Magnetfeldes.

Werden jetzt zusätzlich die Radiowellen angeschaltet, dann werden diese Minimagnete kurz angestoßen und so wieder aus ihrer Richtung hinausgeschoben. Wird die Welle dann wieder abgeschaltet, kreiseln die Mini-Magnete um das Magnetfeld, bis sie wieder ausgerichtet sind. Wie und wie lange sie kreiseln, hängt allerdings von der Umgebung ab. Eine Murmel rollt ja auch anders, je nachdem, ob sie diese an der freien Luft, unter Wasser oder in Honig anstoßen würden. Da unsere Wasserstoffatom-Kreisel ja selbst Magnete sind, induzieren sie durch ihre Drehung außerdem noch Strom in einer Spule. Es ist das gleiche Prinzip wie beim Dynamo: Auch hier dreht sich der Magnet in einer Spule und dadurch geht das Licht am Fahrrad an. Das Sprichwort »Mir geht ein Licht auf« gilt wohl trotzdem woanders, denn am Scanner wird mit dem induzierten Strom natürlich keine Lampe betrieben, sondern durch die unterschiedlichen Kreiselbewegungen gemessen, welches Gewebe sich wo befindet, und so eine Aufnahme vom untersuchten Körperteil erstellt.

Medizinisch kann auf diese Weise im Gehirn ein Flüssigkeitseinschluss oder ein Tumor leicht erkannt werden, da hier jeweils völlig andere Mengen Wassermoleküle enthalten sind als im umliegenden Gewebe. Aber da auch die verschiedenen Gehirnbereiche getrennt sind und sich durch unterschiedliche Anteile von Nervenzellen unterscheiden, kann auf diese Weise auch gut verglichen werden, wie groß eine Hirnregion durchschnittlich bei einer Gruppe gesunder Menschen im Vergleich zu einer anderen ist. Bei den Londoner Taxifahrern zeigte sich eben ein Teil des Hippocampus vergrößert.

Die beschriebene Methode reicht alleine noch nicht aus, um auch Aktivität im Gehirn zu untersuchen. Das Entstehen neuer

Verbindungen im Gehirn ist zu langwierig und zu klein, als dass man es auf diese Weise messen könnte. Die funktionelle Kernspinresonanztomografie (fMRT) nutzt daher einen anderen Effekt aus, den BOLD-Effekt. Unser Gehirn benötigt Sauerstoff zum Arbeiten. Sauerstoffreiches Blut hat eine andere Magnetisierung als sauerstoffarmes Blut, was daran liegt, dass in den roten Blutkörperchen ein eisenhaltiges Protein sich an das Sauerstoffmolekül bindet. Das heißt, dass in sauerstoffarmem Blut mehr Eisenatome ungebunden sind und daher im Magnetfeld des Scanners kreiseln können. Mit dem MRT kann also sauerstoffreiches von sauerstoffarmem Blut unterschieden werden. Wo über das Blut viel Sauerstoff hingebracht und verbraucht wird, herrscht auch höhere Gehirnaktivität. Mit der fMRT können wir also nicht direkt Gehirnaktivität messen, sondern nur, wo im Gehirn Sauerstoff verbraucht wird – und daraus dann schlussfolgern, dass dort Gehirnaktivität zu verzeichnen ist.

Das ist ein wichtiger Unterschied, den Forscher beachten müssen. Zum Beispiel wird Sauerstoff bei Einsetzen von Aktivität sofort verbraucht, aber der Nachtransport muss erst geliefert werden. Zunächst wird an der betreffenden Stelle also sogar weniger Sauerstoff sein, bevor einige Sekunden später die Lieferung erfolgt. Denken Sie an eine große Baustelle auf der Autobahn. Sie sitzen im Flieger oder steuern gar einen Satelliten und können daher die einzelnen Arbeiter nicht erkennen. Sie sehen aber, dass zu einer bestimmten Stelle im Baustellenbereich Lastwagen mit Arbeitsmaterial hin- und anschließend mit Müll und Abraum wieder wegfahren. Daraus ist zu folgern, dass hier wohl gerade aktiv gebaut wird. Wirklich gesehen haben wir es nicht und wir wissen auch nicht exakt, wann die Arbeit losging. Der Abraum muss ja schon ausgehoben worden sein, bevor die Lastwagen ihn abtransportierten.

Bei der Gehirnaktivität ist es sogar noch etwas komplizierter: Das Gehirn arbeitet schließlich die ganze Zeit, und alle Sinne sind aktiv. Wenn ich also einen Probanden in meinen Scanner lege und ihm darin über einen Bildschirm Zahlen anzeige, die er sich merken soll, dann kann ich sehr viel Aktivität messen, die aber großteils gar nichts mit Zahlenmerken zu tun hat. Das geht los damit, dass er die Zahlen ja erst mal lesen muss, also arbeiten auch die Gehirnregionen für Sehen, Lesen und Zahlenerkennen. Es geht aber auch noch weiter, da er im Scanner auf einer Liege liegt, es laut ist und er sich in einer neuen Situation findet. Auch das wird im Gehirn ja verarbeitet. Womöglich hat er auch noch Hunger, es juckt ihn am Fuß oder er plant im Hintergrund schon, wofür er sein Probandenhonorar nutzen will. Betrachte ich als Forscher also nur diesen einen Moment, dann habe ich enorm viel Gehirnaktivität, die nicht viel mit dem Gedächtnis zu tun hat. In fMRT-Studien werden daher immer Zeitpunkte verglichen. Ich würde dem Probanden also etwa zu einem anderen Zeitpunkt Zahlen in der gleichen Art und Weise zeigen, die er sich dann aber nicht merken, sondern nur lesen soll. All die anderen Prozesse laufen trotzdem weiter. Wenn ich nun die Aktivität zu den beiden Momenten vergleiche, kann ich hoffentlich eine kleine Mehrzahl an Gehirnregionen erkennen, die nur beim Merken aktiv waren, und dann vermuten, dass in diesen Regionen Gedächtnisprozesse ablaufen.

In der Praxis reicht auch nicht ein einzelner Vergleich, sondern es werden viele Vergleiche von möglichst vielen Probanden zusammengeführt und dann mit statistischen Methoden untersucht, wo mit ausreichend hoher Wahrscheinlichkeit ein echter Unterschied zu erkennen ist. Als die Methode noch neu war, konnte man nur wenige Regionen eindeutig finden oder man konnte sich nur den größten Unterschied überhaupt anschauen. Das führte zu Bildern, auf denen eine Gehirnregion in einer Hirnhälfte rot markiert war. Wenn dann etwa bei einer logischen Aufgabe nach allen Rechnungen ein Bild eines Gehirns mit einer markierten Region in der linken Gehirnhälfte herauskommt, denkt der Laie (und selbst der Forscher) leicht: Genau da findet Logik statt! In Wahrheit fand im Gehirn jedoch viel mehr Aktivität statt, die nur nicht differenziert genug markiert werden konnte. Es waren einfach zu viele Vergleiche und statistische Methoden im Spiel. Folgestudien deckten den Irrtum schnell auf, aber das falsche Bild »Logik = linke Gehirnhälfte« war dann aus den Köpfen kaum mehr wegzukriegen (und aus dem Internet sowieso nicht).

Die Hirne der Gedächtnissportler

Einen ersten Blick in die Gehirne von Gedächtnissportlern hat schon 2001 in London wiederum Eleanor Maguire gewagt. Sie fand damals keine Unterschiede, hatte aber auch deutlich weniger Teilnehmer und einen Scanner mit schwächerem Magneten. Vor allem aber hat sich die Leistung der Gedächtnissportler in den Folgejahren massiv gesteigert.

Auch ich musste feststellen: Rein vom Aufbau her ist es wirklich schwierig, irgendwelche Unterschiede festzustellen. Oder andersherum: Das Gehirn eines Gedächtnissportlers ist völlig normal. Meines übrigens auch. Mitsamt meinem Gehirn wurde ich nämlich inzwischen in verschiedene Hirnscanner gesteckt. Mehrfach. Sogar auf verschiedenen Kontinenten. Und so kann ich inzwischen, wissenschaftlich bestätigt, sagen: Auch mein Gehirn ist absoluter Durchschnitt. Sie glauben mir nicht? Ich will und werde Sie in diesem Buch nicht groß mit unverständlichen wissenschaftlichen Details langweilen. Aber in einzelnen Fällen helfen Abbildungen doch.

Diese hier zum Beispiel:

Nach Ramon M. et al. (2016). Vergleich der Größe meines Hippocampus (linker Hippocampus, rechter Hippocampus und Durchschnitt) mit Kontrollpersonen.

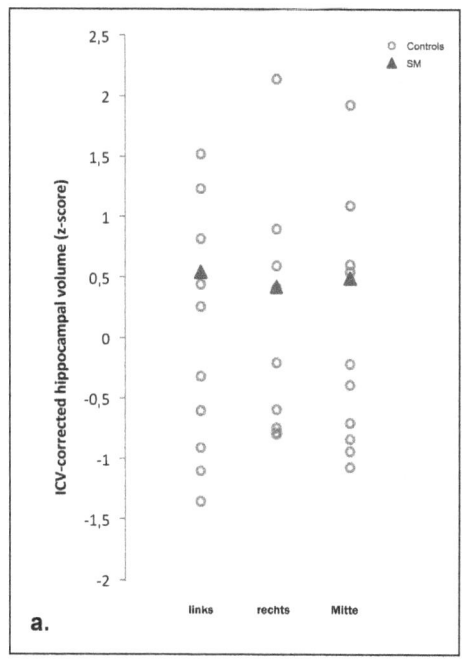

a.

Da wurde im Rahmen einer Studie in Schottland zum Thema Experten im Namenmerken die Größe meines Hippocampus gemessen. Und ich bin in der obigen Grafik das Dreieck, im Vergleich zu den Kontrollpersonen als Kreisen. Und wie Sie sehen, sehen Sie nichts. Enttäuscht? Ich hab es Ihnen doch gleich gesagt.

Aber woher kommt es, dass sich bei den Taxifahrern etwas verändert hat, bei uns aber nicht? Nun, das Lernen eines Stadtplans ist eine sehr spezielle und einseitige Aufgabe. Vielleicht erinnern Sie sich noch an den Speerwerfer aus *Asterix*, der nur seinen rechten Arm trainiert hatte. Das sah aus, als hätte er sich einen Medizinball in den Bizeps implantiert. So ungefähr sind, mit Verlaub, auch die Hirne der Taxifahrer. Und wir Gedächtnissportler sind eher wie Asterix. Wenn er seinen Zaubertrank genommen hat! Wir Gedächtnissportler trainieren unser Gedächtnis sehr vielseitig, und statt Zaubertrank gibt es die Methoden des Gedächtnistrainings. Statt nur eine Hirnregion zu trainieren, verbinden Gedächtnissportler unterschiedliche Gedächtnissysteme. Wir haben in München folglich die Vernetzung im Gehirn der Gedächtnissportler wissenschaftlich untersucht und dabei zum Vergleich eine Gruppe von Kontrollpersonen herangezogen.

Normalerweise haben Forscher Studenten als Probanden. Warum? Na, die sind leicht verfügbar, willig und billig. Das geht sogar so weit, dass in vielen Studien Psychologieprofessoren an ausschließlich Psychologiestudenten forschen, um psychologische Aussagen zu treffen. Ob das dann noch allgemeingültig ist, ist zu bezweifeln, da durch Mindestnoten und Interesse an den Forschungsthemen vorsortierte Probanden doch eine sehr spezielle Gruppe sind.

Um unsere Probanden mit den Gedächtnissportlern vergleichen zu können, benötigten wir Kontrollpersonen, die unseren Gedächtnissportlern möglichst ähnlich waren. Die Idealbesetzung wäre natürlich ein eineiiger Zwilling gewesen, der selber nie Gedächtnissport getrieben hat. Eine schnelle Umfrage unter den Sportlern, ob es unter ihnen zufällig Zwillinge gäbe, erbrachte leider keine Treffer. Wir mussten also weitersuchen und wählten Kontrollprobanden aus, die immerhin gleich alt waren, das gleiche Geschlecht und einen vergleichbaren Bildungshintergrund hatten. Auch ähnlich intelligent sollten sie natürlich noch sein.

Zwischen diesen beiden Gruppen haben wir dann die Verbindungen im Gehirn verglichen. Und hier wurden wir tatsächlich fündig! Bei Gedächtnissportlern ist das Frontalhirn mit dem Hippocampus besser verbunden. Auch darüber hinaus gibt es weitere bessere Vernetzungen. Gedächtnissportler haben also nicht den Speicher ausgebaut, sondern sie schaffen bessere Straßen, um die vorhandenen Speicher besser zu verbinden, und zudem gute Verpackungen, um Dinge, die üblicherweise nur in einen

Speicher gelangen können, auch in einem anderen unterzubringen. Das sagt jetzt noch nichts darüber aus, ob das ein Trainingsergebnis ist. Genauso gut könnte es sein, dass Menschen, bei denen diese Vernetzungen besser sind, im Gedächtnistraining mehr Erfolg haben und daher dann auch besonders erfolgreiche Gedächtnissportler werden. Daher habe ich anschließend einigen der Kontrollpersonen die Methoden zum Gedächtnistraining beigebracht. Nach sechs Wochen Training von je 30 Minuten am Tag konnten sich diese Probanden im Durchschnitt doppelt so viele Zahlen, Wörter oder Namen in wenigen Minuten merken als zuvor! Durchaus beeindruckend.

Dass diese Trainingsmethoden wirklich funktionieren, hatten Psychologen schon früher gezeigt. Doch was passierte dabei im Gehirn? Das wollte ich wissen. Und tatsächlich, auch wenn der Vernetzungsgrad der Sportler in dieser Zeit bei den Probanden noch lange nicht erreicht werden konnte, es waren Änderungen messbar, und diese Änderungen gingen in Richtung der Sportler!

Auch die Ergebnisse der Gehirnaktivierung zeigen, dass durch die Techniken andere Gehirnregionen aktiv werden. Beim Vergleich zwischen Gedächtnissportlern und Kontrollteilnehmern zeigt sich tatsächlich, dass beim Gedächtnissportler viel mehr los ist. Mehr Gehirnregionen sind beteiligt, mehr Gedächtnissysteme lernen. Besonders interessant: Bei den Kontrollpersonen sind bei Aufgaben wie der, sich in kurzer Zeit einige Zahlen zu merken, vor allem jene Gehirnregionen aktiv, die mit dem Kurzzeitgedächtnis in Verbindung gebracht werden. Wenn sich Gedächtnissportler aber an Zahlen erinnern sollen, die sie gerade eben erst einige Sekunden zuvor gelernt haben, dann sind bei ihnen die gleichen Gehirnregionen aktiv wie bei Zahlen, die einige Tage vorher gelernt wurden. Ein klares Indiz dafür, dass die Gedächtnissportler beim Lernen sofort auf das Langzeitgedächtnis zugreifen und sich den Umweg ersparen können, alles Gelernte erst im Kurzzeitgedächtnis speichern zu müssen, um es anschließend über die Gedächtniskonsolidierung langfristig zu verankern. Das zeigte sich auch direkt in den Ergebnissen: Wenn wir am nächsten Tag unangekündigt nochmals Inhalte vom Vortagstest abfragten, waren bei den Gedächtnissportlern noch nahezu alle gelernten Informationen da, während die Kontrollpersonen von der ohnehin schon viel geringeren Zahl gemerkter Dinge etliche schon wieder vergessen hatten.

Gut vernetzt

Fassen wir also zusammen: Große Teile des Gehirns sind für unterschiedliche Gedächtnisleistungen zuständig. Eine einzelne Erinnerung sitzt dabei weder in einer einzelnen Hirnzelle noch in einer bestimmten Gehirnregion. Vielmehr ist es im Kleinen das Zusammenspiel mehrerer Nervenzellen, die eine einzelne Information speichern. Und im Großen ist es das Zusammenspiel mehrerer Gehirnregionen, die aus einzelnen Informationen Erinnerungen rekonstruieren. Das »Laden« von Episoden aus dem Gedächtnis bedeutet immer auch ein Neukonstruieren. Selbst der Abruf von Inhalten aus dem semantischen Gedächtnis ist das Ergebnis eines Zusammenspiels verschiedener Systeme.

Ein neuer Weg der Gehirnforschung, dies zu untersuchen, findet auf der Netzwerkebene statt. Auch dafür wird die funktionelle Magnetresonanztomografie (fMRT) herangezogen, allerdings in der Variante »Resting State MRT« (rsMRT), also als Ruhezustandsmessung. Das heißt in der Praxis, dass die Person im Scanner während der Aufnahme keine Aufgabe erledigen, sondern nur für einige Minuten still liegen muss und dabei auch keine Gedanken festhalten soll. Auch nicht den, wie toll das ist, jetzt gerade für absolutes Nichtstun Geld zu bekommen. Sie sollen über nichts nachdenken. Es ist erstaunlich, wie schwer das manchen fällt. Aber auch erstaunlich, wie leicht anderen. Für uns Forscher interessant ist vor allem, dass auch bei diesem Ruhen das Gehirn aktiv bleibt. Allerdings sind die gemessenen Daten eher wie ein Rauschen. Während bei einer Aufgabe ein eher klares Bild der Gehirnaktivität gemessen werden soll, entspricht die Ruheaufnahme dem Schnee auf dem Bildschirm, wenn kein Fernsehempfang möglich ist. So haben auch Forscher diese Phase lange ignoriert.

Doch 2001 wurde in einer bahnbrechenden Veröffentlichung gezeigt, dass eine Reihe von Gehirnregionen gerade in diesem Ruhezustand besonders aktiv ist, während sie bei bestimmten Aufgabenstellungen eher wenig Aktivität zeigen. Das Rauschen in den Gehirndaten ist also keineswegs zufällig. Besonders betrachtet wurde dabei, welche Gehirnregionen beim Nichtstun zusammen aktiv sind. Das heißt, die Hirnaktivität schwankte in diesen Regionen während der Ruhemessung parallel. Wenn an einer bestimmten Stelle mehr Aktivität herrscht, geht sie auch in einigen anderen Teilen des Gehirns zeitgleich hoch. Dieses Phänomen nennt man funktionelle Konnektivität, denn die verteilten Gehirnregionen sind bei ihren Aktivitätsschwankungen miteinander verbunden. Deshalb wird diese gemeinsame Aktivität auch mit mathematischen »Netzwerkmodellen« erforscht.

Das so gefundene Netzwerk nannten die Autoren (Raichle, McLeod und andere) auf Englisch »Default Mode Network«, auf Deutsch also etwa »Ruhezustandsnetzwerk«. Es ist zum Beispiel immer dann aktiv, wenn wir tagträumen, die Gedanken schweifen lassen und unsere Aufmerksamkeit nach innen richten, statt unsere Umgebung wahrzunehmen. Es ist übrigens auch für die Stimme im Kopf zuständig, die, während Sie sich auf eine Aufgabe konzentrieren, verschwindet, sich aber dann meldet, wenn Sie sich gerade ins Bett legen wollen: »Schlafen? Jetzt? Mutig. Ich hätte ja gedacht, du willst den Workshop morgen vorbereiten. Na ja, musst du wissen. Hey, hörst du das Plätschern auch? Ist das der Wasserhahn?

Ich mein ja nur. Nicht, dass du jetzt ins Bett machst, so wie dein Mitschüler auf der Klassenfahrt in der Mittelstufe. Mann, war das lustig, also außer für ihn. Wie hieß der noch gleich?«

Zum Ruhezustandsnetzwerk gehören zum Beispiel der Hippocampus und der Präfrontalkortex. Aber sind nicht genau diese Regionen auch bei Gedächtnisaufgaben aktiv? In der Tat. Wenn die Gedanken umherwandern, erinnern wir uns immer wieder an Dinge aus unserem Leben, denken über uns selbst nach sowie über die Absichten anderer Menschen. Gerade bei diesen Prozessen wird das Gedächtnis benutzt. So gesehen macht es Sinn, dass diese Gehirnregionen hier aktiv werden.

Umgekehrt gilt aber auch, dass die starke Konnektivität in diesem Netzwerk nicht nur einem Ruhezustand dient, um schnelle Bereitschaft für Aufgaben zu ermöglichen, sondern auch der Weiterbildung des Gedächtnisses. Wenn sich die Kollegen nach der Mittagspause noch in der Kaffeeecke zu Klatsch und Tratsch treffen, spielt nicht nur das Bedürfnis nach Entspannung eine Rolle, sondern nebenbei werden so auch die neuesten Informationen effektiv verteilt und neue Ideen generiert – weshalb kaum ein Chef etwas dagegen haben sollte.

Bei verschiedenen geistigen Erkrankungen wie Depressionen, ADHS und Alzheimer sind die Ruhenetzwerke gestört. Bei Depressionen etwa wird die Konnektivität sogar größer, was aber nur zu mehr Grübeln und Selbstfokussierung führt. Ähnliches würde auch geschehen, wenn in der Kollegenklatschrunde einer erzählte, er habe gehört, dass ein wichtiger Kunde nicht zahle und die Firma bald Leute entlassen müsse. Dann würden sich alle Mitarbeiter, statt zu arbeiten, den ganzen Tag in der Kaffeeecke verrückt machen, bis die Firma wirklich ein Problem hätte.

Bei ADHS oder Alzheimer geht die Konnektivität in diesen Netzwerken dagegen zurück, was zu den jeweils mit der Krankheit verbundenen Gedächtnisproblemen beitragen dürfte. Auch beim Nachdenken über die Zukunft ist das Ruhezustandsnetzwerk aktiv. Zum Tagträumen gehört auch, sich Szenarien auszumalen, wie etwas in der Zukunft sein könnte. Die Gehirnaktivität beim Abruf von Erinnerungen und beim Aufstellen möglicher Szenarien für die Zukunft ist sehr ähnlich, was uns zeigt, dass in beiden Fällen im Gehirn die Modelle konstruiert werden.

Die Verbindungen im Gehirn können nicht nur funktionell untersucht werden, sondern auch strukturell. Dann wird untersucht, wo in der weißen Materie tatsächlich besonders viele Nervenbündel verlaufen. Inzwischen sind solche Untersuchungen auch mithilfe der MRT möglich. Dabei wird ausgenutzt, dass auch in den Nervenbahnen selbst Wassermoleküle eingebunden sind. Diese haben Bewegungsenergie und bewegen sich ständig. Sie führen sogenannte Diffusionsbewegungen aus. Nichts anderes beobachten Sie, wenn Sie einen Teebeutel ins Wasser setzen. Der Tee zieht ins Wasser und verteilt sich eigenständig im ganzen Glas. Umrühren macht es schneller, aber es passiert auch von allein. Bei Gasen geschieht das Gleiche. So breitet sich der Geruch der Duftkerze auch im geschlossenen Raum überall aus. Oder der Geruch anderer Gase. Sie verstehen, was ich meine.

Nun sind die Bewegungen der einzelnen Teile zufällig. Im Gehirn allerdings können sich die Wassermoleküle nicht ganz frei bewegen, viele Grenzen sind im Weg. Unter anderem können sich die Moleküle auch entlang von Nervenbahnen deutlich besser bewegen als entgegengesetzt dazu, wenn die Zellwände stören. Das ist wie bei einem Konzert mit sehr vielen Zuschauern. Wer Richtung Toilette oder Getränkestand will, geht mit der Schlange die Gasse entlang. Das geht noch einigermaßen, wenn auch langsam, voran. Aber wenn Sie nach links oder rechts ausscheren und Ihre Freunde wiederfinden wollen, sind etliche Kollisionen nötig, bevor Sie ankommen. Da im Gehirn die Wassermoleküle auf den Magneten reagieren, können sie betrachtet und verfolgt werden. Dabei kann angenommen werden, dass Nervenfasern in die Richtung verlaufen, in der die Wasserbewegung größer ist. Auch wer aus einem Helikopter auf das Konzert-gedränge schaut, würde bei jedem einzelnen Kopf selbst schein-bar zufällige Bewegungen nach vorne, hinten, links oder rechts ausmachen, anhand der etwas schnelleren Verlaufsrichtung in eine Richtung aber auch erkennen können, wo ungefähr der Weg Richtung Toilette verläuft.

Mit dieser MRT-Methode konnte Michael Greicius 2009 also zeigen, dass die gefundene funktionelle Konnektivität im Ruhe-zustandsnetzwerk auch in den Nervenbahnen selbst zu sehen ist. Damit ist also auch eine strukturelle Konnektivität gegeben. Es sind echte Nervenbahnennetze, die diese entfernt liegenden Gehirnregionen verbinden und so das Gedächtnis über das gan-ze Gehirn verteilen. Sie moderieren ebenfalls die schwankende Gehirnaktivität im Ruhezustand – wie der Moderator einer Dis-kussionsrunde, der entscheidet, wann in Gruppenübungen lokal diskutiert wird und wann einer alleine das Wort erhält und seine Meinung damit im Raum verteilt.

Die besondere Bedeutung der Konnektivität, also der Verbin-dungen im Gehirn, ist im Laufe der Zeit immer klarer geworden, sodass hier auch ein bedeutender Forschungsschwerpunkt liegt. Seit 2010 gibt es ein großes Forschungsprojekt namens »Human Connectome Project«. Ähnlich wie zuvor beim »Human Genome Project«, bei dem Forscher an zahlreichen Einrichtungen zusam-menarbeiten, um die DNA des Menschen vollständig zu erfas-sen, besteht hier das Ziel, in Zusammenarbeit vieler Zentren alle Verbindungen im menschlichen Gehirn aufzuzeichnen. Dafür werden die Gehirne von 1200 Menschen gescannt und die Daten anschließend für die weitere Forschung öffentlich gemacht. In-zwischen gibt es zunehmend Veröffentlichungen, welche bereits die ersten dieser Daten verwenden und hoffentlich in den nächs-ten Jahren weitere Erkenntnisse bringen werden, die uns erlau-ben, die Verbindungen besser zu verstehen und zugleich bei Pati-enten Unterschiede zur gesunden Verschaltung zu finden.

Neuronale Netze

Computer, die wie Menschen lernen? Bisher haben wir das Gehirn mit einer Festplatte verglichen. Es gibt aber auch Forscher, die genau andersherum vorgehen und versuchen wollen, dem Computer das natürliche Lernen beizubringen. Sie sprechen von neuronalen Netzen. Diese basieren aber nicht auf biologischen Zellen. Es geht hier nicht darum, wie im Science-Fiction-Film »Matrix« (1999) Gehirne oder auch nur Gehirnzellen an Computer anzuschließen. Stattdessen werden diese im Computer simuliert. Das dient zweierlei Zwecken: einerseits dem Ziel, Computer noch besser zu machen, andererseits dem Ziel, mehr über das Gehirn zu lernen. Im Human Brain Project etwa soll eine Milliarde Euro Forschungsgeld der EU an über 100 Orten eingesetzt werden, um möglichst große Teile des Gehirns zu simulieren. Dies ist eins der größten Forschungsprojekte überhaupt. Bei Projekten dieser Größenordnung gibt es immer auch Kritik. In diesem Fall etwa, dass die Forschung zu sehr auf den Ideen einzelner Forscher basiere und zu wenig echte Hirnforschung betrieben werde, um die Computermodelle zu unterstützen. Es wird noch einige Jahre dauern, bis wir wissen, wie weit diese Richtung vordringen kann und was wir davon lernen. In der bisher letzten Entwicklungsstufe konnte Ende 2015 ein kleiner Bereich von 31 000 Nervenzellen im Kortex eines Rattengehirns simuliert werden. Dieses künstliche Teilgehirn verhält sich in Experimenten so, wie es auch ein Ausschnitt aus dem echten Gehirn einer Ratte täte. Woraus wir aber, für sich genommen, noch nichts lernen, wie andere Forscher kritisieren. Ob uns das Projekt langfristig nur zu einem besonders realistischen Tamagotchi (das waren diese digitalen Haustiere, die einige Jahre lang sehr beliebt waren) oder doch zu neuen Erkenntnissen über Gehirne führen wird, werden wir in einigen Jahren sehen.

Derweil gibt es Erkenntnisse gänzlich anderer Art aus der Anwendung neuronaler Netze. Kennen Sie das Brettspiel Go? Es hat in Asien einen hohen Stellenwert und es gibt sogar zahlreiche Profispieler. Bei uns ging es Anfang 2016 durch die Medien, als entgegen der Erwartung aller Experten ein Computerprogramm der Abteilung für künstliche Intelligenz von Google den amtierenden Weltmeister mit 4:1 schlagen konnte. 1997 hatte der Computer Deep Blue den Schachweltmeister Gary Kasparow besiegt und damit ein gigantisches Medienecho ausgelöst. Schach jedoch ist noch verhältnismäßig einfach, sodass das Programm immer zahlreiche Züge vorausberechnen und vergleichen konnte. Go ist komplexer, und so dachten viele Experten, dass es noch mindestens bis 2025 oder gar noch länger dauern würde, bis die Rechenleistungen von Computern so weit gestiegen sein würden, dass ein Rechner siegen könne. Doch es gelang Googles »AlphaGo« schon 2016. Nicht mit größerer Rechenkraft, sondern mit neuronalen Netzen.

Go-Experten waren dabei über einzelne Züge besonders überrascht. Sie entsprachen nicht dem, was Go-Experten für die besten Züge hielten. Live kommentierten einige von ihnen, jetzt habe der Rechner einen Fehler gemacht, um dann genau diese Züge später als siegrelevant einzuschätzen. Wir kennen das von Fußballkommentatoren: »Foul! Foul! Das muss Elfmeter geben! Wieso pfeift der denn nicht? Hier die Zeitlupe! Klar den Ball gespielt! Das ist ja peinlich, wie der Spieler einen Elftmeter fordert, so ein Schwalbenkönig.«

Dazu komme, dass AlphaGo ansonsten spiele wie ein Mensch, nicht wie bekannte Go-Programme. Aber genauso hatte es der Computer ja auch gelernt: Anhand von neuronalen Netzen mit etlichen Verknüpfungsebenen studierte er zunächst eine riesige Datenbank mit Profipartien. Anschließend spielte er Tag und Nacht gegen sich selbst. Machen Sie das mal als Mensch. Dann werden Sie selbst von anderen Go-Spielern als Sonderling ausgelacht.

Benutzt wurden dabei zwei parallele neuronale Netze. Ein Regelnetzwerk lernt die Spielregeln und ermittelt aus bereits existierenden Partien mögliche Züge. Die Eingabe ist hier das Spielbrett. Die Ausgabe für jeden nach den Regeln möglichen Zug ein Wahrscheinlichkeitswert, wie menschliche Spieler spielen würden. In Tests zeigte sich, dass der Computer zu 57 Prozent richtig geraten hat. Das klingt nicht hoch, ist bei jeweils 200 möglichen Zügen aber doch sehr beachtlich und zeigt, dass selbst Profis vorhersehbarer spielen, als sie vielleicht selbst dachten.

Ein zweites Netzwerk bewertet diese möglichen Züge und hat als Ausgabe einfach nur eine Zahl: die geschätzte Siegwahrscheinlichkeit. Diese Netzwerke spielten danach immer wieder gegen sich selbst, um weitere Partien zu generieren und noch besser zu werden. Dabei wird eine Zufallskomponente eingebaut: Statt immer den wahrscheinlichsten menschlichen Zug zu machen, wird auch mal variiert. Meist wird das dumm sein und diese Variante dann auch verlieren, doch kann es über die Millionen Spiele, die das Programm gegen sich selbst austrägt, auch Züge und Taktiken entdecken, die von Menschen noch nicht benutzt wurden. Im eigentlichen Wettkampfspiel werden dann beide Netzwerke mit einer Suchstrategie benutzt, bei der schließlich doch noch menschliches Fachwissen eingeflossen ist, um weniger Varianten durchzugehen und Entscheidungen jeweils im nötigen Spieltempo zu treffen.

Das Lernen in den Netzwerken funktioniert dabei so, dass Neuronen auf verschiedenen Ebenen existieren. Sie erhalten jeweils Eingabewerte von einer Anzahl Neuronen auf der vorigen

Ebene. Am Anfang wissen sie nicht, was diese Werte bedeuten. Darum ist das Trainieren der Netze nötig. In den Trainingssets gibt es immer ein Ergebnis. Bei einem Spiel also gewonnen oder verloren. Jedes Eingabesignal wird dabei gewichtet, und die Gewichtung wird in den zahllosen Durchläufen geändert und optimiert. Wie genau neuronale Netzwerke beim Go-Spiel funktionieren, ist bei 13 Ebenen und vielen Varianten kaum noch nachzuvollziehen. Selbst in einem kleinen Beispiel ist es schwierig. Versuchen wir es trotzdem:

Ein neuronales Netzwerk soll lernen, ob ein Auto die Ampel passieren darf oder nicht. Es hat drei Eingaben: rot, gelb und grün. Jedes Eingabesignal ist entweder 1 (leuchtet) oder 0 (leuchtet nicht).

Auf der nächsten Ebene sitzen zwei Neuronen, die jeweils von allen drei Lichtern eine Eingabe bekommen. Sie selbst geben nur dann ein Signal weiter, wenn die Summe der Eingänge mindestens 1 ergibt. Das obere stehe dabei für »Fahren verboten«, das untere für »Fahren erlaubt«. Wichtig ist: Theoretisch können die Neuronen beide Ausgänge melden. Das Netzwerk weiß ja nicht, was richtig ist oder nicht.

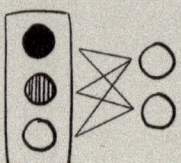

Am Anfang sind alle Eingänge gleich gewichtet. Das Netzwerk gibt immer Fahren und Stoppen aus, egal was leuchtet. Nun erhält es beim Lernen aber Feedback.

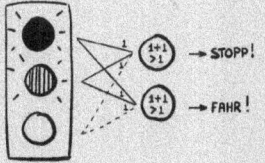

Beim ersten Versuch werden beide Ausgänge ihr Signal melden. Feedback: Das hat noch nicht geklappt. Für den nächsten Versuch werden die Gewichtungen angepasst. Das obere Neuron lag richtig? Hier wird nicht geändert. Das untere Neuron war falsch. Hier wird die Gewichtung angepasst. Anfangs zufällig.

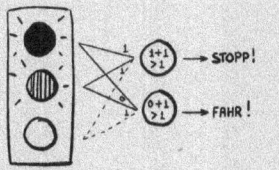

Wird es jetzt besser? Obere Gewichtung bleibt unverändert, die untere wurde angepasst. Ergebnis bleibt aber noch falsch.

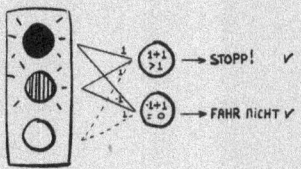

Das obere Signal war bereits richtig und bleibt unverändert. Unten findet der nächste Versuch statt. Jetzt passt es!
Das geänderte Gewicht wird übernommen. Weitere Schulung mit anderen möglichen (nur rot, nur gelb, nur grün) Ampelschaltungen folgt.

Bei der Ampel würde das obere Neuron auf der zweiten Ebene schnell lernen, dass es nur das Signal Rot braucht. Ist das Signal da, gibt es selbst sein Signal weiter. Leuchtet es rot, ist es egal, ob Gelb leuchtet oder nicht, Fahren ist in jedem Fall verboten. Also behält der Eingang Rot die Wichtigkeit 1, die anderen beiden Eingänge die Wichtigkeit 0. Das untere Neuron wird lernen, dass Grün alleine reicht. Leuchtet Grün, darf gefahren werden.

Also hat dieser Eingang eine 1. Zusätzlich wird der Eingang Gelb gebraucht. Wenn nur Gelb leuchtet, darf das Auto auch noch fahren. Der Eingang Gelb hat also auch den Wert 1. Wenn aber Gelb und Rot zusammen leuchten, darf nicht gefahren werden. Der Eingang Rot bekommt den Wert - 1. Im Neuron würde gerechnet gelb = 1, rot = - 1. Eins minus eins ist aber null, also kein Signal. So ergibt sich dann nach einigen Lernvorgängen die richtige Ausgabe.

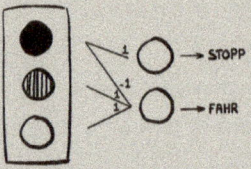

Dies ist dann die finale Konfiguration. Das Netzwerk hat aus korrekten und Fehlversuchen die richtige Verschaltung gelernt und kann nun richtige Antworten liefern.

Beim Go-Programm gibt es dann eben nicht nur eine Eingabe, sondern für jedes Feld auf dem Platz eine. Es gibt danach nicht eine Ebene mit zwei Neuronen, sondern viele Ebenen mit Hunderten Neuronen. Nach etlichen Millionen Durchläufen ist trotzdem ein entsprechend gewichtetes Netz gegeben, das aus seiner Erfahrung gelernt hat, Go zu spielen. Die gleiche Forschergruppe hat mit dem gleichen Programm auch völlig unterschiedliche Spiele gelernt. Selbst Computerspiele aus den 1980er-Jahren. Hier war der Input jeweils nur, ob ein Pixel auf dem Bildschirm leuchtet oder nicht, und der Output die verschiedenen Möglichkeiten, das Spiel zu bedienen, etwa den Joystick zu bewegen. Das Netzwerk hatte keinerlei weitere Informationen, etwa über die Spielregeln, und konnte trotzdem schnell lernen, zahlreiche Spiele dieser Art zu gewinnen. Beim Videospiel Pacman allerdings nicht. Die zufällige Bewegung der Geister kann es noch nicht erlernen. Wer hätte das gedacht, dass nach dem Scheitern von Schach und Go ausgerechnet Pacman die Ehre der Menschheit hochhalten muss?!

All das ist natürlich sowieso erst der Anfang. Google hat die Firma, welche diese Technik ursprünglich entwickelt hat, nicht für 400 Millionen gekauft, um Go-Meister zu schlagen. Es geht darum, die Techniken weiterzuentwickeln. Sie sollen helfen, dass selbst fahrende Autos menschliche Entscheidungen treffen. Sie helfen diesen Autos schon jetzt, aus Kamerabildern Gegenstände zu erkennen, etwa Verkehrsschilder. Sie sollen helfen, Probleme der Medizin zu lösen, etwa aus Blutbildern, Gehirnscans oder der DNA schneller als menschliche Ärzte zu erkennen, welche ungewöhnlichen Werte beunruhigend sind und welche nicht. Der Input wird bei solchen Problemen deutlich komplexer als beim Go-Spiel, wo es nach wie vor ein fest definiertes Spielfeld gibt. Zugleich ist das Trainieren schwieriger, da die »richtige« Antwort oft gar nicht bekannt ist. Aber nicht nur die Technik der neuronalen Netzwerke wird immer besser, sondern auch das Sammeln von Daten selbst. Wenn von Millionen Menschen die DNA in Datenbanken gespeichert ist und später ergänzt wird, ob und welche Krankheiten die Menschen bekamen, kann damit trainiert werden. Und wenn der Rechner dann bestimmte Teile der DNA als verdächtig meldet, können Ärzte versuchen, daraus zu lernen, warum das der Fall ist.

So wie jetzt erst mal die Go-Spieler die Züge von AlphaGo analysieren und damit erwarten, dass auch das menschliche Spielniveau dank des Google-Projekts noch einmal massiv anziehen wird. Ob AlphaGo Lust auf einen Rückkampf hat, wird man sehen. Vermutlich übt er doch längst Pacman.

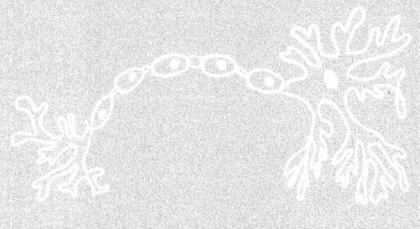

Eine Nacht drüber schlafen

Gedächtniskonsolidierung

Eine Frage, die ich oft höre: Kann man im Schlaf lernen? Als Schüler hat man vielleicht mal das Buch unters Kopfkissen gelegt. Aber außer Kopfschmerzen bringt das auch nichts. Tatsächlich schläft unser Gehirn nicht. Wenn wir schlafen, sind wir ohne Bewusstsein, aber unser Gehirn arbeitet weiter und räumt zum Beispiel das Gedächtnis auf. Wie genau, das wissen wir noch nicht, aber ein wichtiger Teil ist, dass im Hippocampus wieder Platz geschaffen wird. Den Tag über arbeitet der Hippocampus wie beschrieben hart daran, neue Erinnerungen aufzunehmen. Im Vergleich zum Restgehirn ist er aber nur eine kleine Gehirnregion. Nachts wird dort wieder Platz geschaffen, wenn Erinnerungen aus dem Hippocampus ins Langzeitgedächtnis verschoben werden. Oder aussortiert, denn natürlich wird bei Weitem nicht jede Erinnerung dauerhaft behalten. Blöd nur, dass wir dabei schlafen und gar nicht selbst mitentscheiden können, was wegkommt und was behalten wird.

Beeinflussen können wir es dann aber doch. Alles, was besonders wichtig war, hat mehrere Spuren hinterlassen und bleibt eher haften. Aber auch was mehrfach im Tagesverlauf relevant war. Wer etwa morgens Vokabeln gelernt hat, sollte diese abends noch einmal wiederholen, bevor er schlafen geht! Auch was als Letztes vor dem Schlafen ins Gedächtnis gekommen ist, ist besonders frisch und wird daher eher konsolidiert. Es liegt an uns selbst, ob das nun spannende Dinge sind, die wir im Tagesverlauf erlebt oder gelernt haben, oder die 7241. Leiche in der Krimiserie CSI. Oder Dieter Bohlen.

Dass wir im Schlaf Gelegenheit haben, unser Gedächtnis aufzuräumen, liegt natürlich am geringen Input. Der Türsteher im Thalamus schließt ab, und die meisten Sinneseindrücke werden nicht mehr verarbeitet. Erst wenn eine gewisse Grenze überschritten wird, wachen wir auf, um reagieren zu können. In den letzten Jahren konnte aber gezeigt werden, dass die Tür wohl doch noch einen Luftschacht hat. So ist schon länger bekannt, dass das Gehirn auch im Schlaf anders reagiert, wenn es den eigenen Namen hört. Flüstert jemand an Ihrem Bett »Andreeeeaa«, dann werden Sie eher nicht aufwachen. Außer Sie heißen Andrea, oder vielleicht noch Andreas. Wenn Sie Ihren Partner nachts behutsam wecken wollen, wäre sein Name daher die beste Wahl. Höchstens wenn »Schatziii« schon seeeehr lange Ihr Schatzi ist, wird das Gehirn auch diesen Kosenamen als Namen verarbeiten.

Dass auch weitere Töne durchdringen und sogar das Gedächtnis beeinflussen, ist in sogenannten Cueing-Studien herausgefunden worden. Die funktionieren so: Beim Lernen, beispielsweise von Vokabeln, wird jeder Vokabel ein Geräusch zugeordnet, das bei jeder Wiederholung dabei ist. Im Schlaf wird dann die ganze Zeit ein Rauschen abgespielt, um uns auch gegen leise, plötzliche Geräusche unempfindlicher zu machen. In dieses Rauschen wird dann das Lerngeräusch hineingespielt. Am Morgen wissen die Teilnehmer nicht, dass sie solche Geräusche gehört haben. Die damit verbundenen Vokabeln sitzen aber trotzdem besser! Zur Lernhilfe taugt das Ganze bisher aber noch nicht. Damit dieser Effekt auftritt, muss die Erinnerung eher schwach gewesen sein. Eine gut gelernte Vokabel wird sowieso konsolidiert, eine zu schwach gelernte ist trotzdem weg. Außerdem scheint dieser Effekt nur zu verschieben, was besser wird. Einfach »alles« besser zu wissen funktioniert bisher nicht.

Allerdings helfen uns die Beobachtungen, schon jetzt besser zu begreifen, wie die Konsolidierung funktioniert. Ein wichtiger Bestand ist das Wiederabspielen von Erinnerungen. Bei Mäusen konnte schon vor einiger Zeit gezeigt werden, dass die Ortszellen im Schlaf danach in der gleichen Abfolge feuern wie zuvor im

Wachen, als das Tier einen Weg durch ein Labyrinth gelernt hat. Diese Wiederholung der »Feuerfolge« kann vorwärts oder rückwärts passieren und ist deutlich schneller als beim Lernen selbst. Solche Wiederholungen lassen sich im Tiefschlaf ebenso finden wie im Traumschlaf. Die Rolle dabei dürfte aber eine andere sein.

Beim Menschen werden verschiedene Schlafstadien anhand der Frequenz der Hirnaktivität unterschieden. Das geht mit der Methode EEG. Hierbei werden Elektroden von außen auf den Schädel geklebt, um elektrische Wellen zu messen, die durch die Gehirnaktivität erzeugt werden. Der jeweilige elektrische Impuls einer einzelnen Nervenzelle wäre viel zu gering, um ihn von außen wahrzunehmen, aber da große Netze von Nervenzellen synchron aktiv sind, addieren sich deren elektrische Impulse zu einem Hirnstrom, der gemessen werden kann. Genauer gesagt, sind es die Spannungsschwankungen an der Schädeldecke. Wenn im Fußballstadion ein einzelner Fan singt, würden wir ihn außerhalb auch nicht hören. Erst dadurch, dass sehr viele zusammen singen oder brüllen, kann man es auch außerhalb hören. Und an Veränderungen von Tempo und Art des Gehörten auch nachvollziehen, ob das Spiel gerade spannend oder langweilig ist, oder wann ein Tor gefallen ist. So ähnlich funktioniert auch das EEG. Für die Schlafbetrachtung ist dabei die Frequenz besonders relevant, also wie oft die Welle sich pro Sekunde wiederholt.

Mit der Methode EEG werden elektrische Wellen gemessen, die durch die Gehirnaktivität erzeugt werden. Im Wachen, während wir denken oder Aufgaben erledigen, sind diese Wellen sehr schnell, mit einer Frequenz von mehr als zehn Hertz, also zehn Wellen pro Sekunde. Im ruhigen und entspannten Zustand werden sie langsamer, es sind dann nur noch fünf bis acht pro Sekunde. Im Schlaf werden sie noch langsamer und sinken im Tiefschlaf bis auf unter eine Welle pro Sekunde. Die Ausnahme hiervon ist der REM-Schlaf. Das ist die Phase, in der wir am meisten träumen. Sie heißt so, weil unsere Augen sich, während wir träumen, schnell bewegen – englisch »Rapid Eye Movement«, REM. Währenddessen wird auch die Gehirnaktivität wieder deutlich schneller.

Im Traum ist uns die Gedächtnisleistung bewusst. Viele Träume beinhalten Elemente aus verschiedenen Erinnerungen. Mit Botschaften des Unterbewussten hat es eher nichts zu tun. Wenn Sie heute mit dem Zug fahren, ist es wahrscheinlicher, dass Sie anschließend von Zügen träumen. So gesehen haben Träume natürlich einen Bezug zur Persönlichkeit und zum Erleben. Für eine davon losgelöste Bedeutung gibt es keinerlei Belege. Allein schon die Vielfalt und Unterschiedlichkeit der angeblichen Bedeutungen macht dies deutlich. Eine kurze Google-Suche nach »Traumsymbol« und »Zug« fördert zum Beispiel von Eile (der Zug ist schnell) über Bodenständigkeit (der Zug bleibt am Boden) bis zur Kontaktfreudigkeit (im Zug sitzen viele Menschen) eine Interpretationsvielfalt zutage, die selbst das neujährliche Bleigießen übertrifft. Dass dagegen die Zusammenführung und Verbindung von Elementen aus unterschiedlichen Erlebnissen und Zeitpunkten eine Funktion für das Gedächtnis hat, ist durchaus denkbar, aber bislang nicht belegbar. Trotzdem lag diese Vermutung nahe, und so gab es auch in der Psychologie lange die Vermutung, der Traumschlaf könnte für die Gedächtniskonsolidierung die größte Bedeutung haben.

Heute wird in dieser Hinsicht dem Tiefschlaf eine größere Rolle zuerkannt, zumindest wenn es um das explizite Gedächtnis geht. Auch in dieser Phase kommen zwar gelegentlich Träume vor, aber andere Beobachtungen sind interessanter. Zunächst konnte in verschiedenen Studien gezeigt werden, dass für das deklarative Gedächtnis der Traumschlaf nicht besonders wichtig sein kann, da schon in einem kurzen Schlaf ohne Traumschlafphase eine solche Konsolidierung stattfindet. Auch in den Signalen, die uns das Gehirn sendet, gibt es Auffälligkeiten. So finden sich in den sehr langsamen Wellen des Tiefschlafs immer wieder kurze, schnelle Wellen, wegen ihres Aussehens im EEG »Spindeln« genannt, die im Thalamus und in der Großhirnrinde entstehen.

Im innen liegenden Hippocampus kann man dagegen sogenannte Sharp Wave Ripples (auf Deutsch etwa: »schnelle Oszillationsschwankungen«) erkennen, noch schnellere Wellen mit einer Dauer von nur rund 100 Millisekunden. Auch hier weiß man schon länger, dass sie mit der Gedächtniskonsolidierung zu tun haben, da selbige nicht mehr funktioniert, wenn man diese Frequenzen unterdrückt. Inzwischen konnte auch gezeigt werden, dass diese Feldschwankungen mit der Wiederholung der Aktivierung einhergehen. Wie genau diese unterschiedlichen Dinge zusammenhängen, ist noch nicht klar. Eine gängige Theorie lautet, dass die Feldschwankungen im Hippocampus ein Signal in die Großhirnrinde senden, was dort zu konsolidieren sei. Solche Signale beeinflussen dort die langsamen Schwingungen und führen zur Wiederholung von frischen Erinnerungen, also zum Feuern der daran beteiligten Nervenzellen. Durch diese Wiederholung werden die Synapsen zwischen den Nervenzellen ausgebaut, was zur Langzeitspeicherung führt. Die Spindeln sind Signale, die zur Synchronisation der Aktivierungen im Gehirn führen und im Hippocampus die Sharp Wave Ripples verschachteln. Dabei werden sie selbst wiederum von den langsamen Schwingungen moduliert.

Das klang jetzt etwas kompliziert, und das ist es ja auch. Wenn die Schlafforscher irgendwann genauer verstehen, was hier abläuft, wird bestimmt auch die Erklärung verständlicher. Ein ganz grober Vergleich wäre, dass im hektischen Zwischenlager für neue Erinnerungen des Tages (Hippocampus) eine Erinnerung »vom Regal genommen wird« und dann ein Bote im Endlager (Großhirnrinde) anruft, wo alles etwas gemächlicher abläuft, man solle dort jetzt mal Platz dafür schaffen. Trifft die Lieferung dann ein, herrscht für kurze Zeit etwas mehr Betrieb, solange diese Lieferung noch einmal genau angeschaut und dann einsortiert wird. In dieser Zeit ist dort niemand aufnahmefähig, sodass erst der Rückanruf folgen muss, man sei jetzt wieder betriebsbereit.

Der angenommene Sinn dieses ganzen Signalkreislaufs besteht darin, sinnvolle Erinnerungen zu speichern, also nützliche Synapsen zu festigen und nicht so nützliche wieder loszuwerden. Auch Letzteres ist ein wichtiger Schritt, denn alle Synapsen zu erhalten wäre für das Gehirn enorm aufwendig und energiebedürftig. Dass Energie aber teuer ist, weiß jeder von seiner Heizkostenabrechnung. Zudem ginge auch irgendwann der Platz aus. Daher lohnt es sich, effizient mit Synapsen umzugehen. Nach der Theorie der synaptischen Homöostase hat der Schlaf unter anderem auch die Funktion, die Anzahl und Stärke der Synapsen zu reduzieren. Im Tagesverlauf lernen wir die ganze Zeit dazu. Es entstehen neue Verbindungen. Einige sind stärker, weil sie wiederholt vorkamen oder besser vernetzt sind. Andere sind schwach, weil sie zufällig entstanden oder ohne große Bedeutung waren. Im Schlaf wird dem Modell nach nun undifferenziert die Stärke der neuen Synapsen reduziert. Die schwachen verschwinden dadurch, die starken aber bleiben.

Dass es ganz so pauschal nicht läuft, zeigen die oben genannten Beobachtungen über den Austausch zwischen den Hirnregionen. Das vom Hippocampus über den Signalkreislauf in die Großhirnrinde transportierte Wissen wird ja eher noch verstärkt. Eine Annahme lautet, dass dieser Transfer im Tiefschlaf stattfindet, welcher nachts, vor allem in der ersten Nachthälfte auftritt. Zugleich wird der Hippocampus geleert, und am nächsten Tag starten wir munter und frisch mit voller Aufnahmekapazität in den nächsten Tag. Der Hippocampus ist da wie der Teenager im Haus: Wäsche in den Wäschekorb, Geschirr in die Küche, Schulsachen in die Schublade stopfen und dann sagen: »Was wollt ihr denn? Mein Zimmer ist doch aufgeräumt!«

Im Traumschlaf, der am häufigsten in der zweiten Nachthälfte und ganz besonders in den letzten Stunden vor dem Aufwachen auftritt, könnte dann das Aufräumen passieren. Zugleich ist der Traumschlaf für andere Gedächtnisarten wichtig. Etwa für die Konsolidierung des prozeduralen Gedächtnisses, aber auch wenn Emotionen eine große Rolle spielen. Beides sind Lernvorgänge, an denen der Hippocampus nicht sonderlich stark beteiligt ist. Hinzu kommt noch, dass im Schlaf neben all den kognitiven Prozessen auch Hormone und andere Stoffe im Körper enorm fluktuieren. Auch deren Spiegel und Zyklen sind für ein gesundes Gehirn sehr wichtig. Wer frisch verliebt die ganze Nacht wach liegt und am nächsten Tag nichts auf die Reihe kriegt, hat dann noch so viele Liebeshormone im Blut, dass er denkt, es liege an der Liebe. Dabei ist es vielleicht doch nur der Schlafmangel.

Gut schlafen für das Gedächtnis

Was können wir also im Schlaf tun, um unser Gedächtnis zu stärken? Sich beim nachmittäglichen Vokabellernen neben die Flasche mit dem Raumduft zu setzen und diese dann nachts ins Schlafzimmer zu stellen könnte einen geringen Effekt haben. Aber dieser Effekt ist dann recht allgemein und nicht sehr stark. Vielleicht lassen sich auch Geräte erfinden, die Geräusche mit den Vokabeln verbinden und uns damit im Schlaf lernen lassen. Bisher ist aber auch das nur experimentell angedacht und die Gefahr viel größer, dass diese Geräusche den Schlaf stören. Das wäre dann verheerend. Denn den Schlaf zu stören ist nie gut. Das gilt auch für Alkohol. Alkohol am Abend stört den Schlaf und damit auch die Gedächtniskonsolidierung. Häufiger Schlafmangel verändert die Schlafphasen, aber alle haben auch beim Lernen ihre eigene Rolle. Einige Schlafmittel verstärken einzelne Schlafphasen, verhindern jedoch andere oder beeinflussen den gesunden Ablauf der Prozesse im Schlaf. Der beste Tipp ist daher so einfach wie simpel: genug und gut schlafen.

Wie viel das für jeden selbst bedeutet, ist nicht klar. Das persönliche Schlafbedürfnis schwankt bei Erwachsenen zwischen fünf und neun Stunden. Auch der Zeitraum spielt eine Rolle. Es gibt unterschiedliche »Chronotypen«: Manche Menschen sind der frühe Typ (»Lerche«). Sie gehen vielleicht am liebsten schon um 21 Uhr ins Bett und stehen um 5 Uhr auf. Jemand vom Typ »Eule« bevorzugt dagegen vielleicht den Schlaf von 1 Uhr bis 9 Uhr. Würde der Eulen-Typ auch um 21 Uhr ins Bett gehen, würde er zwar die gleiche Zeit im Bett verbringen, aber sein Schlaf wäre viel weniger effektiv. Beobachten Sie sich am besten selbst: Wann gehen Sie an entspannten Urlaubstagen ins Bett, wenn Sie gänzlich frei entscheiden können? Das ist meist ein gutes Indiz. Auch wer am Wochenende ständig Schlaf nachholen muss, um sich fit zu fühlen, hat unter der Woche zu wenig geschlafen.

Der eigene Rhythmus verschiebt sich auch im Laufe des Lebens. Kinder und Senioren sind früher dran. Gerade Teenager aber sind morgens um 7.30 Uhr noch mitten in der Wunsch-Schlafzeit. Dass Politik und manche Lehrer hier einfach mal Disziplin verlangen, ist dem Lernen enorm abträglich. In der Mittel- und Oberstufe nicht zur ersten, sondern zur dritten Stunde zu beginnen wäre dagegen sehr zu empfehlen. Aber manchem Lokalpolitiker ist der Schulbusfahrplan dann doch wichtiger als der Lernerfolg.

Wer von sich selbst zudem den Eindruck hat, ständig und nicht nur gelegentlich schlecht zu schlafen, sollte das durchaus überprüfen lassen. Dafür ist der Schlaf zu wichtig. Eine Untersuchung im Schlaflabor hilft zu diagnostizieren, ob ein Problem vorliegt. Wenn die Ursache Ihres Schlafproblems dagegen neben Ihnen liegt und sägt, schicken Sie den Partner ins Schlaflabor. Nicht nur aus Egoismus, denn starkes Schnarchen kann auch ein

Indiz für Schlafapnoe (Atemstillstände im Schlaf) sein, was gefährlich werden kann. Und eine ungestörte Nachtruhe ist für Sie selbst natürlich auch nicht schlecht.

Ein Leben lang

Mit dem Alter ändert sich das Schlafverhalten. Der Tiefschlaf wird weniger. Zugleich lässt das Gedächtnis nach und die Anzahl der Hirnzellen geht insgesamt zurück, selbst ohne Erkrankung. Darüber, wie weniger Tiefschlaf, weniger Hirnzellen in der Großhirnrinde und ein schlechteres Gedächtnis zusammenhängen, sagt das jedoch noch nichts aus. Denn Korrelation bedeutet nicht Kausalität, wie wir alle aus dem Matheunterricht wissen sollten: Dass etwas zusammen auftritt, muss noch nicht bedeuten, dass eines das andere bedingt oder auslöst. Im Winter sind mehr Menschen krank und wir sehen mehr Schneemänner. Das heißt aber nicht, dass der Anblick von Schneemännern uns krank macht. Ein solcher Trugschluss klingt bei weniger offensichtlichen Beispielen allerdings oft eingängig, sodass wir schnell darauf hereinfallen. Das kann kurios sein, etwa wenn sich herausstellt, dass die Anzahl von Störchen in Deutschland mit der Anzahl der Geburten korreliert – oder gefährlich, wenn es heißt, Computerspiele führten zu Amokläufen, nur weil bei den meist jungen, männlichen Tätern gewalttätige Spiele gefunden wurden. Es müsste nämlich außerdem geprüft werden, ob nicht bei nahezu allen männlichen Jugendlichen solche Spiele auf dem Rechner sind.[1]

Auch beim Gehirn ist daher nicht immer zu sagen, welche Beobachtungen zufällig zusammenfallen und welche tatsächlich in Zusammenhang stehen. Ohnehin ändert und entwickelt sich unser Gehirn wie auch das Gedächtnis unser ganzes Leben lang.

Vor der Geburt

Wir gehen jetzt nicht zu Bienchen und Blümchen oder Adam und Eva zurück. Wenn sie beim Thema Fortpflanzung und Schwangerschaft noch Nachholbedarf haben, einfach mal googeln. Sie finden dann sicher alle Informationen, die Sie brauchen. Und zahlreiche praktische Anleitungsvideos noch dazu, habe ich mir sagen lassen.

Spannend ist es aber schon zu schauen, ab wann denn das Gehirn als solches funktioniert und lernt. Bereits in der sechsten Schwangerschaftswoche, also etwa drei Wochen nach der Empfängnis, beginnen sich Nervenzellen zu entwickeln. In der vierten bis sechsten Woche nach der Empfängnis bilden sich drei Bläschen aus Nervenzellen, die sich später in Teile des Hirnstamms und des Zwischenhirns entwickeln. In den Folgewochen bilden sich immer weitere Nervenzellen, die an ihren Bestimmungsort wandern. Bereits in der 18. Schwangerschaftswoche ist die Großhirnrinde mit ihrer gefalteten Struktur zu erkennen. Wenn ein Neuron an seinem Ziel angekommen ist, beginnt es auch bereits, sich mit anderen zu vernetzen. So hat das Gehirn in der 30. Schwangerschaftswoche schon die Fähigkeit zu hören und zu schmecken, und kurz darauf kommt das Sehen hinzu.

Schon vor der Geburt gibt es dann auch Traumschlaf und Kurzzeitgedächtnis. Die Stimme der Eltern wurde gelernt, ebenso andere Geräusche. Wer mehrsprachige Eltern hat, kommt bereits mit einem mehrsprachig-veranlagten Gehirn zur Welt. »Genial, da kann der Fötus ja schon mal mit dem Vokabellernen und mit Mathe anfangen!« Was wie ein Scherz klingt, dachten sich schon in den 1980er-Jahren Amerikaner aus, die daraufhin ein Lernsystem für Föten, basierend auf an den Bauch gehaltenen Lautsprechern, entwickelten (»Pregaphone«). Heutzutage finden sich zahlreiche ähnliche Angebote. Aus Hirnforschersicht sehr fragwürdig. Mit über 80 Dezibel ist es im Bauch viel zu laut, um das zu verarbeiten. Viel eher wird der wichtige Schlaf gestört (erforderlich sind zu dieser Zeit noch rund 20 Stunden am Tag). Und so schön und gut Förderung auch sein mag, vor dem kleinen Einmaleins sollte der nächste Einstein doch erst mal Atmen und Verdauen lernen.

Bei der Geburt enthält das Gehirn des Neugeborenen schon die gleiche Anzahl von Nervenzellen wie ein erwachsenes Gehirn. Das junge Hirn hat schon enorm viel gelernt, gleicht also keineswegs einem unbeschriebenen Blatt. Noch sind diese Nervenzellen nicht fertig entwickelt, doch gerade in der Großhirnrinde sind schon alle da. Im Laufe des Lebens entstehen nur in sehr wenigen Gehirnbereichen noch neue Nervenzellen. Die Anzahl an Verbindungen im Gehirn ist beim Baby dagegen noch verhältnismäßig gering. Die Gehirnstrukturen sind noch nicht alle ausgeprägt und das Gehirn hat noch Jahre rasanter Entwicklung vor sich.

Kindheit

Nach der Geburt entwickelt sich die Anzahl der Verbindungen dann enorm. Das Gehirn ist voll auf Wachsen und Lernen eingestellt. Im Alter von zwei Jahren sind im Gehirn bereits genauso viele Synapsen wie beim Erwachsenen vorhanden, im Alter von drei dann doppelt so viele. Ja, Sie haben richtig gelesen. Tatsächlich kommt es zu einem Überschuss an Synapsen, die im Laufe von Kindheit und Jugend wieder abgebaut werden. Das Kleinkindhirn lernt enorm viel und macht sich erst später daran, durch Ordnung und Struktur effizienter und schneller zu werden. Am Anfang ist Aufnehmen angesagt. Dies macht uns auch so enorm flexibel. Das Gehirn eines Steinzeitbabys war schon bei der Geburt durch unterschiedliche Ernährung und Geräusche ein wenig anders als das heutiger Babys, obwohl es genetisch nahezu identisch angelegt ist. Durch die extreme Aufnahme von allem, was von außen auf das neue Leben einprasselt, passt sich das Gehirn danach an die Umgebung an. Würde ein Steinzeit-kleinkind per Zeitreise ins 21. Jahrhundert gelangen, wäre in seinem Gehirn schon so viel anders verschaltet worden, dass es nicht mehr mit den heutigen Altersgenossen mithalten könnte. Umgekehrt würde das heutige iPad-Baby vermutlich dem Säbel-zahntiger direkt ins offene Maul laufen. Mangels zeitreisender Versuchspersonen kann ich das allerdings nicht nachweisen.

Stattdessen können wir uns etwa bei Sprachen kulturelle Un-terschiede anschauen. Jedes Baby der Welt kann jede Sprache der Welt lernen. Tatsächlich sind die Synapsen, die uns eine per-fekte Aussprache im Chinesischen erlauben würden, am Anfang sogar da. Da wir sie aber nicht nutzen, gehen sie im Laufe der Zeit verloren. Deshalb können Kleinkinder auch zwei oder noch mehr Sprachen perfekt lernen, aber spätestens ab dem Schulal-ter sind die Verschaltungen schon auf unsere Muttersprache(n) fixiert und die Sprachlernfähigkeit lässt nach. Es wird erheblich aufwendiger, eine neue Sprache zu lernen, je älter wir werden. Ein Kind chinesischer Eltern, das komplett in einer deutschspra-chigen Familie aufwächst und erst als Erwachsener versucht, die Sprache der Eltern zu lernen, hat daher beim Chinesischlernen genauso Probleme mit der Aussprache wie das Kind deutsch-sprachiger europäischstämmiger Eltern. Das Gehirn hat die Syn-apsen für die deutsche Aussprache behalten, nicht die für die chinesische. Generell gilt, dass in dieser Zeit eine Förderung für die Gehirnentwicklung wichtig ist. Eine anregende Umgebung, Forderung und Förderung sind sehr positiv. Der Umkehrschluss, dass ein Erwachsener keine Fremdsprache mehr lerne oder für jemanden mit schlechter Kindheit die Bildungskarriere schon vor Beginn gelaufen sei, bleibt allerdings falsch. Die Chancen las-sen sich verbessern, aber man muss sie auch nutzen. Selbst eine Muttersprache kann verlernt werden, wenn sie nicht mehr benutzt wird, und wer dank bester Frühförderung anfangs in der Schule keine Probleme hat, verlernt vielleicht gerade dadurch, dass sich anzustrengen und zu arbeiten langfristig ebenso nötig sind.

Bis zum Alter von etwa zwei Jahren ist im Gehirn eine weitere wichtige Entwicklung zu verzeichnen: Die Helferzellen umwickeln die Nervenbahnen mit einer Schicht aus Myelin. Anders als die Schutzhülle bei einem Kabel, die lückenlos abdichtet, bleiben hier jedoch kleine Lücken. Genau das erlaubt es, die Übertragungsgeschwindigkeit erheblich zu steigern. Dieser Vorgang ist auch für eine deutliche Gewichtszunahme des Gehirns in diesem Alter verantwortlich. Was die Leistung angeht, nimmt die Gedächtnisspanne zu. Das Kind kann gewisse Dinge über Tage behalten. Aber erst ab dem Alter von drei bis vier Jahren entsteht ein echtes Langzeitgedächtnis.

Überlegen Sie einmal, was ist Ihre älteste Erinnerung? Bei den meisten Menschen datiert sie etwa aus dem Alter von vier Jahren. Sind Sie sicher, sich an frühere Momente aus Ihrem Leben zu erinnern? Dann betrachten Sie die Szene noch einmal vor Ihrem inneren Auge. Sehen Sie die Szene aus der Ego-Perspektive oder sehen Sie sich selbst im Bild? Ist Letzteres der Fall, sind diese vermeintlich früheren Erinnerungen oft tatsächlich nur Erinnerungen daran, dass die Eltern Ihnen später im Leben davon erzählt haben, oder an Fotos, die Sie gesehen haben. Auch über den Zeitraum bis etwa zum Alter von zehn Jahren haben wir als Erwachsene noch vergleichsweise wenige Erinnerungen.

Mit rund fünf Jahren sind über 90 Prozent der Gehirnentwicklung abgeschlossen. Das Gehirn hat fast Gewicht und Größe eines Erwachsenenhirns erreicht. Frontalhirn und auch die hinteren Teile der Großhirnrinde entwickeln sich noch leicht weiter, was für die sprachlichen Fähigkeiten und das räumliche Denken wichtig ist. In den nächsten Jahren der Kindheit nimmt die Synapsenzahl weiter langsam ab, obwohl natürlich ständig auch neue Synapsen entstehen. Der Abbau übertrifft aber zahlenmäßig die Neubildung. Da zugleich vorhandene Synapsen gefestigt werden und die Myelinbildung weiterläuft, bleibt das Gehirngewicht ziemlich konstant.

Pubertät

Mit Eintritt in die Pubertät ist das Gehirn nahezu fertig entwickelt. Die große Baustelle bleibt jedoch die Entwicklung des Frontalhirns. Sie erinnern sich noch an Phineas Gage? Das Frontalhirn ist jene Gehirnregion, die für Vernunft und Sozialverhalten besonders wichtig ist. Wenn der Körper plötzlich von der Pubertät getroffen wird, der Hormonhaushalt sich massiv verändert, ist das limbische System bereits fertig. Das Frontalhirn ist zwar auch größer geworden, aber der Bau der Verbindungen zum Austausch mit anderen Gehirnregionen noch nicht abgeschlossen. Die Abnabelung von den Eltern beginnt, Entscheidungen werden hinterfragt, aber der eigene Kontrollmechanismus ist noch nicht fertig. Die veränderte Chemie im Körper führt zu einem überaktiven Emotionssystem, dadurch zu schneller Begeisterung ebenso wie zu schneller Frustration. Gedanken kreisen zunehmend im Frontalhirn und damit ausschließlich um die eigene Person. Der eigene Eindruck bei Gleichaltrigen wird besonders wichtig, während die Auswirkungen eigenen Verhaltens auf andere Menschen noch nicht durchdacht werden können. So meldet die innere Kontrollstation im Zweifelsfall ein »Passt schon«, wo sich jeder Erwachsene nur noch an den Kopf greifen würde.

Dass die noch immer hohe Lernfähigkeit des Gehirns bei Fertigstellung der am längsten reifenden Gehirnregionen genau in diese Phase fällt, birgt Gefahren wie eine Anfälligkeit für psychische Störungen oder auch Suchterkrankungen. Das Gehirn lernt schnell, und auch eine Abhängigkeit ist im Grunde eine Lern-handlung. So sind die Auswirkungen von Alkohol und Drogen bei Junioren besonders gefährlich. Die Frage »Warum gibt es denn überhaupt so eine gefährliche Phase?« ist allerdings schwieriger zu beantworten.

Evolutionsgeschichtlich ist das Frontalhirn die neueste Er-rungenschaft der Gehirnentwicklung und braucht daher auch seine Zeit. Zugleich kommen die meisten gut durch die Pubertät und haben hier noch einmal in enormem Tempo gelernt, was für das Erwachsenenleben notwendig ist. Ein bereits fertiges Gehirn während der Pubertät wäre sicher noch viel weniger wünschens-wert, schließlich müssen in dieser Phase viele neue Erfahrungen und die Selbstständigkeit in wenigen Monaten bis Jahren verar-beitet werden. So wie die für Sprachfähigkeit besonders wichti-gen Gehirnareale im Alter von drei bis vier Jahren am stärksten aufnahmefähig sind und daher Kleinkinder besonders gut Spra-chen lernen, ist im Teenageralter die Lernfähigkeit für soziale Interaktion und hohe kognitive Funktion besonders ausgeprägt, und das viele Ausprobieren erlaubt dem Gehirn die zum Lernen nötige Vielfalt an unterschiedlichem Input. Wirklich abgeschlos-sen ist die Frontalhirnentwicklung bei Frauen dann mit Anfang 20, bei Männern noch etwas später. Tja, und dann setzt auch schon der Verfall ein.

Erwachsene

Okay, das klingt jetzt etwas hart. Abgeschlossene Entwicklung ist natürlich etwas anderes als abgeschlossene Veränderung. Das Gehirn bleibt enorm veränderungsfähig und damit lernfähig. Trotzdem stellen wir natürlich an uns fest, dass gewisse Leistun-gen nachlassen. Körperlich ist das auch der Fall. Die meisten Pro-fisportler bringen ihre Spitzenleistung in ihren Zwanzigern. Es gibt immer auch Ausnahmen, aber selbst ohne verletzungsbedingte Probleme finden sich etwa in der Fußballbundesliga sehr wenige Spieler über 34. Zu Beginn der Saison 2015/16 in Deutschland waren es 16 Spieler, darunter acht Torhüter. Andere Sportarten, bei denen Erfahrung und Genauigkeit eine größere Rolle spielen, haben deutlich mehr ältere Sieger, etwa Golf, Darts und Snooker. So gesehen ist die kognitive Spitze ohnehin schon spät dran. Im Schach können Sie mit weit über 40 durchaus noch zur Weltspitze zählen, wie derzeit Viswanathan Anand aus Indien, wenngleich auch er 2013 seinen Spitzenplatz dem damals 22 Jahre jungen Norweger Magnus Carlsen abtreten musste.

Zugleich zeigt der Denksport, dass es bei unterschiedlichen Denkleistungen auch Unterschiede gibt. Mit Computerspielen lassen sich heute Millionen verdienen. Trotzdem hören die meisten Profis mit Anfang 20 auf. Hier mag es an der rasanten Anzahl neuer Spiele liegen oder an der Erkenntnis, dass zehn Stunden und mehr pro Tag am Bildschirm nicht unbedingt sinnvoll sind. Das genaue Gegenteil gilt jedoch beim in Asien höchst populären und von Hunderten Spielern professionell gespielten Brettspiel Go, was uns im Abschnitt über neuronale Netze schon einmal über den Weg lief. Viele der weltbesten Spieler werden hier schon als Teenager Profis, und mit Anfang 30 ist auch hier meist Schluss. Anders als im Schach hilft es nicht immer, mehr Spielpartien auswendig zu kennen. Im Gedächtnissport wurde 2007 Gunther Karsten mit 47 Jahren noch Weltmeister. Der seit Jahren die Weltrangliste dominierende Johannes Mallow steht 2016 auch mit 35 Jahren noch auf Platz eins, musste sich aber in den letzten Jahren immer öfter jungen Konkurrenten Anfang 20 geschlagen geben.

Auch wissenschaftlich wurde die Frage schon häufig untersucht. In einer zusammenfassenden Studie, die 2015 von Hartshorne und Germine publiziert wurde, waren fast 50 000 Menschen in einer Reihe kognitiver Aufgaben getestet worden.

Ergebnis: In Aufgaben zur Verarbeitungsgeschwindigkeit und wenn es darum geht, im Kurzzeitgedächtnis schnell viele gezeigte Dinge zu behalten, liegt die Leistungsspitze schon bei Anfang 20 oder noch davor. Bei anderen Kurzzeitgedächtnisaufgaben, etwa der Zahlenspanne, bei der angesagte Ziffernfolgen verfolgt und dann die letzten davon wiedergegeben werden müssen, liegt die Leistungsspitze ebenso wie bei Langzeitgedächtnisaufgaben bei um die 30 Jahren. Etwa in dem Alter sind wir auch bei visuellen Aufgaben am besten. Klassische IQ-Testaufgaben nutzen häufig vor allem die vorgenannten Aufgabestellungen, sodass beim IQ-Test zusammengenommen die besten Ergebnisse bei Anfang bis Mitte 20 liegen.

Der IQ selbst ist allerdings altersnormiert. Der eigene IQ bleibt immer gleich. Wer etwa bei genau 100 Punkten liegt, ist damit genau Durchschnitt. Aber nicht Durchschnitt aller Menschen, die den Test gemacht haben, sondern Durchschnitt der eigenen Altersklasse. Die Leistungsspitze in solchen Aufgaben passt auch zu Beobachtungen im Gehirn: Etwa ab dem Alter von 30 Jahren fängt der Hippocampus ganz langsam zu schrumpfen an, immer im Durchschnitt vieler Menschen einer Altersklasse betrachtet.

Wird also ab 30 alles nur noch schlechter? Keineswegs. Bei Aufgaben zum semantischen Gedächtnis, etwa Vokabular und Allgemeinwissen, aber auch Aufgaben zur Arithmetik, lag die Leistungsspitze bei (teils weit) über 50. Insbesondere beim Vokabular scheinen wir nichts zu verlernen. Solange das Gedächtnis gesund bleibt, werden wir immer besser. Auch in einer Aufgabe zur Emotionserkennung, wenn es darum geht, an einem Foto, welches nur die Augen zeigt, den Gemütszustand zu erkennen, werden wir bis über 50 noch immer besser. Relevant ist aber nicht nur der Zeitpunkt der Spitzenleistung. Zum Beispiel liegt bei Arbeitsgedächtnisaufgaben die Leistungsspitze zwar in den Zwanzigern, doch lässt die Leistung dann nur sehr langsam nach. Darum ist das Leistungsvermögen auch mit 60 nicht viel geringer als mit 20.

Bei Aufgaben mit Fokus auf der Verarbeitungsgeschwindigkeit ist die nachlassende Leistung allerdings wesentlich deutlicher zu erkennen. In der Praxis haben Forscher dies bei unterschiedlichen Berufsgruppen untersucht: Fluglotsen beispielsweise haben üblicherweise ein geringes Alterslimit, die Ausbildung muss früh begonnen werden und ist kognitiv sehr anspruchsvoll. Tatsächlich fällt es Berufsanfängern über 30 hier extrem schwer, die Ausbildung noch zu schaffen. Bei ausgebildeten Fluglotsen zeigt sich, dass Jüngere in Aufgaben, bei denen es um Tempo geht, wie zu erwarten deutlich besser abschneiden. In knappen Situationen und wenn es darum geht, sich viele Dinge auf einmal auf dem Bildschirm zu merken, sind sie klar besser. In Situationen, die der realen Berufssituation mehr entsprechen, ist der Unterschied aber längst nicht so klar. Die Älteren können ihre Erfahrung nutzen, um kritische Situationen schon im Voraus zu erahnen, und haben eine bessere Orientierung darin, sich die zweidimensionale Karte auf dem Bildschirm im echten, dreidimensionalen Raum vorzustellen. Auch bei der Betrachtung häufiger vorkommender Berufe fällt auf: Ein älterer Lehrer mag nicht mehr so schnell die Namen aller Schüler behalten, er kann aber von seiner Erfahrung profitieren. Mit Erfahrung ist hier nicht gemeint, dass er die Kopiervorlagen vom letzten Jahrzehnt noch in der Tasche hat, sondern dass er schnell erkennen wird, wer die Klasse stören könnte, wer besondere Hilfe benötigt und an welcher Stelle im Stoff die Schüler besonders auf dem Schlauch stehen. Eine ältere Ärztin braucht in der Notaufnahme vielleicht ein paar Momente länger als die junge Kollegin, um zu behalten, wer gerade alles wartet, erkennt dafür aber schneller, wer wirklich ein Notfall ist und wem gerade Sonntagnacht auffällt, dass der Schnupfen jetzt schon ganz schön lange da ist. So zeigen Übersichtsstudien denn auch, dass die Arbeitsleistung insgesamt zwischen jungen und älteren Mitarbeitern in den meisten Berufen ziemlich vergleichbar ist.

Im Alter

Mit anderen Worten: Wenn wir sagen: »Das Gedächtnis wird im Alter immer schlechter«, müssen wir etwas genauer sein. Manches wird sogar immer besser. Was nachlässt und vielen daher auffällt, ist die Lerngeschwindigkeit. Aber auch hier fällt die Kurve langsam. Wenn bei einer Aufgabe zum Wörtermerken Studenten in wenigen Minuten 25 Wörter in der richtigen Reihenfolge lernen können, schaffen Senioren in der gleichen Zeit durchschnittlich vielleicht nur 15. Mit Gedächtnistraining können sie aber schnell auf 30 kommen und damit besser abschneiden als Studenten. Mit noch mehr Training können sie sogar weit darüber hinaus kommen. Da das Gedächtnis verknüpfend lernt, können Menschen im Alter auch auf mehr Erfahrung und Wissen zurückgreifen. Der Erfahrungsschatz ist also wirklich ein solcher und führt auch im Gehirn zu anderen Verschaltungen. Die Aufnahme unzusammenhängender Inhalte, wofür der Hippocampus wichtig ist, wird schlechter. Wenn aber durch das größere Wissensnetz die neue Information direkt ins Langzeitgedächtnis geschrieben wird, ist das gar nicht weiter tragisch.

Die genannte Studie von Hartshorne und Germine zeigt dann aber doch, dass im Alter von über 60 die Kurve bei vielen Aufgaben rasanter nach unten zeigt. Auch das ist jedoch keineswegs allgemeingültig. Schließlich untersucht die Wissenschaft ja auch sogenannte »Super-Ager«, also Super-Alternde. Die altern nicht etwa besonders schnell, sondern im Gegenteil: Das sind Menschen, deren Gehirn im Alter von über 80, teils über 90 Jahren noch so gut erhalten ist wie sonst bei 50-Jährigen. Das Gleiche gilt auch für ihre Gedächtnis- und Denkleistungen. Was wäre also, wenn wir alle Super-Ager sein können? »Rente mit 90!«, höre ich schon Herrn Schäuble jubeln. Als Finanzminister mit nun auch schon Mitte 70 zeigt er selbst ja auch keine äußerlich sichtbaren Anzeichen nachlassender Leistung – von der allgemeinen »Politikerdemenz« einmal abgesehen, sich gelegentlich nicht mehr an das erinnern zu können, was man früher mal vorgeschlagen hat.

Leider ist nicht jeder zum Super-Ager geboren, denn es scheint der Studie zufolge auch eine genetische Komponente zu geben. Solche Studien zeigen aber, dass es biologisch möglich ist, ein gutes Gedächtnis sehr lange zu bewahren. Andererseits gibt es Erkrankungen, die dazu führen, dass das Gedächtnis nach derzeitigem Stand der Medizin unwiderruflich und leider manchmal auch rapide verloren geht, allen voran Alzheimer-Demenz.

Der Großteil von uns wird die Marke von 60 oder 70 Jahren jedoch gesund hinter sich lassen und trotzdem zunehmend nachlassende Gedächtnisleistung feststellen. Allerdings nur in einigen Bereichen: überhaupt nicht im Vokabular, nur wenig im Arbeitsgedächtnis und dafür etwas mehr beim episodischen Gedächtnis. Neue episodische Erinnerungen werden schwieriger ins Gedächtnis aufgenommen, bei schon vorhandenen gehen Quellen öfter verloren, also die Erinnerung, wann und wo etwas gelernt wurde. Auch in der kürzesten Gedächtnisform, dem sensorischen Gedächtnis, lässt die Leistung im Alter nach.

Im Gehirn lassen sich entsprechende Veränderungen feststellen. So geht die graue Substanz, also vor allem die Anzahl der Nervenzellen, im Hippocampus und ebenso im Frontalhirn zurück, um durchschnittlich etwas über zehn Prozent zwischen dem 30. und dem 80. Lebensjahr.[2] Vor allem geht aber auch die weiße Substanz zurück, also die Anzahl der Verbindungen zwischen den Nervenzellen, insbesondere im Frontalhirn. Auch bei den Neurotransmittern, den Botenstoffen, die für die Signalweiterleitung im Gehirn und damit für das Lernen große Bedeutung haben, gibt es Veränderungen. Etwa beim Acetylcholin, welches im höheren Alter weniger produziert wird. Natürlich spielen auch andere mögliche Gebrechen eine Rolle. Wenn Oma sich Gelesenes noch sehr gut merken kann, aber Erzähltes nicht mehr so gut, sollte vielleicht zunächst der Hörgeräteakustiker kontaktiert werden und nicht der Demenzexperte. Doch spätestens, wenn die Gedächtniseinschränkungen den Alltag negativ beeinflussen, sollte eine Beratung stattfinden.

Welche Dinge entscheiden denn nun darüber, wessen Gedächtnis im Alter länger fit bleibt? Auch hierzu gibt es eine große Anzahl Studien mit längst nicht immer eindeutigen Ergebnissen. Für die meisten Forscher ist es ohnehin ungünstig, diese Frage zu untersuchen. Denn wenn sich ein Doktorand mit Mitte 20 entschlösse, sich diesem Promotionsthema zu widmen, und er im ersten Schritt die Ausgangsleistung von Teenagern untersuchte, wäre er selbst längst im Rentenalter, bevor er die zweite Messung machen könnte. Na gut, manche Doktoranden brauchen zwar sehr viele Jahre, um ihre Studien abzuschließen, aber eine solche Studiendauer bis zum Titel würde wohl niemand akzeptieren.

Wie gut, dass manchmal der Zufall hilft. So fanden schottische Forscher Ende der 1990er-Jahre im Keller ihres Instituts die IQ-Testergebnisse aus den Jahren 1932 und 1947 von Abertausenden damals Elfjährigen, als in einer Großstudie versucht worden war, in den beiden Jahren jeweils den IQ eines gesamten Jahrgangs zu erheben. Auch ich durfte im Rahmen meiner Promotion gelegentlich in den Archivkeller unseres Instituts steigen. Auch wenn ich selbst dort keine derartigen Funde wiederholen konnte, dass die schottische Story absolut plausibel ist, kann ich das bestätigen. Jedenfalls haben die Forscher dann versucht, die damals Elfjährigen wiederzufinden. Einen Großteil konnten sie aufspüren und dabei schon einmal herausfinden, dass der IQ im Kindesalter mit dem Überleben im hohen Alter korreliert.

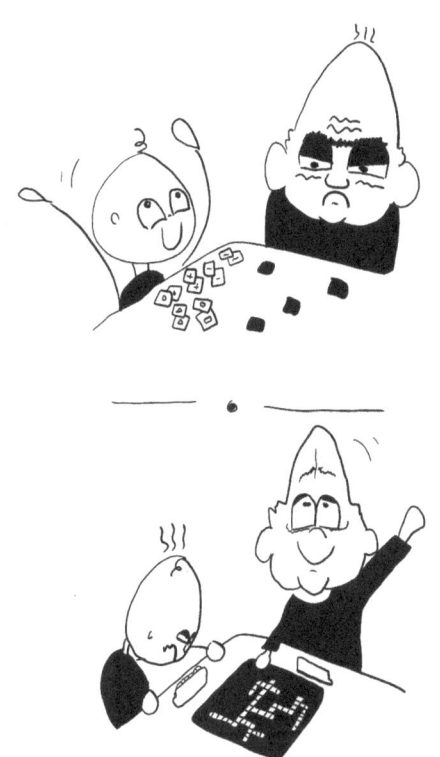

Im Alter wird das Gedächtnis langsamer,
beim schnellen Memory ist das Kind im Vorteil. Das Vokabular
aber wird immer besser, bei Scrabble jubelt Opa öfter.

Schlaue Kinder haben eine erheblich größere Wahrscheinlichkeit, alt zu werden.[3]

Das hat natürlich viele Gründe. Sie rauchen und trinken weniger,[4] was fürs längere Überleben hilfreich ist. Sie werden auch eher Ingenieure als Automechaniker. Zwar mag es auch das eine oder andere Burn-out-Opfer geben, die Gefahr tödlicher Unfälle bleibt jedoch am Fließband höher als im Büro. Der nächste Schritt war, dass die Forscher die Überlebenden baten, sich im Alter von 77 Jahren noch einmal einem IQ-Test zu unterziehen.

In vielen Fällen war es wohl eher ein Überreden, denn nicht jeder möchte gerne nachgewiesen bekommen, dass er mit elf schlauer war als heute. Es konnten aber noch Hunderte überzeugt werden. Es zeigte sich, dass für die Intelligenz im Alter die Intelligenz als Kind der beste Vorhersagewert war. Die intelligenten Kinder wurden mit größerer Wahrscheinlichkeit auch intelligente Rentner. Also lohnt sich die Arbeit am eigenen Gedächtnis nicht? Doch, natürlich.

Es gibt zahlreiche Studien, die untersucht haben, welche Faktoren ein gutes Gedächtnis im Alter begünstigen oder beeinträchtigen. Zum großen Teil basieren diese Untersuchungen auf Befragungen. Etwa in der Art, dass heute eine große Anzahl von 60-Jährigen zu ihren Lebensumständen befragt wird und man dann nach zehn, 20 oder noch mehr Jahren nachzählt, wie viele davon noch leben und wie gesund ihr Gedächtnis noch ist. Das nennt man Kohortenstudien. Die Ergebnisse sind trotzdem nicht immer eindeutig. Dafür gibt es dann Übersichtsstudien. In denen werden die verschiedenen Ergebnisse vieler Einzelstudien ausgewertet und zusammengefasst. Inzwischen gibt es auch davon ganz schön viele. So viele, dass amerikanische Forscher schon 2010 eine Übersichtsstudie über die Übersichtsstudien erstellt haben. Ihre Erkenntnis: Es gibt nur wenige Faktoren, die nachweislich in einer großen Zahl Studien für die spätere Gedächtnisgesundheit negativ waren, und gar nur zwei, die gut waren. Schlecht sind Rauchen, Alkohol, Diabetes (oft ausgelöst durch Übergewicht), Depression und ein bestimmtes Gen. Da kann man sich allerdings schon fragen, ob man Übersichtsstudien von Übersichtsstudien braucht, um auf diese Ergebnisse zu kommen.

Wenigstens haben wir nun einen klaren Beleg und hoffentlich eine gute Motivation, uns gesund zu verhalten. Schließlich ist das Gehirn Teil des Körpers, und es ist kaum überraschend, dass, was dem Körper guttut, auch gut für das Gehirn ist. Alt zu werden ist übrigens auch ein Risikofaktor. Wer auf keinen Fall Alzheimer haben will, sollte jung sterben. Aber das klingt irgendwie auch nicht nach der richtigen Lösung. Daher schauen wir lieber mal auf die begünstigenden Faktoren: geistige Betätigung und körperliche Betätigung.

Über alle Studien hinweg konnten übrigens positive Effekte von Ginkgo biloba oder Vitamintabletten nicht bestätigt werden. Die Senioren aus den zahlreichen Werbespots im Vorprogramm der Volksmusiksendungen, die dank gewisser Ergänzungsmittel sich wieder Namen merken oder Dinge behalten können, profitieren mutmaßlich vom Placeboeffekt oder sind fit- gebliebene Schauspieler. Oder sie profitieren von anderen Effekten. Auffallend oft sieht man sie beim Tennisspielen, Wandern oder Golfen über ihre Mittel reden. Und das wiederum hilft sehr wohl, denn körperliche Betätigung hilft, die Denkleistung aufrechtzuerhalten.

Gleiches gilt für geistige Betätigung. Gedächtnistraining kann ein Weg sein, aber es hilft auch, auf anderem Wege geistig aktiv zu bleiben, stetig weiterzulernen, vielleicht eine Sprache oder ein Instrument, oder auch Gedächtnisspiele mit den Enkeln zu spielen. Aber auch Menschen mit einer besseren Bildung oder akademischen Tätigkeiten zeigen eine später nachlassende Gedächtnisleistung. Ein Modell, das zu erklären, ist die »kognitive Reserve«. Statt um einen Wassertank, aus dem noch etwas länger abgeschöpft werden kann, wenn die anderen Reservoirs bereits erschöpft sind, geht es hierbei eher um die Fähigkeit des Gehirns, zumindest für einige Zeit die nachlassende Leistung zu kompensieren. Darauf waren wir schon beim Lernen selbst gestoßen: Wenn im Gehirn mehr Verbindungen vorhanden sind, ist es weniger tragisch, wenn einzelne verloren gehen. In der Übersichtsstudie nicht beurteilt, aber inzwischen in einigen anderen Studien bestätigt ist auch ein positiver Effekt von vielen Sozialkontakten. Einsamkeit ist sehr schlecht, sich regelmäßig mit Familie und

Freunden zu treffen und einen Lebenspartner zu haben, ist sehr gut. All das sind natürlich immer nur Korrelationen und gilt nicht für jeden Einzelfall. Helmut Schmidt ist als Kettenraucher weit über 90 geworden und geistig fit geblieben. Andere leben stets gesund und aktiv und werden trotzdem früh erwischt.

Das kranke Gehirn

Demenz und Alzheimer

Daher bleibt bei vielen die Angst. Die Krankenkasse DAK führt regelmäßig große Umfragen durch, um die Angst der Deutschen vor verschiedenen Krankheiten zu erheben. In der Gesamtbevölkerung löst Krebs die meisten Sorgen aus. Alzheimer/Demenz folgt bereits auf dem zweiten Platz. In der Altersklasse über 60 hat sich das inzwischen sogar umgedreht: Keine andere Krankheit, nicht einmal Krebs, fürchten alte Menschen in Deutschland so sehr, wie dement zu werden. Prominente Fälle und bedrohliche Überschriften tun ihr übriges. »Demenz – die tickende Zeitbombe« oder »Alzheimer – dramatisch mehr Betroffene« etwa, und auch bei »Alzheimer muss keine Katastrophe sein« bleibt in unserem Gedächtnis nur »Alzheimer! Katastrophe!« zurück. Till Schweigers Film »Honig im Kopf« lief daher für manche schon in der Kategorie Horrorfilm.

Gerade in den letzten Jahren hatten die großen Wochenmagazine wie *Stern*, *Spiegel* und *Focus* nahezu regelmäßig die Demenz als Titelgeschichte. Wahrscheinlich wohl wissend, dass der Großteil der eigenen Leser in diese Zielgruppe passt. Wer Freunde, Bekannte oder Eltern hat, bei denen Alzheimer eingetreten ist, will es natürlich bei sich selbst verhindern. Wie bei den schon erwähnten Mittelchen zieht die Angst und belebt das Geschäft. Schließlich gibt es immer mehr Demenzkranke. Von einer Epidemie kann aber trotzdem keine Rede sein. Denn prozentual gesehen werden zumindest in Europa weniger Menschen dement als früher.

Ich höre Sie schon denken: »Jetzt mal langsam. Wie passt das denn zusammen?« Ganz einfach: Weil heutige 70-Jährige ohnehin deutlich gesünder gelebt haben als ihre Vorgänger noch vor wenigen Jahrzehnten, erkranken auch prozentual weniger von ihnen an Demenz. Gleichzeitig werden aber viel mehr Menschen 70 Jahre oder älter. Laut Deutscher Alzheimer Gesellschaft sind ungefähr 15 von 100 Menschen im Alter zwischen 80 und 84 Jahren an Alzheimer erkrankt. In dieser Altersklasse leben heute rund zwei Millionen Menschen in Deutschland. 2050 werden es voraussichtlich rund fünf Millionen sein. Allein in dieser Altersklasse wird also erwartet, dass die Zahl der Demenzpatienten von heute rund 300 000 auf 750 000 steigt. Das Risiko jedes einzelnen Menschen in dieser Altersklasse, selbst dazuzugehören, bliebe mit etwa einem Siebtel aber unverändert (und tendenziell sinkt das Risiko sogar leicht). Früher sind die Menschen halt gestorben, bevor Demenz überhaupt auftrat. Auch wenn es paradox klingt: So gesehen sind rasant steigende Demenzzahlen ein gutes Zeichen! Wir werden immer älter. Wenn also wieder jemand sagt: »Da muss man doch was gegen tun!«, meint er hoffentlich die Krankheit und nicht die Anzahl der Menschen, die so alt werden.

Alzheimer ist dabei natürlich nur eine Form von Demenz, aber die häufigste. Von den 70- bis 74-Jährigen in Deutschland leiden circa 3,5 Prozent darunter, bei den 75- bis 79-Jährigen schon 7,3 Prozent, bei den 80- bis 84-Jährigen ungefähr 15 Prozent, bei den 85- bis 89-Jährigen schon jeder Vierte und bei den über 90-Jährigen mit 40 Prozent fast jeder Zweite. Dabei gibt es das Problem, dass »Alzheimer« selbst gar keine exakte Diagnose ist. Manche Demenz ist genau auf eine bestimmte Ursache zurückzuführen und dann oft behandelbar. Bei Alzheimer ist das aber nicht der

Fall. Das führt dazu, dass manche gleich von »Alzheimer-Lüge« schreiben oder von einer »erfundenen Krankheit« sprechen.

Das ist natürlich Unsinn. Allen voran die erheblich nachlassende Gedächtnisleistung und der nicht aufzuhaltende, sogar nur schwer zu verlangsamende Krankheitsverlauf zeigen, wie echt die Problematik ist. Es ist sicher so, dass heute unterschiedliche Formen von Demenz unter einem Namen zusammengeführt werden. Leider wird es auch Fälle geben, wo eine eigentlich behandelbare andere Demenz fälschlich für Alzheimer gehalten wird. Jeder Patient ist anders und Demenz kann unterschiedliche Ursachen haben. Wer erkrankte Angehörige hat, sollte daher im Zweifel immer einen zweiten Arzt befragen. Real bleibt Alzheimer und die Symptomatik »Demenz« dennoch.

Zu einem Teil der Verwirrung trägt das Gehirn selbst bei. Denn zwei wesentliche Merkmale von Alzheimer sind hier zu nennen. Zum einen bilden sich in den Hirnzellen schadhafte Eiweißfäden. Sie bestehen aus Tau-Protein, einem wichtigen Baustein, wobei normalerweise Fäden, die für Stabilität sorgen, bei Erkrankten defekt sind und oft in sich zusammenfallen. Zum anderen finden sich im Gehirn fast aller Erkrankten sogenannte senile Plaques. Das sind Ablagerungen bestimmter Proteine, die bei uns allen im Gehirn produziert, aber normalerweise abgebaut werden. Bei Alzheimerpatienten gelingt das nicht mehr.

Eine Theorie besagt nun, dass die Ablagerungen dazu führen, dass Gehirnzellen nicht mehr richtig kommunizieren können und schließlich sogar absterben. Schon bei älteren Menschen mit Frühformen von Demenz lassen sich solche Ablagerungen mit Verfahren wie Positronenemissionstomografie (PET) nachweisen, und es gibt einen nachgewiesenen Zusammenhang zwischen Plaques und der Wahrscheinlichkeit einer späteren Alzheimer-Erkrankung. Das Problem: Bei den Patienten selbst gibt es keinen Zusammenhang mehr zwischen der Menge der Plaques und dem Ausmaß der Erkrankung. Zudem gibt es auch in den Gehirnen vieler verstorbener Senioren, bei denen nie eine Demenz diagnostiziert wurde, solche Plaques.

Nun könnte es ja sein, dass hier nur niemand eine vorhandene Krankheit bemerkt hat. Dagegen spricht jedoch unter anderem die Nonnenstudie. Wieder so ein Glücksfall für die Forschung. 1986 haben über 600 Nonnen eines amerikanischen Ordens, zu dem Zeitpunkt bereits über 75 Jahre alt, zugestimmt, für die Gedächtnisforschung für den Rest ihres Lebens gelegentlich Tests ihrer Denkleistung zu erledigen und nach ihrem Tod ihr Gehirn für Untersuchungen zu spenden. Die Nonnen lebten natürlich ein vergleichsweise ähnliches Leben mit vergleichbarem sozialen Umfeld und Tagesablauf. Zudem ist weder von Drogenkonsum noch von Sexualkontakten auszugehen. Na, sagen wir besser: in nur sehr geringem Umfang. Tatsächlich bestätigte die Studie einige Funde: Die geistige Leistung von Nonnen beeinflusste das Risiko, an Alzheimer zu erkranken. Selbst aus der Beurteilung der Komplexität von Essays, die sie vor über 50 Jahren geschrieben hatten, konnte ein hohes oder geringes Alzheimer-Risiko im hohen Alter geschlussfolgert werden. Bei denjenigen, die an Alzheimer erkrankt waren, fanden sich im Gehirn die zu erwartenden Plaques und es gab auch einen Zusammenhang zwischen den Ablagerungen und der Demenz. Aber es gab eben auch einige Ausnahmen: Nonnen, die bis ins hohe Alter gute Gedächtnisleistungen und keine Demenzsymptome zeigten, in deren Gehirn es aber sehr wohl, teils sogar viele für Alzheimer typische Ablagerungen gab.

Wie ist dann aber zu erklären, dass sie nicht erkrankten? Hier kommt wieder die kognitive Reserve ins Spiel. Diese verhindert möglicherweise Änderungen im Gehirn gar nicht, dafür aber die Symptome. Wenn wir eine Erkältung haben, hilft die Tablette gegen die Kopfschmerzen, aber sie beseitigt nicht den eigentlichen Grund. Da die Erkältung im Zweifel nach zwei Wochen vom Körper selbst besiegt wurde, ist uns das egal. Eine gute kognitive Reserve wirkt auch hier gegen die Symptome: Das Gehirn findet Umwege um die schon zerstörten Nervenzellen herum. Wenn einige Kommunikationswege abgeschnitten sind, gibt es noch genug Ausweichmöglichkeiten. Ob das wirklich so funktioniert, ist noch nicht bewiesen. Dafür spricht jedoch, dass bei höher gebildeten Menschen die Krankheit oft deutlich später ihre Auswirkungen zeigt, dann aber rasanter verläuft.

Ein weiteres Ergebnis war, dass bei den Nonnen, in deren Gehirn neben Plaques auch Anzeichen leichter, oft zuvor gar nicht bemerkter Schlaganfälle zu finden waren, deutlich mehr Gedächtnisprobleme aufgetreten waren als bei denen, wo nur entweder Plaques oder Schlaganfallanzeichen vorlagen. Plaques könnten also durchaus über leichte, lokale Schlaganfälle Demenzsymptome auslösen. Dazu passt auch, dass die schon genannten Risikofaktoren für Demenz zugleich auch Risikofaktoren für Schlaganfälle sind.

Amnesien

Auch mit dem Begriff »Amnesie« bezeichnet man verschiedene Gedächtnisstörungen. Vielen Menschen ist klar, dass Demenz und Amnesie unterschiedliche Dinge sind. Aber wenn ich in Seminaren oder auch bei Studenten, die nicht aus der Psychologie kommen, nachfrage, zeigt sich manches Missverständnis. Bei Amnesien denken viele an den Schlag auf den Kopf, nach dem das gesamte bisherige Gedächtnis oder ein Teil davon gelöscht ist. Oft höre ich auch, Amnesien seien etwas Temporäres. Das stimmt aber beides nicht immer. Auch der Patient HM, dem der Hippocampus entfernt worden war, hatte eine Amnesie, keine Demenz.

Richtig ist: Demenz ist eine fortschreitende Erkrankung des Gehirns, die neben dem Gedächtnis auch andere Fähigkeiten umfasst. Es sind meist zumindest langfristig auch alle Gedächtnissysteme betroffen. »Demenz« kommt aus dem Lateinischen und heißt »abnehmender Verstand«. »Amnesie« dagegen kommt aus dem Griechischen und heißt »ohne Gedächtnis«. Amnesie ist somit auch ein Symptom einer Demenz, wobei das Wort in diesem Zusammenhang üblicherweise nicht gebraucht wird. Richtig ist, dass Amnesien häufig einen konkreten Auslöser haben. Bei einer reinen Amnesie ist – anders als bei der Demenz – das Kurzzeitgedächtnis üblicherweise nicht betroffen. Vermutlich hatten auch Sie schon mal eine temporäre Amnesie. Etwa den berühmt berüchtigten Filmriss nach einem Vollrausch?

Auf den ersten Blick ähnlich sieht die sogenannte transiente globale Amnesie aus. Für Betroffene ist sie aber meist eindrücklicher. Beim Kater denkt man sich noch: »Ich trinke nie wieder.« Aber das hält meist nicht allzu lange an. Die transiente globale Amnesie beunruhigt dagegen weit mehr, da sie ohne jeden erkennbaren Grund auftritt und zwischen einer Stunde und einem Tag dauern kann. Betroffene wirken plötzlich verwirrt, fragen ständig, wo sie sind oder gar wer sie sind. Zugleich ist ihr prozedurales Gedächtnis ebenso wie das Kurzzeitgedächtnis intakt. Die Störung geht anschließend schnell zurück, aber es bleibt für den betroffenen Zeitraum eine Gedächtnislücke. Hintergrund scheint eine Durchblutungsstörung im Hippocampus zu sein. So beunruhigend dies auch sein muss, es gibt keine Anzeichen oder Belege dafür, dass ein einmaliges Vorkommen mit zukünftigen Gedächtnisproblemen, Demenz oder Hirndurchblutungsstörungen zusammenhängt. Eine gründliche medizinische Abklärung ist natürlich dennoch anzuraten.

Die in Filmen und Romanen am häufigsten anzutreffende Amnesie, die damit auch das allgemeine Bild am meisten geprägt hat, ist die retrograde Amnesie, die Unfähigkeit, sich an einen bestimmten zurückliegenden Zeitraum direkt vor einem traumatischen Ereignis zu erinnern, etwa bei einem Autounfall an den

Unfallhergang, gegebenenfalls mitsamt dem Tag davor. Betrifft die Gedächtnislücke dagegen die Zeit nach dem »Einschlag«, spricht man von anterograder Amnesie. Bei Schlägen gegen den Kopf mit Bewusstseinsverlust liegt oft eine Gehirnerschütterung vor, die mit retrograder und anterograder Amnesie einhergeht.

Ein schönes Beispiel ist Christoph Kramer, der deutsche Fußballnationalspieler, der wohl als einziger Mensch der Welt die Erfahrung gemacht hat, Fußballweltmeister zu werden und sich nicht daran erinnern zu können. Im Finale der Weltmeisterschaft 2014 kam er unerwartet zum Einsatz. In der 17. Spielminute bekam er jedoch einen Ellbogenschlag gegen den Kopf, ging bewusstlos zu Boden, spielte danach aber noch einige Zeit weiter. Als er jedoch einige Minuten später den Schiedsrichter wiederholt befragte, um welches Spiel es sich eigentlich handele, und er sich mehrmals bestätigen ließ, dass es tatsächlich das Endspiel der Weltmeisterschaft sei, war klar, dass der Schlag doch deutliche Nachwirkungen hatte. Wochen später berichtete Kramer, dass er tatsächlich keinerlei Erinnerung mehr an den Tag selbst habe und nur aus Videos »wisse«, dass er dabei war. In einem solchen Fall wird übrigens auch von kongrader Amnesie gesprochen, da die Gedächtnislücke die Zeit um das Ereignis betrifft, aber ansonsten alles davor und danach wieder normal erhalten und erinnert werden kann. Hoffnung für Herrn Kramer gibt es allerdings nicht: Die Erinnerung wird nicht zurückkommen. Durch den Stoß wurde die Kommunikation zwischen den Neuronen für einige Zeit gestört, sodass die Gedächtnisbildung gar nicht erst stattgefunden hat.

Langfristig oder dauerhaft anhaltende Amnesien sind natürlich erheblich tragischer, denn in diesen Fällen wurde das Gehirn dauerhaft beschädigt. Patient HM ist ein Beispiel für eine besonders starke anterograde Amnesie, ausgelöst durch das Entfernen des Hippocampus. Bei ihm war der Leidensdruck gar nicht so groß, da er auch immer wieder vergessen hat, dass er alles ver-

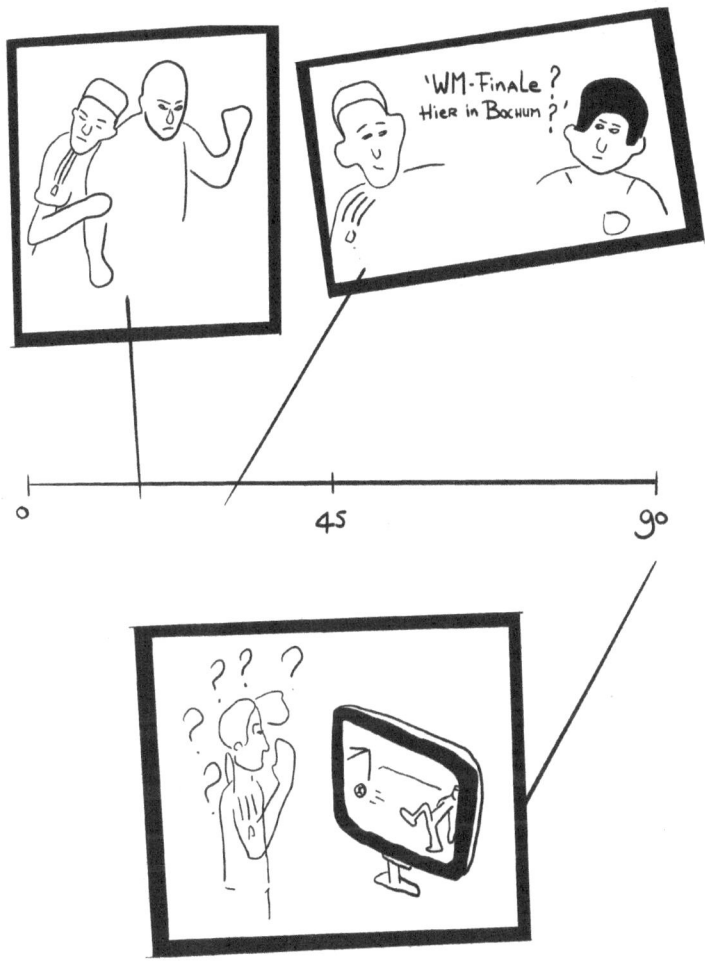

Fußballspieler Christoph Kramer traf im WM-Finale ein Schlag am Kopf. Es kam zu »kongrader« Amnesie: Alles davor und danach hat er vergessen, sodass er auch nur aus dem Fernsehen weiß, dass er dabei war.

gisst. Zudem funktionierten ja das Kurzzeitgedächtnis und das prozedurale Gedächtnis weiter. Aber ein normales Leben gibt es nicht mehr, wenn man keine neuen Erinnerungen mehr bilden kann, somit zum Beispiel auch niemanden mehr kennenlernen kann, und so weiter.

Retrograde Amnesien erlangen immer dann besondere Aufmerksamkeit, wenn Menschen auftauchen, die sich (angeblich) nicht an ihre Persönlichkeit erinnern können. Angeblich schreibe ich deshalb, weil es wohl deutlich mehr Fälle in Funk und Fernsehen gibt als in der realen Welt, die wiederum aber manchen zu inspirieren scheinen. So ging der »Piano Man« um die Welt, ein junger Mann, der an der englischen Küste gefunden wurde, kein Wort sprach und nur ein Klavier aufmalte. Als er an ein solches gesetzt wurde, spielte er angeblich konzertreif Musik, und weltweit wurde herauszufinden versucht, wer der mysteriöse Mann sei. Einige Monate später brach er sein Schweigen. Er hieß Andreas Grassl, hatte versucht, sich im Meer umzubringen, und danach seine Amnesie nur vorgetäuscht. Unter Erinnerungslücken litt er nicht, unter einer schweren Psychose sehr wohl.

Ähnlich ist es beim »Waldjungen Ray«, der in Berlin auftauchte und behauptete, jahrelang allein im Wald gelebt zu haben, ansonsten aber nur wenig konkrete Angaben machen konnte, weshalb man eine Gedächtnisstörung vermutete. Eine Exfreundin erkannte ihn schließlich in einem Fernsehbericht wieder, woraufhin er auch zugab, sich alles nur ausgedacht zu haben und sich bestens erinnern zu können. Etwas anders könnte es im Fall des Mannes sein, der »Benjamin Kyle« genannt wurde und der in den USA viel Aufmerksamkeit erhielt. Er tauchte im Jahr 2004 im Alter von etwa 56 Jahren auf, ohne Erinnerung an seinen Namen oder seine eigene Geschichte. Neue Dinge aber konnte er sich merken, und er schien auch sonst nicht beeinträchtigt zu sein. Diese Form der Amnesie wird dissoziative Amnesie genannt. Sie wird nicht durch ein Trauma ausgelöst, sondern durch andere psychiatrische Erkrankungen, etwa Schizophrenie. Sein Geburtsdatum behauptete er zu wissen sowie einzelne sehr vage Angaben über frühere Wohnorte. Durch Hypnose konnte er, wiederum angeblich, sich an einzelne, deutlich konkretere Szenen aus unterschiedlichen Zeiten seines Lebens erinnern, die in einer Fernsehshow aufbereitet dargeboten und möglichen Orten und Zeiten zugewiesen wurden.

Von den Anschlägen im September 2001 wusste er, aber nicht, wer gerade Präsident war. Trotz intensiver Fernsehberichterstattung ergaben sich keine Hinweise. Auch in diesem Fall gab es immer wieder Zweifel, ob die Geschichte stimme. Denn wenn das Interesse an ihm nachließ, trat er in neuen Sendungen auf und hatte auch verkündet, seine Geschichte als Film verkaufen zu wollen. Er wisse ja nicht, wer er sei, und könne daher auch nicht auf mögliche Konten oder Rentenansprüche zurückgreifen. Er besitze rein gar nichts, weshalb er auf die TV-Gagen angewiesen sei. Andererseits wäre es sehr beeindruckend, ein solches Schauspiel mehr als elf Jahre lang durchzuhalten. Erst im Jahr 2015 gelang es dann Genetikern, über DNA-Abgleichungen in einer Datenbank die Verwandtschaft zu einer darin gelisteten Person nachzuweisen. Sein echter Name und weitere Angaben zu seiner Person werden zu seinem Schutz zurückgehalten, aber vielleicht erfahren wir irgendwann mehr, und dann kann die Wissenschaft noch etwas von ihm lernen. Oder doch Hollywood?

Flashback

Es gibt noch völlig andere Erkrankungen, die viel mit dem Gedächtnis zu tun haben. So zum Beispiel die Posttraumatische Belastungsstörung (englisch posttraumatic stress disorder, abgekürzt PTSD). Menschen, die ein traumatisches Erlebnis durchmachen mussten, wie einen Unfall, Krieg oder eine Vergewaltigung, sind oft in Gefahr, an PTSD zu erkranken. Eines der wesentlichen Symptome sind Flashbacks, auf Deutsch etwas gestelzt auch »Wiedererleben« genannt. Darunter versteht man plötzlich auftretende, intensive Erinnerungen an das traumatische Erlebnis. Diese können so stark sein, dass die Personen kaum noch unterscheiden können, was Erinnerung und was echt ist, und dabei Emotionen erleben, die genauso ausgeprägt sind wie beim eigentlichen traumatischen Erlebnis. Es gibt meist Auslösereize, die aber sehr marginal sein können. Eine quietschende Bremse, eine zugeschlagene Tür oder auch nur eine ähnlich klingende Stimme.

Wie es zu solchen unfreiwilligen Erinnerungen kommt, lässt sich wieder über Gehirnmodelle erklären. Studien mit Bildgebung zeigen, dass Gehirnregionen, die für einen Gedächtnisabruf wichtig sind, auch bei Flashbacks eine Rolle spielen. Eine Erklärung dazu ist: Wenn die Neuronen feuern, die etwa den Quietschton erkennen, geben sie ihr Signal über ihre Ausgangsleitungen weiter. Durch das traumatische Erlebnis wurden die Neuronen aber so eng mit den Neuronen für Panik und extreme Emotionen verbunden, dass an diesen Kontaktstellen jetzt kleinste Impulse ausreichen, um zur Signalweiterleitung zu führen und damit die gleiche Folge auszulösen wie beim Trauma selbst.

Eine gängige Therapieform besteht darin, unter Obhut eines Psychotherapeuten an das Erlebnis zu denken. Das wird wieder zu starken Reaktionen führen, die der Therapeut dann aber einordnen und die Stressreaktion so reduzieren kann. Auf diese Weise lernt das Gehirn, die Hürden wieder aufzubauen. Das Löschen der eigentlichen Erinnerung ist dagegen nicht möglich. Die dafür zuständige Vernetzung wurde extrem stark gebildet und kann daher nur in ihrer Reaktionsfähigkeit reduziert werden. Was dagegen helfen kann, ist, diese Bildung gleich zu reduzieren, also weit vor der PTSD anzusetzen. So gibt es Hinweise darauf, dass bei amerikanischen Soldaten nach Kriegssituationen deutlich mehr PTSD-Fälle auftreten, da diese sofort nach dem Erlebnis in Supervision gehen, das Geschilderte intensiv wiedergeben und dann gleich schlafen – was, wie Sie inzwischen wissen, die Speicherung geradezu fördert. Bei deutschen Soldaten gibt es keine so genauen Abläufe. Die selbst gewählte Reaktion nach traumatischen Erlebnissen scheint hier gemäß ihrer Berichte eher zu sein, dass sie anschließend mit den Kameraden viel Alkohol trinken und die Nacht durchmachen, ohne sich damit bewusst zu beschäftigen – was alles die Speicherung reduziert und damit auch die Gefahr, später an PTSD zu erkranken.

3

Vom Lernen, Erinnern und Vergessen

Wir fahren nun »ein Stockwerk höher« als im vorigen Kapitel. Statt Neuronen betrachten wir nun die praktischen Erkenntnisse der Lern- und Gedächtnisforschung.

Lernen

Wenn wir sagen: »Wir haben etwas gelernt«, meinen wir damit meist umfassendere Vorgänge, als wenn wir sagen: »Wir haben uns etwas gemerkt.« Ich merke mir einen Namen, eine Telefonnummer oder einen lustigen Witz. Ich lerne Fahrrad fahren, Chinesisch und für die Abschlussprüfung. Auch für Lernen gibt es verschiedene Definitionen. In vielen davon spielen sowohl Dauerhaftigkeit als auch Verhaltensänderung eine Rolle. Wenn das Kleinkind auf die heiße Herdplatte fasst, merkt es sich das sicher und lernt zugleich, es nicht wieder zu tun. Also sein Verhalten dauerhaft zu ändern. Bei der Katze gilt das Gleiche. Lernen ist also nicht zwingend etwas Menschliches. Zugleich ist Lernen Aufräumen im Gehirn. Aus einzelnen Erfahrungen und Informationen werden neue Fähigkeiten und Wissen. Normalerweise sprechen wir auch bei bewussten Vorgängen von Lernen. Ich lerne Vokabeln. Lernen kann aber auch implizit geschehen. Wenn ein Freund mich häufig versetzt hat, lerne ich unbewusst, Terminabsprachen mit ihm nicht mehr sonderlich zu vertrauen.

Was nicht funktioniert, ist Wissensübertragung. Lernen bedeutet immer, dass im Gehirn des Lernenden Wissen neu entsteht. Das macht es für Lehrer so schwer. Wenn der Lernende nicht aufmerksam oder nicht interessiert ist, wird sich das gewünschte Wissen auch nicht ergeben. Zugleich bedeutet Wissen nicht unbedingt Können. Beim prozeduralen Gedächtnis, also beim Lernen von Bewegungsabläufen, ist das noch offensichtlich. Ich kann beschreiben, was beim Trompetespielen passiert, aber davon trotzdem noch keine Trompete spielen. Destin Sandlin konnte sein Leben lang Fahrrad fahren, bis er absichtlich über Monate trainierte, ein Fahrrad zu lenken, bei dem die Lenkrichtung verdreht war. Danach konnte er kein normales Fahrrad mehr fahren, obwohl er theoretisch weiterhin wusste, wie es geht.

Bei Sprachen kennen wir das aber auch. Ich weiß, dass ich im Englischen bei Aussagen über unwahrscheinliche Ereignisse »If-Sätze vom Typ 2« verwenden muss, die durch die einfache Vergangenheitsform gebildet werden. Praktisch mache ich es beim freien Sprechen trotzdem oft falsch, obwohl ich fließend Englisch spreche und problemlos vor englischem oder internationalem Publikum Fachvorträge halten kann. Umgekehrt kann ich einer ausländischen Freundin am Telefon versichern: »Bitte entschuldige. Wenn der Zug keine Verspätung gehabt hätte, infolge dessen der Anschluss verpasst wurde, wäre ich pünktlich da gewesen«, würde aber ziemlich blöd schauen, wenn sie als Deutschlernende mich plötzlich fragte: »Kein Problem. Aber sag mal, war dein Satz jetzt gerade Konjunktiv 1 oder 2? Plusquamperfekt oder Perfekt?«

Auch beim Sprechen unserer Muttersprache verwenden wir die Regeln. Also haben wir die Regeln auch gelernt. Nur eben nicht durch das Studieren einer Grammatik, sondern durch Nachsprechen und Wiederholung. Wir haben als Kinder angefangen, den Eltern nachzureden und irgendwann auch eigene

Sätze zu bilden. Das Kind lernt »Ich spielte«, »Ich sagte« und »Ich wollte«. Daraus leitet es Regeln ab, probiert sie weiter aus und lernt dann, dass »Ich esste«, »Ich trinkte« oder »Ich schlafte« trotzdem nicht funktionieren. Also lernt es die richtigen Formen als Ausnahmen noch zusätzlich. Zunächst anhand von Regeln zu lernen, statt sich die einzelnen Informationen zu merken, ist aber eine wichtige Eigenschaft unseres Gehirns beim Lernen. Und das trifft nicht nur bei Sprachen zu.

Ordnung ist das halbe Leben

Ein Modell, um zu verstehen, wie das gleiche Prinzip beim Begreifen der Welt um uns herum funktioniert, ist die Theorie der Gedächtnisschemata. Was das genau ist, darüber sind sich selbst Gedächtnisforscher uneins. Wesentliche Merkmale sind aber, dass Schemata sich auf vorheriges Wissen beziehen, dass sie als Netzwerk aus Informationen zu sehen sind, ohne dass darin einzelne Erinnerungen gespeichert wären, und dass sie eine gewisse Flexibilität und zugleich Stabilität besitzen. So haben wir zum Beispiel ein Schema entwickelt, wie ein Einkauf im Supermarkt abläuft. Dann müssen wir uns nicht an jeden einzelnen Einkauf in unserem Leben erinnern; die Kapazität wäre auch vergeudet. Wenn wir Einkaufen gehen, wird das Schema jedoch aktiviert und wir können alle Schritte problemlos und ohne großen geistigen Aufwand erledigen. Dabei prägt das Schema unsere Erwartungen. Ich bin beim Discounter? Wird wohl günstig sein. Ein Markenprodukt? Teuer, aber hochwertig. Das kann im Einzelfall nachteilig sein, wenn das bestimmte Produkt gar nicht günstig oder hochwertig ist, lässt uns aber ansonsten unseren Alltag bestens meistern. Wir haben ein Schema für das Verhalten von Hunden und leiten daraus ab, wie wir mit einem Hund umgehen, der uns auf der Straße begegnet.

Die Schemata erlauben auch ein schnelles Lernen von ins Muster passenden Informationen. Ihr Stammsupermarkt hat ein neues Produkt aufgenommen, das Sie gerne kaufen? Sie werden schon nach dem ersten oder zweiten Mal gelernt haben, wo es steht. Wird umgekehrt etwas geändert, das nicht ins Schema passt, ist das schon schwieriger. Wie oft haben Sie zum Beispiel noch nach der Waage in der Gemüseabteilung gesucht, bis Sie gelernt haben, dass der Ablauf geändert wurde und die Ware nun direkt an der Kasse vom Verkäufer abgewogen wird? Aber die nötige Flexibilität, auch diese Änderung in das Wissensnetz aufzunehmen, bleibt gegeben. Ohne solche Schemata müsste unser Gehirn sich jeden Supermarkt, jeden Hund und jedes Objekt einzeln merken.

Erst die Regeln und Schemata erlauben es uns, wirklich effektiv zu funktionieren, gelegentlich auf Kosten von Fehlurteilen, wenn sich etwa der süße kleine Hundewelpe als bissig herausstellt. Ebenso auf Kosten der Details des Einzelfalls. Wenn ich Sie nach einigen Tagen frage, wie Ihr Einkauf abgelaufen ist, werden Sie mir den üblichen Ablauf aufzählen – Auto einparken, Einkaufswagen holen wollen, zurück zum Auto, um eine Ein-Euro-Münze zu holen, Einkaufswagen holen, Laden betreten, Produkte in den Wagen legen, an der Kasse warten, bezahlen und alles ins Auto bringen. Weil es ja immer so ist. An die Einzelheiten des letzten Einkaufs oder erst recht des Einkaufs davor können Sie sich dann aber nicht mehr erinnern.

Wie das Arbeiten mit Schemata im Gehirn passiert und ob es beim Lernen hilft, ist zum Beispiel am Donders Institut in Nimwegen untersucht worden, an dem inzwischen auch ich als Wissenschaftler tätig bin. In einer Studie wurden neue Objekte in passender oder unpassender Umgebung platziert, und die Teilnehmer mussten sich diese merken. Wenn etwas in ein Merkschema passt, klappte das besonders gut – etwa eine Plastikente im Badezimmer zu behalten, weil die Badewannenente in unserem Badezimmerschema dort erwartet wird. Es zeigte sich auch, dass diese Form des Lernens im Frontalhirn lokalisiert ist. Dort scheinen Schemata gespeichert zu sein, und dort ist auch der Sitz für Entscheidungen und höheres Denken, unterstützt durch die Schemata. Wenn etwas nicht in ein Schema passt, etwa die Plastikente im Spielzeugladen, behalten die Teilnehmer diese Information weniger gut.

Es gibt auch den umgedrehten Fall: Wenn der Widerspruch zu existierenden Schemata so groß wird, dass es uns bewusst auffällt, wird die Gedächtnisleistung wieder besser. Das heißt: Im Spielzeugladen erwarten wir die Ente nicht unbedingt, sie fällt uns dort aber auch nicht als unpassend auf. Liegt die Plastikente dagegen im Kühlschrank, dann ist der Widerspruch so groß, dass man sich diesen Zusammenhang schon wieder besser merken kann – zumindest bei Menschen, die weder kleine Kinder noch Demenzpatienten betreuen und denen daher die Plastikente im Kühlschrank eher skurril vorkäme.

Wichtig: Das Merken dieser widersprüchlichen Information geschieht nicht über das Frontalhirn, sondern über den Hippocampus, der komplett neue Informationen aufnimmt und zwischenparkt.

Auch wenn Probanden sich Geschichten merken sollen, lässt sich ein solcher Schemaeffekt nachweisen. Wer etwa den ersten Teil eines Films ganz normal ansehen durfte, konnte sich später beim Anschauen des zweiten Teils darin vorkommende neue Informationen relativ leicht merken. Anderen wurde ein anderer erster Teil gezeigt, bei dem die gleichen Ereignisse in einer anderen Reihenfolge passierten, sodass der zweite Teil des Films keinen sinnvollen inhaltlichen Bezug mehr hatte. Wenn diese Probanden später den Rest ganz normal anschauten, blieb deutlich weniger an Informationen hängen.

Wir haben also sehr viel Vorwissen – über Kategorien von Objekten, über Ereignisse und Abläufe bis hin zu besonderen Ausnahmefällen. Natürlich ist auch dieses Vorwissen vernetzt und vielschichtig. Beim Einkauf im Supermarkt wird nicht nur das Supermarktschema aktiv, sondern auch das Gemüseschema, wenn ich beim Brokkoli stehe, oder das Freundeschema, wenn ich für den Spieleabend Getränke kaufe und überlege, wer wohl worauf Appetit hätte. Außerdem das Geldschema, wenn ich abschätze, ob ein Produkt teuer ist oder nicht, ohne dass ich mich genau daran erinnern könnte, was ich letztes Mal dafür bezahlt habe. Diese Schemata und Modelle erlauben uns, mit sehr vielen Situationen schnell umzugehen; sie sparen dem Gehirn sehr viel Aufwand und machen es beim Verhalten schneller.

Lernen bedeutet für uns also häufig, aus vielen Einzelbeispielen Regeln und Schemata abzuleiten. Das bewusst zu tun ist schwierig. Wiederholungen, Bestätigungen und Verletzungen der vorhandenen Regeln sind wichtig, um die Muster immer weiter zu schärfen. Etwas komplett Neues zu lernen ist daher am Anfang, wenn noch kaum geeignete Regeln da sind, besonders schwierig. Die ersten 50 Chinesisch-Vokabeln sind die schwersten, für alle folgenden kann ich dann schon auf mein Schema zurückgreifen. Die erste Million sei die schwerste, sagt manch Kapitalist. Alle späteren verdienen sich leichter, wenn schon klar ist, wie es geht. Das mit den Chinesisch-Vokabeln kann ich aus eigener Erfahrung bestätigen, bei der Vermutung zu den Millionen fehlt es leider noch an der ersten. Ich komme gegebenenfalls in einer späteren Neuauflage darauf zurück.

Übrigens funktionieren auch viele Witze so. Wir lachen, weil Erwartungen gebrochen werden. Dafür müssen aber erst mal Erwartungen da sein. Meistens werden sie durch die Einleitung des Witzes – den sogenannten Set-up – erzeugt, indem ein Schema aktiviert wird. Der »Punch« des Witzes erzeugt einen Bruch der Erwartung, woraus die Komik resultiert. Ein Beispiel: *Treffen sich zwei alte Freunde nach den Sommerferien. »Wie war der Urlaub?« – »Traumhaft. Ein tolles Hotel an einer romantischen Bucht*

*und, ja, auch im Bett war es endlich mal wieder richtig schön.« –
»Wow. Dann hat es deiner Frau sicher auch sehr gefallen?« – »Wieso? Die war doch gar nicht mit.«*

Die Einleitung löst die Schemata »romantischer Urlaub« und »Ehepaar findet wieder zueinander« sowie die damit verbundenen Erwartungen aus. Der »Punch« stellt klar, dass diese Erwartungen falsch waren – die Ehefrau war gar nicht dabei. Dadurch wird ein anderes Schema aktiviert: Ehebruch. Dieser Erwartungsbruch führt zur Komik. Wir finden das lustig, aber eigentlich ist es unser Gedächtnis, das es lustig findet, veräppelt worden zu sein.

Ob wir wollen oder nicht

Für alle, die lernen wollen, stellt sich da natürlich die Frage, wie wir solches Wissen ausnutzen können. Zunächst einmal: Wir lernen natürlich ohnehin ständig. Das Gehirn braucht weder unsere Vorbereitung noch unsere Zustimmung, um zu lernen. Auf Letztere pfeift es im Zweifel sowieso. Alles, was an Input reinkommt, führt zu Aktivierungen und damit jedes Mal potenziell auch zu neuen Verbindungen. Die Herausforderung besteht eher darin, dem Lernsystem zu vermitteln, welche der vielen Dinge, die da so einprasseln, wichtig sind. Der Text im Mathebuch ist abstrakt, kompliziert und Sie wissen wenig dazu? Klar, dass dann kaum Schemata aktiviert werden können, denn die sind ja gar nicht da. Darum passen dann auch nur maximal so viele neue Informationen ins Gehirn, wie über den Hippocampus noch aufgenommen werden können. Und der wird erst im Schlaf aufgeräumt, das hatten wir ja schon beim Thema Gedächtniskonsolidierung. Diese Form von Lernen ist also ein langsamer, mühsamer Weg. Umso ungünstiger, wenn dann beim Versuch, das Buch zu verstehen, auch noch die gut etablierten Schemata für Überforderung,

Zweifel und Langeweile anspringen und statt nur Matheregeln gleich das ganze Konzept Mathe damit verbunden wird.

Alkohol, Drogen oder Krankheiten können die Lernprozesse negativ beeinflussen oder verhindern. Doch wenn das Gehirn gesund und im Normalzustand ist, lernt es auch. Entlernen ist entsprechend schwierig.

Kennen Sie »Agathe Bauer« und »Anneliese Braun«? Das sind zwei typische Beispiele für »Verhörer«, die etwa von Radiosendern und in zahllosen YouTube-Videos gern gespielt werden. Also Lieder, meist in ausländischer Sprache, bei denen wir den Text intuitiv nicht verstehen, dann aber eine falsche deutsche Zeile bekommen und diese deshalb auch hören. Zum Beispiel »Agathe Bauer« statt »I've got the power« und »Anneliese Braun« statt »All the leaves are brown«. Ich denke, Sie kennen das. Wenn nicht, ist es als Text schwer zu beschreiben. Suchen Sie dann bitte mal auf YouTube nach Song-Verhörern, etwa »Agathe Braun«-Songs, »Mondegreen« oder »Soramimi«, und Sie wissen, was ich meine.

Der gleiche Effekt führt dazu, dass wir bei rückwärts gespielten Liedern Botschaften »hören«. Unser Gehirn nutzt wieder seine bekannten Regeln und Schemata, um das Verständnis zu ermöglichen. In diesem Fall liegt es allerdings daneben. Das Fiese dabei ist: Es lernt gleich wieder, sodass wir nach dem einmaligen Anhören beim nächsten Hören des Liedes erst recht den »Verhörer« hören statt den richtigen Text. Ein anderes Beispiel sind Suchbilder. Wer in den Wimmelbildern Walter (beziehungsweise im englischen Original Wally) einmal gefunden hat, hat an dem Bild nicht noch einmal Spaß oder muss das Buch zumindest für sehr lange Zeit auf dem Dachboden aufheben.

Wir können also gar nicht nicht lernen. Unser Gehirn erwartet Input über die Sinne und verarbeitet ihn. Selbst beim neuen Entspannungstrend Floating, bei dem man sich in einen geschlossenen Tank mit körperwarmem Salzwasser legt und daher weder sieht, hört noch fühlt. Das soll entspannen, führt aber auch sehr schnell zu Tagträumen und Halluzinationen. Als Wellnesstechnik bleibt man meistens nicht länger als 30 bis 60 Minuten darin, und auch nicht öfter als einmal pro Woche. Dann bleiben diese Erlebnisse auf den Tank begrenzt und werden als entspannend und interessant erlebt. Aber selbst hier wird teils von über das eigentliche Floating hinaus anhaltenden Halluzinationen als seltener Nebenwirkung berichtet. Ein längerer Sinnesentzug gilt dagegen als schlimme Foltermethode und ist gemäß Menschenrechtskonvention verboten. Auch wenn unser Gehirn keinen Input bekommt, brauchen die Nervenzellen es anscheinend, dass sie gelegentlich zufällig feuern, wodurch sich die Trugbilder und Halluzinationen ergeben, die dann aber wieder neue Verbindungen eingehen (das heißt »gelernt werden«). Und wenn dies zu lange anhält, kann es zu Psychosen, Panik und schizophrenen Zuständen führen. Statt uns selbst unseren Sinnen zu entziehen oder nur die immer gleichen Schemata zu aktivieren, sollten wir unser Gehirn lieber sinnvoll füttern.

Experte müsste man sein

Gehen wir jetzt aber mal davon aus, dass wir lernen wollen, und schauen wir uns bewusste Lernprozesse an. Damit das Lernen besonders schnell und effizient funktioniert, hilft es zum Beispiel, sich mit dem Thema schon auszukennen. Das ist jetzt leider kein praktischer Tipp, denn es lässt sich ja nicht auf Knopfdruck erledigen. Zugleich ist es aber sehr spannend festzustellen, wie das Gehirn lernt, Experte für ein Thema zu werden – woraus dann doch noch Lerntipps abzuleiten wären. Besonders untersucht wurden in dieser Hinsicht vor allem Schachspieler. Wenn Nicht-Schachspieler die Aufgabe bekommen, sich in kurzer Zeit einige Bretter mit Schachpositionen zu merken, können sie sich meistens nur eine Handvoll Figuren merken. Genauso viele, wie in das Arbeitsgedächtnis passen. Echte Schachexperten dagegen können bekanntlich nicht nur die Positionen auf einem Brett behalten, sondern oft auch simultan gegen zahlreiche Gegner blind spielen, ohne das Brett zu sehen. Auch bei der Aufgabe, sich Bretter zu merken, schneiden sie extrem gut ab. Allerdings nur unter einer Bedingung: Die Brettaufbauten müssen real sein, also im Spiel so vorkommen können.

Werden die Figuren aber wahllos zufällig auf dem Brett verteilt, sind die Experten genauso schlecht wie jeder andere auch. Erst die Einbindung in ihr vorhandenes Wissensnetzwerk erlaubt es ihnen, die Grenzen des Arbeitsgedächtnisses zu umgehen. Das ist für Kurzzeitgedächtnisaufgaben allerdings genauso relevant wie für langfristiges Lernen. Nach dem Studium der Partien anderer Spieler oder auch eines eigenen Spiels können sie meist das ganze Spiel nachspielen, ohne das Gefühl, es bewusst auswendig gelernt zu haben.

Viel mit Experten beschäftigt hat sich etwa der Amerikaner Anders Ericsson. Auf seinen Beobachtungen basierend hat er die Idee des Langzeitarbeitsgedächtnisses entwickelt. Experten schaffen es durch ihr Vorwissen, Inhalte zu ihrem Thema im Langzeitgedächtnis so zu verarbeiten, wie es ansonsten im Arbeitsgedächtnis passiert. Das heißt nicht, dass die Inhalte direkt beim ersten Mal für immer gespeichert sind, aber es heißt, dass bei geübten Schachspielern das Langzeitgedächtnis auch solche kurzfristigen Lernaufgaben übernehmen kann. Ähnliche Effekte wurden bei Experten in zahlreichen Disziplinen nachgewiesen, von medizinischen Problemen bei Ärzten über Tanzschritte bei Tänzern bis zum Gehör bei Musikern.

In einer meiner eigenen Studien habe ich mit meinen Kollegen am Max-Planck-Institut in München gezeigt, dass einiges dafür spricht, dass es auch bei Gedächtnissportlern so läuft. Wir hatten einige der Weltbesten bei uns im Institut zur Untersuchung zu Gast. Während etwa in einer Aufgabe, bei der Zahlen im Sekundenabstand vorgelesen wurden, die meisten Nicht-Gedächtnissportler nur die von Miller vorhergesagten sieben plus/minus zwei Ziffern behalten können, konnten die Denksportler hier teils Hunderte von Zahlen behalten. Die erste Beobachtung ist zudem, dass selbst die sieben Ziffern normalerweise schnell wieder vergessen sind, Gedächtnissportler aber auch am nächsten Tag noch praktisch alle Zahlen aufschreiben könnten, selbst wenn sie nicht mit dem erneuten Test gerechnet haben. Wobei Gedächtnissportler, die zu einer Studie eingeladen werden, tendenziell eher damit rechnen dürften, noch ein weiteres Mal überraschend abgefragt zu werden, als andere, da sie mehr über vergleichbare Studien wissen.

Mit dem Hirnscanner konnten wir dabei sehen, dass bei Gedächtnissportlern beim Abruf gerade erst gelernter Zahlen die gleichen Gehirnregionen aktiv werden wie beim Abruf Tage zuvor gelernter Zahlen, nicht aber die klassischen Regionen für das Kurzzeitgedächtnis. Die Gedächtnistechniken erlauben es ihnen nämlich, die Zahlen direkt in Regionen des Langzeitgedächtnisses zu speichern, so wie auch Schachspieler die Schachpositionen behalten. Das führt nicht nur zu einem Mehr an Informationsaufnahme, die Erinnerungen werden auch genauer. Gedächtnissportler konnten bei ähnlichen Begriffen genauer als Kontrollprobanden unterscheiden, welche sie gelernt hatten und welche nicht – aber nur, solange sie ihre speziellen Techniken auch anwenden durften. Andere Forscher haben gezeigt, dass etwa Fußballspieler aufgrund ihrer Erfahrungen schneller Spielentscheidungen treffen können, aber nur, solange es auch um Fußball geht.

Vom amerikanischen Basketballer LeBron James, einem der Besten aller Zeiten in seiner Sportart, heißt es, dass er sich an nahezu jeden Spielzug aus seiner Karriere mit über 1000 Spielen erinnern kann und das auch nutzt, um etwa darauf zu reagieren, wie sich Gegner in früheren Spielen in vergleichbarer Aufstellung verhalten haben. Sportmedien schreiben da gerne, er habe ein fotografisches Gedächtnis und das sei halt so. Ein etwas älteres und längeres Interview mit ihm zu diesem Thema deutet für mich eher auf das übliche Expertenphänomen hin.[5] Er beschreibt, dass er schon als Teenager begonnen habe, viel bewusster über Spielsituationen nachzudenken. Während ein Hobbyspieler nach Abpfiff an Cola und die Dusche denkt, ging er im Kopf die Situationen noch einmal durch, analysierte sie und speicherte sie dadurch besser ab. Das Wissensnetz wurde immer größer und neue Szenen bauten sich so direkt im Langzeitgedächtnis ein. Daher spricht hier viel dafür, dass nicht solche mit einem besonderen Talent für das Lernen Experten werden, sondern dass diese Strukturen durch langjähriges Lernen ausgebildet werden.

Im Endeffekt handelt es sich also um nichts anderes als die uns bereits bekannten Schemata. Jeder von uns ist in zahlreichen Dingen ein solcher Experte, und mit den entsprechenden Gedächtnistechniken können solche Schemata ganz bewusst für viele verschiedene Lerninhalte angelegt werden. Während allerdings beim Hobbymusiker vielleicht noch Schemata vorhanden sind, die einige klassische Musikstücke und Streichinstrumente zu klassifizieren helfen, hat der Geigenprofi über die Jahre mehrere hierarchisch aufgebaute Schemata für alle möglichen Aspekte des Spiels auf seinem Instrument entwickelt, die ihm helfen, immer neue Aspekte immer besser aufzunehmen.

Der zweite Teil von Ericssons Forschung betrifft dann auch die Frage, wie lange es denn dauere, ein Experte in etwas zu werden. Da haben viele gleich die 10 000-Stunden-Regel im Kopf. Vermutlich weil sie so gut in unsere Schemata für runde Zahlen und einfache Zusammenhänge passt. Ericsson selbst hat die Zahl in einigen Studien zitiert, um Experten nach der in Stunden gemessenen Erfahrung in ihrem Leben einzuteilen. So zeigte sich, dass Geiger mit 10 000 Stunden Spielerfahrung auch für

Laien hörbar besser waren als solche mit 5000 Stunden Erfahrung. Dies sollte aber nur als grobe Einteilung dienen und war nicht als Regel gedacht. In manchen Gebieten ist mit deutlich weniger aufgewendeten Stunden die Weltspitze zu erreichen. Das hängt ja auch immer von der Konkurrenz und der Komplexität der Aufgabe ab. Selbst unter den weltbesten Gedächtnissportlern hat bei Weitem noch niemand diese Stundenzahl aufgebracht. In unserer Studie waren es selbst bei den Weltmeistern meist nur 1000 bis 2000 Stunden Gedächtnistraining.

Viel wichtiger ist, wie die Stunden qualitativ gefüllt werden. Dieser Aspekt geht bei den zahllosen Selbsthilferatgebern, welche diese Studien zitieren, verloren. Ericsson spricht von »Deliberate Practise«, womit bewusstes, reflektierendes Üben gemeint ist. Wer einfach nur viel Spaß am Geigespielen hat und 10 000 Stunden in seinem Leben spielt, wird sicher etwas besser, aber trotzdem nicht die Weltspitze erreichen. Dafür muss, zumindest anfangs und am besten mit erfahrenen Lehrern, bewusst trainiert werden. Es muss analysiert und reflektiert werden, was gemacht wurde, was dabei geklappt hat und was nicht. Es sollte von den Besten der Welt des Faches gelernt und deren Handeln nachvollzogen werden. Es gibt Abertausende Kinder, die dreimal die Woche auf dem Fußballplatz stehen, um mit ihren Freunden zu üben. Doch diejenigen, die später groß rauskommen, denken auch im Anschluss an ihre Spiele und Spielzüge. Sie wollen im Training nicht nur spielen, sondern üben immer und immer wieder den gleichen Trick, bis er endlich klappt.

Das Reflektieren hilft uns auch nachzuvollziehen, was im Gehirn passiert. Es entspricht etwa einem stetigen Abrufen und dadurch besseren Abspeichern der Übung, was schließlich zur Herausbildung entsprechender Strukturen im Langzeitgedächtnis führt. Ericsson schlussfolgert daraus sogar, dass es so etwas wie Naturtalente gar nicht gebe. Das Talent an sich stellt er infrage und hebt hervor, dass viele, denen ein besonderes Talent

zugesprochen werde, genau deshalb dann auch am meisten üb-
ten, die besten Lehrer hätten und am genauesten reflektierten,
was sie täten. Darum seien sie schließlich die Besten, während
andere mit gleichem Aufwand und gleicher Förderung es ebenfalls hätten schaffen können. Ich denke, da geht Ericsson etwas
zu weit. Zum weltbesten Torhüter zu werden bliebe bei unver-
änderbaren 1,65 Meter Körpergröße ein nicht machbares Unterfangen.

»Hey Gehirn, weiß ich das noch?«

Wiederholung ist wichtig beim Lernen, und Reflektieren ist letztlich auch nur eine Form von Wiederholung. Heute ist uns dank
einiger Forschungen aus den letzten Jahren klarer als je zuvor,
von welch grundlegender Bedeutung dies beim Lernen ist. Die
meisten Menschen denken bei Tests oder Prüfungen nur an die
spätere Überprüfung der Lernleistung. Der Lehrer fragt ab und
bewertet. Tatsächlich hat aber genau dieses Abfragen einen
enormen Effekt auf die spätere Gedächtnisleistung. Das heißt in
der Praxis: Vokabeln abzufragen bringt mehr als Vokabeln noch
einmal durchzugehen. Im Wesentlichen war das schon länger
bekannt, aber erst in den 1990er-Jahren wurde es genauer belegt
und seit 2006 durch die Arbeit von »Roddy« Roediger zu einer
eigenen Forschungsrichtung. Zusammen mit seinen Mitarbeitern, von denen in den Folgejahren einige eigene Lehrstühle
übernahmen, konnte Roediger zeigen, dass der von ihm so be-
nannte »Testing Effect« von großer Bedeutung ist. In einer Studie sah das etwa so aus: Ein Teil der Studienteilnehmer durfte
einige Vokabeln mehrfach lesen und in eigener Vorgehensweise
lernen. Ein anderer Teil durfte die Vokabeln nur einmal lernen
und wurde dann mehrfach abgefragt – mit nur kurzem Feedback
der richtigen Antwort, wenn die Probanden falsch lagen. Direkt

nach dem Lernen hatten beide Gruppen ähnlich viel behalten. Eine Woche später dagegen hatten die Teilnehmer der ersten Gruppe das meiste vergessen, die der zweiten Gruppe das meiste noch immer im Gedächtnis!

In weiteren Untersuchungen stellte sich schnell heraus, dass dies nicht nur für Vokabeln, sondern auch für kompliziertere Inhalte gilt, zum Beispiel wenn diese mithilfe von Fachbüchern gelernt werden. Erstaunlich ist zudem, dass viele das falsch einschätzen. Wurden Versuchsteilnehmer gefragt, ob ihnen das Abfragen etwas fürs nachhaltige Lernen gebracht habe, so antworteten die meisten mit Nein. Doch damit lagen sie falsch. Nicht zuletzt deshalb lassen viele hier Chancen aus. Wenn Sie etwa ein Sachbuch lesen, sollten Sie nach dem Lesen und Zuklappen nicht sofort zur nächsten Aktivität übergehen, sondern kurz über das gerade Gelesene nachdenken. Auch beim Zeitunglesen kann ein solches Innehalten Sinn machen, wenn das Lesen nicht nur dem Zeitvertreib dienen sollte. Um etwas dauerhaft zu lernen, ist eine einzige Wiederholung noch nicht genug. Beim Lernen mit Karteikarten wird das Prinzip schon lange genutzt, weit bevor es als Testing Effect genauer untersucht wurde. In größer werdenden Abständen werden die Karten hervorgeholt und mit ihnen überprüft, ob die Vokabel noch übersetzt oder die Frage noch beantwortet werden kann. Mit den Namen Pimsleur oder Leitner werden dabei Systeme zum Sprachenlernen verbunden, wobei hier die Erfinder die Wiederholung in größer werdenden zeitlichen Abständen betonen. Auch hier wird aber vor allem der Testing Effect gut genutzt. Wer die Karteikarten nur anguckt und liest, profitiert kaum. Erst das Abfragen stärkt die Lernleistung. Zudem ist das, was englisch »Spaced Repetition« heißt, von Belang. Das Abfragen sollte am besten dann erfolgen, wenn die Erinnerung gerade verloren zu gehen droht. Wissen wir etwas schnell und genau, hat die Wiederholung wenig Nutzen. Haben wir es schon vergessen, ist es zu spät. Die Karteikarte geht dann in den üblichen Systemen zu Recht zurück in die erste Box. Das »Ach ja« beim Nochmallesen reicht nicht.

Natürlich wissen wir in der Praxis nicht genau, wann der richtige Moment ist. Als Faustformel empfehle ich fünf Wiederholungen, sich also fünfmal selber abzuprüfen: Nach einer Stunde, einem Tag, einer Woche, einem Monat und einem halben Jahr. Das kann man sich als Faustformel – fünf Finger – auch gut merken. Die ersten Wiederholungen kommen vielen sehr früh vor, aber gerade dann sind sie wichtig. Denken Sie noch einmal an die Gedächtniskonsolidierung zurück: Was am Tag wiederholt vorkam, ist im Gehirn eher als wichtig »markiert« und wird daher verstärkt statt aussortiert. Klar, die Formel vereinfacht und es kommt sehr auf den Inhalt an! Wer von meinem Buch jetzt so motiviert ist, dass er anfängt, Chinesisch zu lernen, der muss die ersten Wörter öfter und eher wiederholen. Denn es fehlt noch an den Schemata, um diese direkt ins Langzeitgedächtnis aufzunehmen. Wenn Ihnen jetzt aber Ihre beste Freundin erzählt: »Hey du, übrigens, was ich dir noch sagen wollte: Ich bin schwanger«, dann brauchen Sie das nicht fünfmal zu wiederholen, da reicht einmal völlig aus.

Menschen, Bilder, Emotionen

Die Lernprozesse laufen nicht unabhängig vom Rest des Denkens ab. In der Schulklasse stört mal der Klassenclown, dann hilft der nette Sitznachbar und erst wenn der Lehrer moderiert, kann bei vielen Schülern gleichzeitig der Lernerfolg gesteigert werden. Im Gehirn jedes Einzelnen ist es nicht viel anders. Da gibt es Lern-Moderatoren, Förderer und Verhinderer. Einige davon möchte ich Ihnen vorstellen.

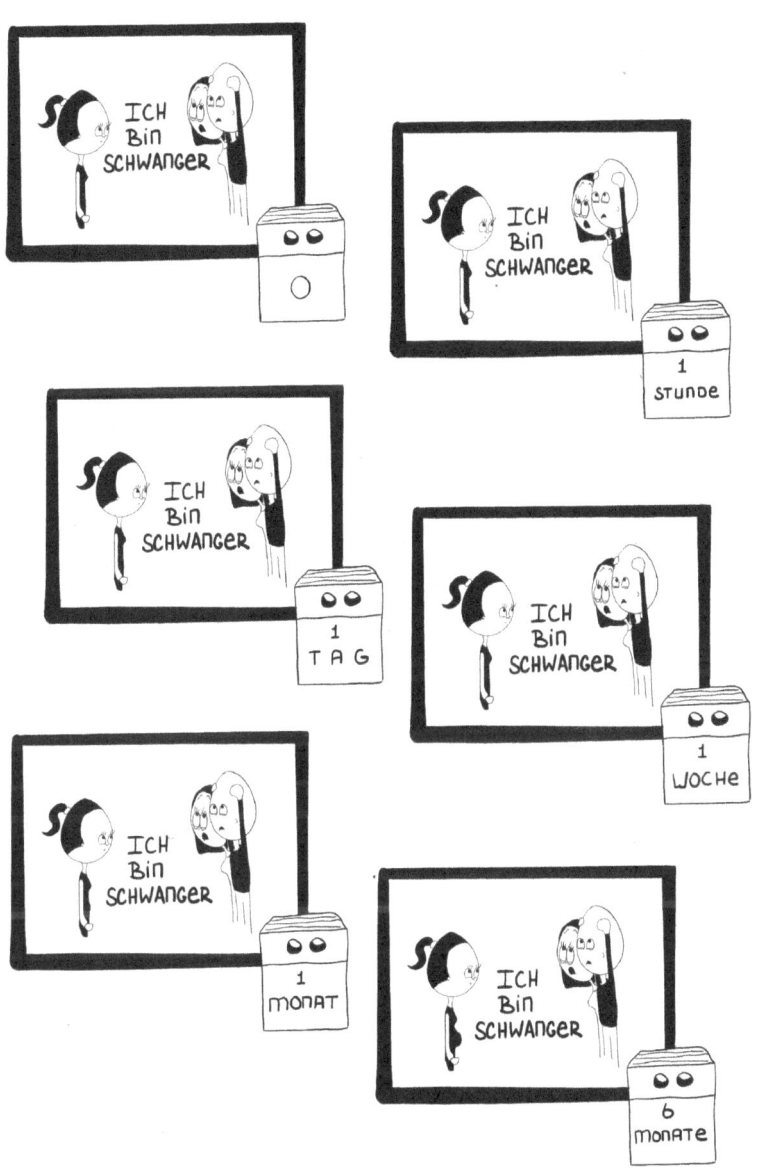

Intelligenz

»Jedermann klagt über sein Gedächtnis, doch niemand über seinen Verstand.« Dieses Zitat wird François de La Rochefoucauld zugeschrieben. Der französische Schriftsteller hatte schon im 17. Jahrhundert diese Beobachtung gemacht. Das ist auch heute nicht anders. »Das kann ich mir nicht merken« ist als Klage über sich selbst gesellschaftlich akzeptabel, »Dazu bin ich zu doof« nur, wenn es ironisch gemeint ist. »Superhirne« nennt das Fernsehen Gedächtniskünstler oft und schreibt ihnen damit meist auch hohe Intelligenz zu. Ebenso auch erfolgreichen Quizkandidaten, Wissenschaftlern oder Kopfrechnern. Doch schon die Definition von Intelligenz ist schwierig.

Die simpelste Variante lautet: »Intelligenz ist, was der IQ-Test misst.« Mancher denkt sich da: »Zur Not halt mehrfach messen.« Übliche Onlinetests sind allerdings wenig akkurat, ein vollständiger IQ-Test dauert mehrere Stunden. In Deutschland kann ich die vom Verein Mensa durchgeführten Tests empfehlen, die an vielen Orten kostengünstig und psychologisch validiert durchgeführt werden. Mensa, der Verein für Hochbegabte, sucht auf diese Weise neue Mitglieder. Trotz mancher Kritik ist der IQ als Messgröße beeindruckend gut geeignet, um die Befähigung für andere Leistungen vorherzusagen, sowohl in wissenschaftlichen Studien als auch in Schule, Studium und Beruf. Die Intelligenz ist also ein Maß für das Potenzial.

Das heißt aber auch: Wer sein Potenzial nicht nutzt, hat nichts davon. Wer in den Alpen lebt, hat ein größeres Potenzial, gut Ski fahren zu lernen, als ein Ostfriese. Wenn der Alpenbewohner allerdings jeden Tag denkt: »Heute nicht, aber morgen probier ich's mal, die Berge sind ja jeden Tag da«, während der Ostfriese seine zehn Tage Winterferien pro Jahr in Skikursen verbringt, dann nutzt der Berg vor der Tür auch nichts. Ob und in welchem Ausmaß Intelligenz etwas Starres ist, wird weiterhin viel diskutiert.

Auch hier ist es zunächst eine Korrelation. Ein schlaues Kind wird sehr wahrscheinlich auch ein schlauer Erwachsener werden. Aber nicht jeder schlaue Erwachsene war zwingend auch schon als Kind schlau. Immer wieder gibt es Untersuchungen und Versuche, die Intelligenz zu trainieren – meist mit wenig Erfolg.

Ein wichtiges »Trainingsinstrument« ist zweifellos die Schule. Mit jedem zusätzlichen Jahr in der Schule steigt auch der IQ. Jetzt denken Sie vielleicht, dass mit jedem weiteren Jahr in der Schule ja auch die dümmsten Schüler rausfallen. Und damit haben sie sogar recht. Aber selbst wenn wir das berücksichtigen, zeigt sich, dass Lernen und Bildung sich nachhaltig auf die Intelligenz auswirken. Im Erwachsenenalter schwankt der IQ nur noch wenig. Genetische Veranlagung hat ebenso wie Förderung und soziales Umfeld im Kindesalter ihren Einfluss ausgeübt. Wichtig ist vielleicht noch anzumerken, dass der Großteil aller Menschen in sehr ähnlichen IQ-Bereichen zu finden ist. Das liegt an der berühmten Glockenkurve. Rund 70 Prozent aller Menschen liegen zwischen den IQ-Werten 85 und 115.

Auch der Zusammenhang von Intelligenz und Gedächtnisleistung ist gut untersucht. Beim Arbeitsgedächtnis besteht sogar ein ziemlich großer Zusammenhang in dem Sinne, dass Menschen in beiden Bereichen meist ähnlich gut oder schlecht sind. In beiden Fällen ist ja auch besonders das Frontalhirn aktiv, und bei vielen Intelligenztestaufgaben müssen verschiedene Informationen oder Dinge in Zusammenhang gebracht werden, wobei das Arbeitsgedächtnis eine große Rolle spielt. Ein gutes Arbeitsgedächtnis ist also schlichtweg nötig, um einen Teil der IQ-Testaufgaben lösen zu können. Beim Langzeitgedächtnis ist der Zusammenhang dann schon geringer. Die meisten Menschen mit einem hohen IQ haben auch ein gutes Langzeitgedächtnis. Umgekehrt gilt dies aber nicht. Ein gutes Langzeitgedächtnis kann man auch mit niedriger oder durchschnittlicher Intelligenz erzielen.

Was Intelligenz im Gehirn ausmacht, ist derzeit noch schwer zu beantworten. Wie beim Gedächtnis ist keine Gehirnregion als allein zuständig auszumachen. Ein derzeit viel beachteter Ansatz ist die Parieto-Frontale Integrationstheorie. Dabei geht es wieder einmal um Verbindungen, die wichtiger sind als die Summe aller Teile. Das Frontalhirn ist im Intelligenznetzwerk stark beteiligt, aber auch der parietale Teil des Gehirns (im Hinterkopf oben unter der Schädeldecke), in dem die Integration von Sinneseindrücken erfolgt. Noch einige weitere Gehirnregionen kommen hinzu. In jeder davon sind viele Neuronen hilfreich, aber das erklärt jeweils nur einen Teil. Erst wenn die »Leitungen« zwischen diesen Gehirnpartien besonders gut und schnell sind, verhilft dies zu besonderes hoher Intelligenz.

Aufmerksamkeit

Ein anderer Moderator für Lernen ist Aufmerksamkeit. »Klar, wenn ich nicht aufpasse, kann ich mir auch nichts merken!«, sagen Sie jetzt vielleicht. Aber unser Gehirn nimmt sehr wohl Dinge wahr, auf die wir uns nicht konzentrieren. So sind wir im Abschnitt über das sensorische Gedächtnis bereits dem Cocktailparty-Effekt begegnet (wenn Sie aufmerksam werden, weil jemand Ihren Namen nennt, während Sie eigentlich einem anderen Gespräch folgen), und erst recht gilt dies bei allen Formen von Lernen im Schlaf. Wenn wir jemanden kennenlernen, achten wir ja auch nicht bewusst auf die Stimme, würden sie später aber trotzdem wiedererkennen.

Andererseits ist gelenkte Aufmerksamkeit natürlich von großer Bedeutung. Wenn ich Ihnen einige Fotos zeige, auf denen Menschen abgebildet sind, und Ihnen dazu unterschiedliche Aufgaben stelle, etwa zunächst auf die Farbe der Kleidung zu achten, beim nächsten Mal aber auf die Frisur, dann können Sie sich an diese jeweiligen Aspekte später besser erinnern. Was aber nicht ausschließt, dass Sie sich bei einigen Fotos auch an andere, nicht gezielt beachtete Details erinnern. Stellen Sie sich einfach mal einen Workshop vor. Wenn Sie direkt im Anschluss gefragt würden, wer denn der Mann mit dem karierten Hemd war, könnten Sie die Frage sicher beantworten. Zwei Tage später aber meistens schon nicht mehr, wenigstens die Männer unter Ihnen. Es sei denn, aus einem bestimmten Grund wäre die Aufmerksamkeit bewusst auf das Hemd gelenkt worden, etwa weil die Kollegin fragte, seit wann denn dieser Kollege karierte Hemden trage. Der war doch bestimmt Shoppen. Ob er wohl eine Neue habe?

Wir können also unsere Aufmerksamkeit auf Dinge lenken und damit beeinflussen, was wir lernen. Im Gehirn führt das zu mehr Aktivität der zuständigen Gehirnregionen, das lässt sich im Tomografen messen. Dabei zeigt sich aber auch, dass bei unbeachteter Stimulation trotzdem eine erhöhte, nur eben weniger hohe Aktivierung vorliegt – weshalb Sie eben direkt nach dem Termin die Kleidung der Kollegen noch vor Augen haben.

Auch wenn es Beispiele für Lernen ohne Aufmerksamkeit gibt, bleibt Aufmerksamkeit wichtig. Ich könnte Ihnen 100-mal hintereinander meine Telefonnummer aufsagen, aber trotz häufiger Wiederholung würden Sie sich diese nicht merken. Böte ich Ihnen jedoch beim 101. Mal 1000 Euro Belohnung an, wäre Ihre Aufmerksamkeit auf einmal hoch genug, dass die Chance, sich die Nummer zu merken, plötzlich sehr groß ist. Nun gibt es in Studien zwar keine 1000 Euro, aber bei Studenten geht das auch schon mit einigen Cent. So wird das in Studien oft gemacht, und entsprechend zeigt sich, dass besonders belohnte Inhalte auch besser behalten werden. Aufmerksamkeit verbessert das Lernen, weil wir mit unserer Aufmerksamkeit die Aktivität der Neuronen in unserem Gehirn aktiv beeinflussen. Im realen Leben sind Stimuli »aufmerksamkeitsheischender«. Zu Recht setzt die Werbung intensiv darauf, dass Dinge »hängen bleiben«, auch wenn wir nicht bewusst darauf achten, welches Waschmitteln gerade am allerweißesten wäscht. Es fällt aber doch mehr Aufmerksamkeit darauf als auf die Zahlenfolge, und da mehr Sinne angesprochen werden, ist auch die Grundaktivität des Gehirns hoch genug, um die Marketingziele zu erreichen.

Wer vor Lernherausforderungen steht, sollte daher seine Aufmerksamkeit auch den Lernmaterialien zukommen lassen. Dass wir auch mal abschweifen, ist normal, aber es ist nicht gerade clever, sich dauernder Ablenkung auszusetzen. Smartphone auf lautlos, Facebook aus, Räume, in denen sich andere laut unterhalten, meiden. Klingt banal, ist auch so, aber wird zu oft nicht beachtet.

Zur häufigen Streitfrage, ob Musik beim Lernen störe, lässt sich problemlos jede Position mit Studien belegen. Es gibt mehrere Studien, die herausfanden, dass Musik stört; mehrere andere fanden, dass Musik hilft, und wieder andere, dass sie keinen Einfluss hat. So ist das manchmal. Warum, wird weiter erforscht. Generell aber ist schnelle Musik, laute Musik und solche mit viel Text tendenziell schlechter für Aufmerksamkeit und Lernen. Jüngere Menschen werden dadurch aber weniger abgelenkt als ältere, und wenn es Musik ist, die einem gefällt und bereits bekannt ist, deutet mehr darauf hin, dass sie zumindest nicht stört. Die Empfehlung sollte daher sein: Machen Sie es so, wie Sie das Gefühl haben, sich am besten konzentrieren zu können!

An dieser Stelle noch ein Wort zu AD(H)S – der Aufmerksamkeitsdefizit-Störung, die häufig noch mit Hyperaktivität verbunden ist (daher das H in der Abkürzung). »Wir können den Umstand nicht genug betonen, dass aus wissenschaftlicher Sicht die Meinung, dass ADHS nicht existiere, ganz einfach falsch ist«, stellte eine sehr große Zahl von Wissenschaftlern in einer gemeinsamen Stellungnahme schon 2002 klar.[6] Manche wittern da gleich wieder eine Verschwörung oder den bösen Pharma-Wolf.

Tatsächlich ist die Behandelbarkeit dieser Störung ein Problem. Denn das berühmte Ritalin führt eben auch bei einfach nur etwas unruhigen Kindern zu den von manchen Eltern oder Lehrern gewünschten Auswirkungen, dass diese ruhig sind. Ich denke auch, dass es die Tendenz gab oder noch gibt, die Diagnose ADHS zu früh zu stellen, Medikation zu oft zu verschreiben. Doch der Umkehrschluss, die Krankheit sei schlicht erfunden, bleibt falsch. Wenn bei stark betroffenen Personen ein normales Lernen oder gar ein geregeltes Leben durch die Symptomatik nicht möglich ist, ist meiner Meinung nach eine kontrollierte Medikation richtig. Es stimmt allerdings auch, dass diese nicht heilt, sondern nur die Symptome reduziert. Ich bin kein Mediziner und kann daher Betroffenen nur allgemein raten, mit ihren Ärzten das Für und Wider zu besprechen und bei eigenen Zweifeln eine zweite Meinung einzuholen.

Motivation

Die Aufmerksamkeit auf etwas lenken, schön und gut, aber über längere Zeit kann das ganz schön schwierig sein. Selbst wenn ich mir bewusst ein Buch nehme, driften meine Gedanken irgendwann ab. Selbst in einem guten Vortrag findet man sich plötzlich in einem Tagtraum wieder und merkt, dass man die letzten zwei Minuten verpasst hat. Wenn dann noch etwas gelernt werden soll, an dem das Interesse ohnehin gering ist, klappt es gleich gar nicht mehr.

Studierende können gegebenenfalls auf andere Lernmaterialien ausweichen und haben hoffentlich zumindest einen Studiengang, der sie motiviert. Von Schülern aber erwarten wir einfach, dass sie gefälligst aufpassen. Auch im Berufsleben mögen noch Dinge zu lernen sein, die schwierig und lästig sind. Motivation kann dabei vielfältiger Art sein. Ein Schüler, der sich noch im

Geschichtsunterricht vermeintlich keine drei Minuten konzentrieren kann, sitzt dann zu Hause stundenlang vor seinem Sammelkartenspiel und lernt die Spielwerte, Namen und Eigenschaften Hunderter Charaktere auswendig. Andere stöhnen schon Tage vor der jährlichen Weiterbildung im Betrieb, belegen aber in ihrer Freizeit Dutzende Kurse über ihr Lieblingshobby und ertragen dort problemlos auch mal schlechten Unterricht. Die Motivation, die hier antreibt, heißt intrinsisch, also von uns selbst kommend. Sie ist naturgemäß von außen schwierig zu kitzeln. »Du musst nur wollen« ist ein wenig hilfreicher Rat. Wer aber mit Begeisterung von seinem Thema erzählt, den Lernenden überdies Erfolgserlebnisse schafft und einen Bezug zwischen Lerninhalt und Themen herstellt, bei denen Interesse schon vorhanden ist, der kann auch die intrinsische Motivation wecken.

Der andere Weg ist die extrinsische Motivation, also die Motivation durch von außen angebotene Belohnungen. Auch die kann funktionieren. Ihr Chef gibt Ihnen mehr Geld, wenn Sie die Fortbildung machen und bestehen. Der Lehrer gibt eine gute Note, und schon im Kindergarten gibt es einen Smiley-Sticker, wenn das Töpfchen aufgesucht wurde. Das Problem: Extrinsische schädigt intrinsische Motivation. Wer etwa eine Belohnung für eine einfache Tätigkeit versprochen bekommt, macht sie danach nicht mehr freiwillig ohne Belohnung. Wenn schon Drittklässler für eine knappe Zwei im Mathetest fragen: »Was krieg ich dafür?«, statt sich über ein Lob zu freuen, ist das kein gutes Zeichen.

Eine Überblicksstudie von 1999 hat über 100 Studien zu dieser Fragestellung ausgewertet und kommt klar zu der Erkenntnis, dass dies in allen Altersklassen der Fall ist und sich zudem negativ auf die Leistung auswirkt. Wer ein Thema aus intrinsischem Interesse lernt, hört nicht auf, sich weiter damit zu beschäftigen. Wer als Student jedoch schon in der Einführungsphase eingetrichtert bekommt: »Vier gewinnt!« (sprich, eine Vier als Note reicht zum Bestehen und eine bessere Note bringt nichts, weil nur der Schein zählt), der wird dann auch nicht mehr weiterlernen, wenn er das Ziel für erreicht hält. Eltern, Lehrer und Führungskräfte sollten daher aufpassen, wie sie Belohnungen einsetzen. Und wir selbst sollten darauf achten, unserer Begeisterung zu folgen und nicht nur die externe Belohnung zu suchen.

Andersherum können wir uns aber auch selbst bestechen, wenn für etwas die intrinsische Motivation nicht hoch genug ist. »Wenn ich das Kapitel noch lese und anschließend im Kopf durchgehe, was ich gelesen und gelernt habe, belohne ich mich mit einer Tafel Schokolade.« – »Wenn ich die ersten 1000 Wörter im Spanischkurs beherrsche, fliege ich ein Wochenende nach Barcelona.« Achten Sie aber bitte auf die Balance von Belohnung und Einsatz. »Nach jeder Spanischvokabel, die ich gelernt habe, belohne ich mich mit einer Portion Aioli mit Oliven« dürfte nach kürzester Zeit negative Auswirkungen auf Ihr soziales Umfeld haben.

Dass Lernen und Motivation eng miteinander zu tun haben, hängt natürlich wieder mit dem Gehirn zusammen. Das limbische System ist für Motivation und Emotionsverarbeitung sehr wichtig, aber auch für Gedächtnisleistung. Hier spielt der Botenstoff Dopamin eine wichtige Rolle. Sie erinnern sich? Dopamin wird ausgeschüttet, wenn eine Form von Feedback erwartet wird. Motivation und Lernfähigkeit steigen. Bei positivem Feedback folgt Zufriedenheit und langfristig die Bereitschaft, mehr davon zu wollen. Wie bei Drogen führt das aber auch bei extrinsischen Belohnungen dazu, dass wir immer mehr wollen, um den gleichen Effekt zu erzielen. Wer einmal zwei Euro für die Leistung bekommen hat, wird beim nächsten Mal durch ein schlichtes »Danke« nicht mehr so zufriedengestellt. Das lässt sich wiederum nutzen: Wer vor einer großen Lernaufgabe steht, sieht das Ziel vielleicht in weiter Ferne. »Noch mal eine Sprache lernen? In meinem Alter? Wie soll ich das nur schaffen?« Die erwartete Belohnung ist weit weg, Dopamin wird nicht ausgestoßen, und Motivation wie auch Lernleistung sinken.

Durch das Setzen kleiner Ziele jedoch – das erste Kapitel lesen, die ersten 100 Wörter verstehen, beim Spanier die Tapas auf Spanisch bestellen – werden immer wieder erreichbare Ziele gesetzt und Erfolge erzielt. Wir trainieren unser Gehirn darauf, mehr Erfolge zu wollen, und können zugleich besser lernen. Gleiches gilt auch in nur einer Lernsitzung. Sitzt ein Student am Rechner und muss einen Übungszettel durcharbeiten, fühlt er sich wenig motiviert. Schwere Aufgaben, Zweifel, zu viel auf einmal. Noch einmal schnell auf YouTube geklickt. Jedes Katzenvideo bewirkt aufs Neue ein »Oh wie süß« und damit einen kleinen Dopaminschub. Kommt dann endlich doch der Gedanke: »Wenigstens eine Aufgabe mach ich jetzt«, dann kommen auch hier Erfolge. »Hey, das versteh ich ja doch«, »erste Teilaufgabe geschafft« et cetera. Also ein Tipp: Zwischenziele setzen und sofort anfangen.

Emotionen

Dinge, die uns emotional betreffen, behalten wir automatisch besser. Im Leben bedeutet das: Was uns ärgert, aufregt oder verängstigt, bleibt besser im Gedächtnis, aber auch, was uns begeistert, amüsiert oder in Staunen versetzt. Schon sprachlich ist die enge Bindung an das Sinnliche klar. Wir sagen ebenso »Ich fühle die raue Oberfläche eines Holzbalkens« wie »Ich fühle das raue Gesprächsklima in einem schlechten Meeting«. Wenn uns etwas emotional nahegeht, »bewegt« und »berührt« es uns. Den ersten Kuss vergessen wir nicht und auch nicht das Ende des *Titanic*-Films. Vielleicht aus unterschiedlichen Gründen: Frauen wegen der mitfühlenden Emotionen für »Leo«, Männer wegen der eifersüchtigen Emotionen, weil die Freundin »Leo« mehr anschmachtete als sie selbst.

Die enge Bindung von Emotion und Gedächtnis liegt am bereits erwähnten limbischen System im Gehirn, welches bei der Emotionsverarbeitung wie beim Gedächtnis eine wichtige Rolle spielt. Ein Herr Papez fand schon in den 1930er-Jahren einen Neuronenkreislauf in dieser innen liegenden Gehirnregion, der nach ihm Papez-Kreis benannt ist. Er entdeckte nämlich, dass es eine geschlossene Neuronenkette gibt, die einige Gehirnregionen verbindet. Vom Hippocampus aus geht sie mit verschiedenen Schrittstufen über den »Türsteher« Thalamus zum Gyrus cinguli.

Dieser liegt direkt über dem Balken, also der Verbindung beider Gehirnhälften, und ist der räumlich größte Teil des limbischen Systems. Er ist wichtig für Aufmerksamkeit, Konzentration und reguliert auch unseren Antrieb. Einige Nervenbahnen führen von dort über den entorhinalen Kortex, wo die für das räumliche Gedächtnis so wichtigen Grid-Cells sitzen, zum Hippocampus zurück, wodurch sich der Kreis schließt. Insgesamt geht nur ein kleiner Teil dieser Nervenbahnen im Kreis, viele andere führen weiter in die Großhirnrinde. Papez dachte, dieser Kreis sei für die Emotionsverarbeitung da. Heute wissen wir, dass seine Rolle bei der Gedächtniskonsolidierung viel größer ist. Dieser Kreis ermöglicht nämlich den Austausch zwischen Hippocampus und Präfrontalkortex, von dem schon die Rede war, und somit das Entstehen eines Langzeitgedächtnisses.

Doch auch die Emotionen werden hier und in der unmittelbaren Umgebung erzeugt, erkannt und verarbeitet. Die Amygdala etwa, auf Deutsch auch Mandelkern genannt, ist wichtig bei Angst und Bewertung von Gefahren. Den Thalamus als Türsteher für die Sinne haben wir schon kennengelernt. Mit ihm arbeitet der Hypothalamus zusammen, der Körperfunktionen regelt und bei entsprechenden Emotionen auch unsere körperliche Reaktion darauf. Alle diese Regionen sind eng miteinander verbun-

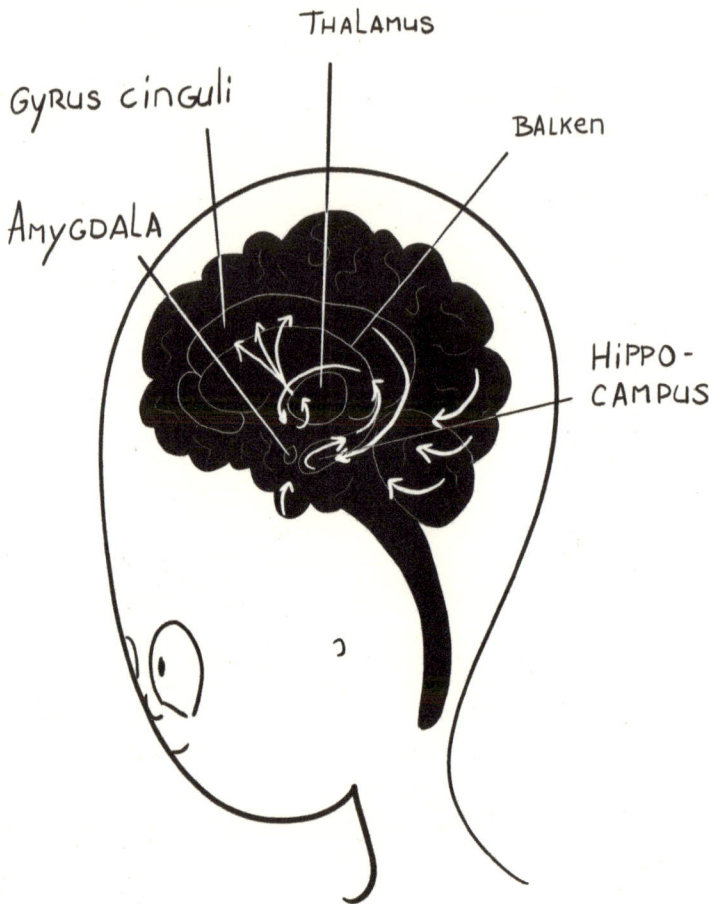

GyRUS cinGULi

THALAMUS

BALKEN

AMYGDALA

HiPPO-
CAMPUS

Der Papez-Kreis. Im limbischen System im Gehirn gibt es eine Folge von Neuronen, ausgehend vom Hippocampus, deren Verbindungen einen geschlossenen Kreislauf bilden. Der Großteil der Verbindungen geht an andere Stellen, zum Beispiel in die Großhirnrinde. Ein kleiner Teil der Nervenbahnen aber schließt nach vielen Zwischenschritten den Kreis. Der Kreis wird von der Großhirnrinde aus reguliert und ist bei der Gedächtniskonsolidierung sehr wichtig. Zugleich verbindet er viele für die Emotionsverarbeitung relevante Gehirnbereiche.

den – über das gemeinsame Botenstoffsystem, über direkte Verbindungen und über die gemeinsame Beteiligung am Entstehen von episodischem Gedächtnis.

Wenn wir etwas erleben, merken wir uns nicht nur die faktischen Details wie Ort, beteiligte Personen und Ablauf, sondern vor allem auch, was wir dabei fühlten. Umgekehrt nutzen das limbische System und vor allem die Amygdala solche Erfahrungen, um neue Situationen in Sekundenbruchteilen schnell zu bewerten. Bärtiger Mann in langem Umhang: Hipster, Bettler, netter Scheich oder doch Terrorist? Löwe in zwei Metern Entfernung: könnte eine große Gefahr darstellen, aber nicht, wenn er aus Plüsch ist oder wir im Zoo sind. Was jetzt lustig klingt, ist tatsächlich eine beeindruckende Leistung unseres Gehirns. Wie genau das hier funktioniert, wissen wir noch nicht. Computer speichern Situationen exakt, doch ihnen fehlt genau diese Fähigkeit zur schnellen Bewertung ähnlicher, aber eben nicht gleicher Situationen. Auch bei uns Menschen ist dieses System anfällig, und Fehler oder Probleme in diesem Bereich können zu geistigen Krankheiten wie Despressionen oder Schizophrenie führen, die wiederum oft mit Gedächtnisproblemen einhergehen.

Beim bewussten Lernen haben wir dagegen oft das Problem, dass das zu Lernende nicht emotional ist. Genau hier kommt es dann zur Meinungsverschiedenheit. Ich finde den Stoff für meine Abschlussprüfungen wirklich wichtig! Die Amygdala aber findet ihn viel zu emotionslos. Dagegen findet sie spannend, wie viel Angst die Prüfung auslöst, und gibt daher an den Hippocampus weiter: »Merk dir mal, Prüfungen sind doof – der Rest scheint mir nicht so relevant.« Ebendarum hilft es, Lernstoff emotional zu gestalten.

Jeder weiß, dass wir uns Geschichten besser merken als Fakten. Dass Unterricht, der Spaß macht, mehr bringt als die beste PowerPoint-Präsentation. Trotzdem wird es meiner Erfahrung nach viel zu wenig beachtet. Gerade wenn wir selbst mit Büchern oder Skripten lernen, fehlt es daran oft. Aber mit Gedächtnistechniken, Bezug zum eigenen Leben oder emotionalen Beispielen kann Freude am Lernen erzeugt werden. Wenn ich versuche, Sie in diesem Buch auch mit ein paar Witzen oder Beispielen zu unterhalten, dann nicht zuletzt mit dem Ziel, dass Sie Spaß haben und letztlich mehr von dem Gelesenen behalten. Wenn ein Physiklehrer die Schichten der Atmosphäre erklärt, kann das sehr trocken sein oder über unterschiedliche Beispiele – von Klimawandel über Weltraumfahrt bis zum Sprung von Felix Baumgartner – unterhaltsam und interessant werden.

Wenn sich jemand nach einem beruflichen Wechsel die Namen von 30 neuen Kollegen merken muss, merkt er sich wahrscheinlich die Namen der neuen Chefin (Angst), des Bürokollegen (Nähe) und des Pausenclowns (je nach dessen Humor von Spaß über Mitleid bis Verachtung) am besten. Um sich auch die anderen 27 Namen zu merken, können die Namen in Bilder umgewandelt werden. Frau Fischer stelle ich mir bildhaft beim Fischen vor, auch wenn Sie eigentlich Buchhalterin ist, und sehe vor meinem Auge, wie sie auf dem Fischerboot einen großen Fang macht. So werden vermeintlich emotionslose Informationen »emotionalisiert«, indem Spaß und Kreativität hinzukommen.

Zugleich sollte aber ein Bezug zum eigentlichen Lernen da sein. Nicht jede Methode macht Sinn. So hat auch der gute Mozart Eingang in die Lernoptimierung gefunden. Dutzende CDs und Produkte mit Mozartliedern werden nicht nur Freunden klassischer Musik, sondern auch Freunden frühkindlicher Förderung verkauft. Viele denken sicher, das sei wie beim Hustensaft: Was ein bisschen bitter schmeckt, hilft bestimmt umso mehr. Tatsächlich basiert der sogenannte Mozart-Effekt auf einer wissenschaftlichen Studie, die schon in den 1990er-Jahren in einer der angesehensten Fachzeitschriften veröffentlicht wurde. Allerdings ging es dabei gar nicht um Kinder, sondern um Studenten.

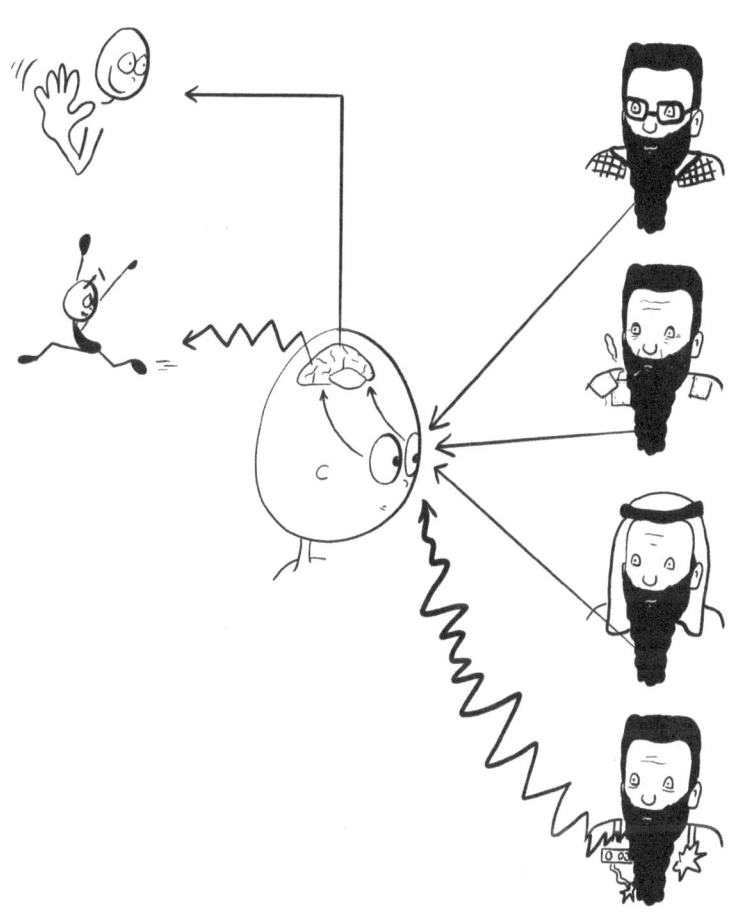

Bärtiger Mann in langem Umhang:
Hipster, Bettler, netter Scheich oder doch Terrorist?

Die schnitten wenige Minuten nach dem Hören von Mozart-Musik in einem Teilbereich von IQ-Testaufgaben um einige Punkte besser ab. Der Effekt verflüchtigte sich nach wenigen Minuten, das Echo der Studie aber hält bis heute an. Andere Forscher fanden positive Effekte bei Mäusen, und vermutlich Hunderte Forscher beschallten Kinder wie Studenten mit klassischer Musik. Zwei Jahrzehnte und Unsummen von Forschungsgeldern später spricht jedoch vieles dafür, dass es den Effekt gar nicht gibt und ein Placeboeffekt aufseiten von Studienteilnehmern wie Forschern die größte Rolle spielte.

Immer so ein Stress

In der Achterbahn können wir uns eher nicht so gut an die Inhalte des Matheleistungskurses erinnern, und in einem intensiven Streit fallen keinem Beteiligten mehr die guten und eigentlich doch so offensichtlichen Argumente ein. Extremer Stress führt dazu, dass unser Körper sich auf Wesentliches beschränkt. Abhauen oder kämpfen. Die Fähigkeit zur Kurvendiskussion dritter Ordnung ist nicht mehr relevant, wenn ein Löwe auf Sie zuläuft. Überleben statt überlegen ist dann die Devise. Blöd nur, wenn auch die Abschlussprüfung zur gleichen Stressreaktion führt oder im Vorstellungsgespräch außer dem Wunsch, schnell davonzulaufen, im Gehirn nichts mehr durchkommt. Sind wir dagegen nur etwas gestresst, funktioniert das Gehirn sogar besser. Wir sind aufmerksamer, schneller und bringen auch kognitiv Bestleistungen. Wichtig ist hier zudem die Unterscheidung von Informationsaufnahme und Abruf. Obige Beispiele beziehen sich eher auf den Abruf, nur noch das Allerwichtigste kommt im Bewusstsein an. Umgedreht wird die Situation aber bestens abgespeichert. An die Flucht vor Löwen, vor dem Professor oder Vorgesetzten können Sie sich sehr lange erinnern. Warum gibt es hier solche Effekte und wie können wir das regeln, um auch und gerade in Momenten der Anspannung Bestleistungen zu erzielen?

Schauen wir zunächst auf eine eindeutigere Sache: Chronischer Stress ist definitiv schlecht für das Gehirn. Stresshormone werden dann nicht nur kurzfristig ausgeschüttet, sondern liegen dauerhaft in zu hohen Mengen vor. Das kann nicht nur Herz und andere Organe schädigen, sondern auch das Gehirn. Im Hippocampus wird dann die Entstehung von Neuronen wie Synapsen gestört oder es werden sogar vorhandene beschädigt. Langfristig erkranken Menschen, die unter chronischem Stress leiden, häufiger als andere an Depressionen und Demenz.

Bei akutem Stress sind die Effekte allerdings wie beschrieben unterschiedlich. Die Kurve sieht eher aus wie eine Rutsche. Sehr wenig oder sehr viel Stress führen jeweils zu geringerer Leistung als moderater Stress. Es ist wie bei einem Kind, das an der Rutsche ansteht. Am Anfang muss es warten. Es passiert wenig. Am Ende der Rutsche ist der Spaß vorbei und es geht erst mal wieder zurück zum Anstellen. Die höchste Begeisterung herrscht direkt am höchsten Punkt der Rutsche, wenn es losgeht. Das gilt insbesondere für das Lernen selbst. Ein Student, der bemerkt, dass es nur noch drei Tage bis zur Prüfung sind, erlebt einen Anstieg des Stresspegels, aber auch eine Leistungssteigerung. Für viele kommt der Flow gerade dann, wenn die geforderte Leistung anspruchsvoll, aber noch machbar ist.

Ist die Prüfung noch weit weg, ist nicht nur der innere Schweinehund stärker, sondern tatsächlich auch die Lernleistung geringer, der »Stresskick« fehlt. Allerdings nur, solange alles noch machbar ist. Steigt der Stresspegel weiter an, übernimmt die Panik und die Lernleistung bricht völlig ein. Auch in der Prüfung selbst ist der Stresspegel hoch, jedoch, sofern keine Prüfungsangst vorliegt, auf einem positiven Niveau. Leistungen, bei denen nachgedacht oder gerechnet werden muss, werden besser erledigt. Die Leistung beim Erinnern kann aber jetzt schon etwas reduziert sein.

Das hat wieder mit dem limbischen System zu tun, das beim Gedächtnis, aber eben auch bei der Verarbeitung von Emotionen eine Rolle spielt. Die Amygdala »meldet« die Stresslage, der Ausstoß von Stresshormonen wird erhöht. Die Atmung wird schneller, der Herzschlag auch. Mehr Sauerstoff kommt im Gehirn an, was die erhöhte Denkleistung begünstigt. Zu den ausgeschütteten Hormonen gehört unter anderem Cortisol, das auch als Biomarker für Stress gilt. Das heißt, wenn Blut untersucht wird, kann anhand des Cortisolspiegels erkannt werden, wie gestresst die Person war. Der Hippocampus ist an der Regulierung von Cortisol beteiligt. Dort finden sich viele Rezeptoren, die Cortisol erkennen und dann signalisieren, wenn es reicht. Bei akutem Stress wird aber so viel auf einmal ausgeschüttet, dass der Hippocampus überfordert wird. Eine angeregte Amygdala und ein beeinträchtigter Hippocampus führen dann dazu, dass vor allem emotionale Gedächtnisinhalte abgerufen und auch gespeichert werden können. Wir sind wachsam und denken schnell, aber der Abruf aus dem Langzeitgedächtnis ist bereits beeinträchtigt.

Ist der Stress erst einmal da, ist es natürlich schwierig, ihn zu regulieren. Dem Gefühl, die Aufgabe nicht lösen zu können, etwa in einer Prüfung, folgt wiederum mehr Stress. Die Uhr tickt. Mehr Stress. Daher ist es umso wichtiger, nicht zusätzlichen Stress zu erzeugen. Also lieber rechtzeitig anreisen, die Räume vorher kennen, das benötigte Material vorab eingepackt haben und gut vorbereitet sein. Nicht mehr Kaffee trinken als üblich, denn Extrastress ist ja nun nicht gefragt. Dann bleibt der Stresshormonpegel noch auf einem akzeptablen Niveau. Sollte er dennoch zunehmen, lieber einmal für eine Minute die Augen schließen und bewusst ruhig und langsam atmen, statt auf die Aufgaben zu starren. Ist der Pegel schon beim Warten im Grenzbereich, einen kleinen Spaziergang machen (Bewegung hilft) oder entspannende Musik hören. Aber nicht krampfhaft versuchen, alles noch mal im Buch nachzuschlagen.

Was braucht das Gehirn dafür?

Neben Motivation, Aufmerksamkeit und Emotionen brauchen wir zum Lernen natürlich auch ganz elementar noch einige andere Dinge. Zunächst einmal Sauerstoff. Kommt zu wenig Sauerstoff ins Gehirn, merken wir das nach Sekunden. Ist die Durchblutung des Gehirns gestoppt, sind wir nach spätestens zehn Minuten tot. Extremtaucher können zwar etwas länger die Luft anhalten, aber nur weil vorher genug Sauerstoff aufgenommen wurde, der noch nicht völlig verbraucht ist. Der Sauerstoff kommt über das Blut ins Gehirn. Damit es gut fließen kann, benötigen wir genug Wasser. Darum ist es das Wichtigste, ausreichend zu trinken. Am besten Wasser oder ungesüßte Tees, Sie kennen das. Wie viel, das ist wieder je nach Empfehlung unterschiedlich. Je nach Körpergröße bei mäßiger Aktivität zwei bis drei Liter pro Tag ist ein oft genannter Mittelwert. Eine gute Faustformel lautet: Wenn wir regelmäßig erst trinken, sobald wir durstig sind, trinken wir zu wenig. Ich selbst trinke im Schnitt rund vier Liter Flüssigkeit am Tag. Bei meinen Gedächtniswettkämpfen brauche ich, auch wenn ich dann nur still sitze, noch deutlich mehr.

Sodann braucht unser Körper generell Energie. Das Gehirn benötigt bei nur rund zwei Prozent Anteil am Körpergewicht trotzdem 20 Prozent des gesamten Energiebedarfs. Dabei ist der wichtigste Energielieferant – für alle Zellen im Körper – Glukose (auch Traubenzucker genannt). Das heißt nun nicht, dass wir ständig Zucker essen sollten. Stattdessen stellt der Körper Glukose selbst her, indem er etwa Kohlenhydrate verarbeitet. Direkt aufgenommener Zucker geht schnell ins Blut, ist aber auch schnell verbraucht. Ein zu hoher momentaner Pegel ist auch nicht sinnvoll, kann sogar zu Schädigungen der Neuronen führen. Über die Nahrung aufgenommene Kohlenhydrate müssen erst aufgebrochen werden. Das dauert seine Zeit, führt aber zu länger verfügbarer Energie. Beim Burger mit Ketchup im Weißbrötchen geht auch das schnell, es kommt nur zu einem kurzfristigen Gipfelwert. Beim Vollkornbrot oder Gemüse dagegen dauert es lange, denn sie enthalten komplexere Kohlenhydrate und sind daher über den Tag hin ein deutlich besserer Energielieferant.

Viel mehr hört man dagegen über Fette. Auch diese sind für das Gehirn wichtig. Omega-3-Fettsäuren, vor allem Docosahexaensäure (DHA), sind wichtige Bausteine im Gehirn. Letztere kennen Sie vielleicht auch als »Fischöl«. Um den DHA-Bedarf zu decken, war es eine Zeit lang Mode, Fischölkapseln zu verzehren, bis auch hier wieder Studien zeigten, dass die gesonderte Aufnahme wohl deutlich weniger bringt als in Nahrung enthaltene DHA. Für den Bau von Synapsen wiederum sind Eiweiße wichtig, die großteils im Körper selbst produziert werden. Konkret sind es vor allem Aminosäuren als kleinste Bestandteile der Eiweiße (Proteine). 20 verschiedene kennen wir davon, die als Bausteine für alle Eiweiße im Körper dienen. Zwölf Aminosäuren kann der Körper selbst herstellen, die anderen acht werden vorwiegend aus der Nahrung gewonnen. Diese »essenziellen Aminosäuren« kommen vor allem in Vollkornprodukten, Hülsenfrüchten, Nüssen, Gemüse, Obst, Fisch und Fleisch vor, wobei die unterschiedlichen Aminosäuren auch jeweils in anderen Produkten besonders viel enthalten sind.

Wenn es also um »Gehirnnahrung« geht, sollte man zunächst sicherstellen, dass der Grundpegel stimmt. Genug Wasser, Kohlenhydrate, gesunde Fette und Aminosäuren aus verschiedenen Quellen. Wo finden wir all das? In unserem Essen. Sofern wir uns ausgewogen ernähren, führen wir all das zu, was wir brauchen.

Da das Gehirn keine Energie speichern kann, sollte das Frühstück nicht fehlen, um auch am Morgen genug Energie zu haben. Gerade hier bieten sich gute Kohlenhydrate an, sodass die deutsche Tradition des Müslis mit Obst am Morgen eine äußerst sinnvolle ist. Auch bei allen weiteren Mahlzeiten sollten sinnvollerweise Kohlenhydrate, gesunde Fette und Eiweiße zusammenkommen. Snacks zwischen den Mahlzeiten sollten eher klein gehalten werden, aber eine Banane ist immer eine gute Option. Obwohl Fisch und Fleisch wichtige Lieferanten sind, können auch Vegetarier über die Nahrung den essenziellen Bedarf abdecken und sollten dann besonders auch an Hülsenfrüchte und Nüsse denken. Nur Salat ist dagegen zu wenig. Solange wir so vielfältig essen und keine körperlichen Defizite oder Nahrungsmittelunverträglichkeiten vorliegen, welche die Verarbeitung von Teilen der Nahrung behindern, ist die Zuführung über Ergänzungsmittel und dergleichen nicht notwendig. Wer dagegen niemals Fisch oder Nüsse isst, sollte sich schon eher Gedanken über Nahrungsergänzungsmittel machen, aber besser noch über seine Ernährung ganz allgemein.

Ich gebe zu, »gesund essen und genug trinken« klingt jetzt nicht so sexy wie »Die 19 supergeheimen Wundernahrungsmittel, die dich zum G E N I E machen«, aber nichts anderes ist wirklich als sinnvoll belegt. Ernährungsforscher haben es, was die Eindeutigkeit ihrer Ergebnisse angeht, noch schwerer als Gedächtnisforscher. Die reißerischen Überschriften zu den jeweils neusten Studienergebnissen bringen jedenfalls wenig: »Fisch ist super fürs Gehirn!« Aber wir sterben am Quecksilber. Dann Fischöl. Schmeckt aber nicht und bringt wohl auch nichts. Dann esst eben mehr Nüsse! Aber bloß nicht zu viel, die haben circa 700 Kilokalorien pro 100 Gramm, und Übergewicht ist schlecht. Und bloß nicht geröstet und bitte ungesalzen. »Ja, dass die dann nicht mehr schmecken, ist ja nicht unser Problem ...« Ich denke, Sie sehen, worauf ich hinauswill.

Vor Prüfungen oder intensiven Lerneinheiten sollten wir auf eine sehr große Mahlzeit verzichten, weil sonst zu viel Energie auf die Verdauung verwendet wird. Daher auch während der Prüfung oder Aufgabe regelmäßig weitertrinken und gelegentlich über Obst oder Nüsse Energie nachlegen. Zu den guten Nachrichten: Gelegentlich etwas Schokolade, dunklere ist besser, ist auch erlaubt! Ebenso gelegentlich Alkohol. Also jetzt nicht beim Lernen, das wäre nicht so gut. Aber ein (ein!) Glas Bier oder Wein am Abend scheinen nach gängiger Studienlage nicht zu schaden. Auch Koffein wirkt wie gewünscht und scheint selbst bei regelmäßiger Einnahme von bis zu etwa drei Tassen Kaffee am Tag keine nachteiligen Effekte zu haben. Auch hier gilt aber, dass nach der Wirkphase die Müdigkeit schnell wieder zurückkommt.

Schule, Ausbildung, Studium – geht das nicht besser?

In der Schule wird heute oft noch so gelernt wie vor 100 Jahren, heißt es oft. Auch ich hatte genug Lehrer, mit denen ich nicht zufrieden war, die selbst ihre Motivation verloren hatten (in der guten Annahme, dass sie je da war) oder keinen Draht zu den Schülern fanden. Zugleich hatte ich viele tolle Lehrer, die mich für ihr Fach begeistert haben. Manche nicht mal mit Fachkenntnis. Im Informatikunterricht der Oberstufe waren wir nur noch ein kleiner Kurs. Es stellte sich recht schnell heraus, dass unser Lehrer fachlich nicht wirklich mehr draufhatte als wir. Wie viele Informatiklehrer der ersten Generation hatte er als Mathematiklehrer irgendwann einen Zusatzkurs belegt und traf dann auf uns als erste Schülergeneration, die mit PC im Haus aufgewachsen war. Er tat aber gar nicht erst so, als wüsste er mehr, sondern ließ uns in Kleingruppen und in Projekten die Inhalte selber erarbeiten und dann ihm beibringen. Ich muss zugeben, dass ich das in der Schule sehr komisch fand. Als ich dann kurz danach an der Universität Dortmund im ersten Semester Informatik unter 800 Studienanfängern saß, darunter fünf aus meinem vorherigen Kurs, zeigte sich jedoch, wie wertvoll das gewesen war. Genau auf diese Förderung des Eigenantriebs und auf gegenseitiges Erklären setzen verschiedene »alternative« Schulmodelle, die zum Teil seit Jahrzehnten an einzelnen Schulen oder in bestimmten Schulformaten angewendet werden, zum Beispiel in Waldorf- und Montessorischulen.

Überraschenderweise dauerte es bis zum Jahre 2012, bis eine größere Studie die Lernleistung von Waldorfschülern mit der an konventionellen Schulen verglichen hat. Tatsächlich zeigten sich bei Waldorfschülern eine größere Lernmotivation und Zufriedenheit mit der Schule, auch weniger Krankheit und besonders im Bereich Naturwissenschaften gute Leistungen. Allerdings muss man auch berücksichtigen, dass eher bildungsnahe Eltern ihre Kinder auf Waldorfschulen schicken, die zudem Geld kosten. Vergleicht man am Ende die Abiturnoten etwa beim Zentralabitur, so zeigt sich kein signifikanter Unterschied. Die Waldorfschüler schneiden weder deutlich schlechter noch deutlich besser ab. So sollte schließlich die Neigung des Kindes und die Akzeptanz des speziellen anthroposophischen Weltbildes über die Wahl einer Waldorfschule entscheiden: Die spezielle Pädagogik indes wirkt sich zumindest nicht wesentlich auf die Abschlussnoten aus. Für jedes einzelne Kind mag das natürlich wieder völlig anders sein. Während das eine Kind hier aufblüht, ist für ein anderes die klassische Schule genau richtig.

Jeder Schüler, Auszubildende und Student sollte daher vor allem auch auf sich selbst schauen. Während an der Schule die Lehrerabhängigkeit noch hoch ist, ist an den Universitäten trotz Bologna-Prozess und Bachelor/Master-Studiengängen immer noch der Student selbst mehr gefragt. Wer erst eine Woche vor der Klausur anfängt zu lernen, wird mehr Stress haben und langfristig weniger behalten. Trotzdem bekomme ich immer wieder Mails, was jetzt etwa mit Gedächtnistechniken noch erreicht werden könne. Manchmal würde ich am liebsten antworten: »Nichts. Toi, toi, toi.« Wer dagegen schon in der Schule Gedächtnistechniken lernt und anwendet, wer sich bewusst macht, wie man seine eigene Aufmerksamkeit und Motivation nutzen kann, und versteht, wie man den Testing Effect für sich nutzt (indem man sich in größer werdenden Zeitabständen selbst abfragt), der kann mit viel Spaß und mäßigem Zeiteinsatz sehr erfolgreich lernen und studieren. Wer etwas studiert, das ihn nicht interessiert, nur weil es der Studienberater empfohlen hat, wird auch mit den besten Methoden nichts behalten.

Was sich tatsächlich geändert hat, ist die Verfügbarkeit von Wissen auch auf hohem Niveau. Wenn der eigene Dozent gelangweilt sein Buch vorliest, sind heute im Internet nur ein paar Klicks entfernt die Vorlesungen zum gleichen Thema von Universitäten auf der ganzen Welt verfügbar. Wer als Lehrer ein Thema spannend findet, aber kein Experte dafür ist, kann in der Klasse den Rechner anschließen und per Skype einen Experten zuschalten. Ich habe so schon Schülern auf anderen Kontinenten Tipps geben dürfen, einfach weil ein Schüler oder Lehrer es spannend fand, was ich mache, und mich um ein paar Minuten meiner Zeit gebeten hat.

Die Neurowissenschaft untersucht viele Themen, und manchmal wird kritisiert, dass im Unterricht schließlich doch wenig davon anwendbar sei. Ich sehe das nicht so kritisch. Natürlich stimmt es, dass wir nicht alle Schüler einmal pro Jahr in einen Gehirnscanner schicken können, um zu überprüfen, wie sich ihr Gehirn entwickelt hat. Zu wissen, wo im Gehirn Aktivität vorherrscht, wenn wir emotionale Bilder ansehen, hilft dem Grundschullehrer auch nicht dabei, seiner Klasse besser das Einmaleins beizubringen. Wer es darauf reduziert, übersieht aber, dass ein allgemeines Verständnis davon, was Lernen ausmacht, langfristig allen weiterhilft. Bei Schülern mit Problemen kann eine Diagnose, in begründeten Fällen auch mit Bildgebung des Gehirns, relevant sein. Wichtig scheint mir jedoch – und ich hoffe, mit diesem Buch meinen eigenen Beitrag zu leisten –, dass die Wissenschaft sich verständlicher macht. Bisher erreichen noch zu oft esoterische und nichtwissenschaftliche Anbieter oder Informationsquellen deutlich mehr Lehrer als echte Experten und Forscher. Umfragen zeigen, dass viel zu viele Lehrer auf Mythen wie »rechtshirnige und linkshirnige Schüler« hereinfallen. Das führt dann dazu, dass sie mit ihren Klassen liegende Achten in die Luft malen, um beide Hirnhälften zu verbinden – fernab jeder Wissenschaftlichkeit und ohne nachgewiesenen Nutzen.

Ist es am Ende also doch das Geld, das zu breiten Veränderungen dabei führt, wie wir lernen? Verschiedene Start-ups setzen darauf, alternative, auf Neurowissenschaft basierende Lernkonzepte anzuwenden. Im Bereich Sprachenlernen haben sie schon einiges verändert, und immer mehr – vor allem junge – Menschen, die Fremdsprachen lernen, setzen dabei Apps wie Memrise, Zizzle, Babbel und Co. ein, die Dinge wie Testing Effect und teils auch Gedächtnistechniken sinnvoll integrieren. Auch auf Internetplattformen, die neue Produkte vorstellen, finden sich regelmäßig Tools, die Hirnmessungen für zu Hause ermöglichen und so Schlaf und Lernen verbessern sollen – bisher mit nur mäßiger Nachhaltigkeit. Aber die Bestrebungen sind da. Onlineakademien haben Hunderttausende Nutzer, und gerade wer im Bereich Technik die neusten Methoden lernen will, kann das online besser als an den allermeisten Universitäten.

Erinnern

Auf Abruf

Zum Gedächtnis gehören die Informationsaufnahme, die Konsolidierung und schließlich auch der Abruf. Die Aufnahme als Selbstzweck bringt nichts, wenn vorhandene Informationen nicht auch genutzt werden können. Wichtig ist aber auch, sich klarzumachen, dass »abrufen«, wenn es um das Gedächtnis geht, nicht so zu verstehen ist wie ein Abruf aus dem Computer. Wenn die Repräsentation im Gehirn, also das zuständige Netz aus Neuronen, von einzelnen Details oder einem einzelnen Wort wieder aktiviert wird, können wir dieses Detail oder Wort erneut verwenden. Eine ganze Erinnerung aber ist immer eine Rekonstruktion aus vielen Details und keine exakte Wiedergabe des Erlebten. Es gibt im Gehirn keine Festplatte, von der Erinnerungen, Videos oder auch nur Fakten »heruntergeladen« werden könnten.

Darum ist der Abrufprozess auch komplizierter. Der Computer kann eine gespeicherte Information exakt adressieren. Im Gehirn dagegen findet nur eine Signalweiterleitung statt, welche jeweils weitere Neuronen zum Feuern bringt und so die durch Verknüpfung der Neuronen vorhandenen Informationen wieder nutzbar macht. Es braucht also zunächst Abrufreize. Irgendetwas muss die Kettenreaktion starten. Überlegen Sie doch jetzt bitte einmal, welche Kapitelüberschriften Sie in meinem Buch bisher gelesen haben. Versuchen Sie es! Können Sie sich überhaupt an welche erinnern? Vielleicht an einige besonders kurze? Oder lustige? Es waren ja auch Wortspiele dabei.

Es kann gut sein, dass Sie zunächst keine gefunden haben. Sie hatten den Abrufreiz »Kapitelüberschrift«, aber so gut sind die genauen Titel dann doch nicht vernetzt. Die zusätzlichen Abruf-hinweise »besonders kurz«, »lustig« und »Wortspiel« haben aber vielleicht weitere Antworten hervorgebracht. Je mehr Reize, desto größer die Abrufwahrscheinlichkeit. Als nächste Stufe gebe ich Ihnen den Tipp: Eine Überschrift bezog sich auf die Suche nach der Festplatte. Fällt Ihnen diese nun wieder ein? Was wir daran sehen, ist, dass Reize unterschiedlich spezifisch sein können und somit unterschiedlich schnell zur gesuchten Information führen. Auch wenn Sie sich jetzt nur an wenige oder gar keine Kapitelüberschriften erinnern konnten, heißt das nicht, dass diese im Gehirn nicht vorliegen. Der Gedächtnisforscher unterscheidet den freien Abruf (das war Teil eins der Aufgabe) vom Abruf mit einem externen Hinweis (englisch »Cued Recall«, Teil zwei mit den Tipps).

Auch das Wiedererkennen (»Recognition«) ist eine Form von Abruf. Als Beispiel: Eine der folgenden drei Überschriften gab es im Buch. Welche?

- Ab in die Röhre
- Am Ende des Tunnels
- Die Merksäule

Die Wahrscheinlichkeit, dass Sie die Überschrift jetzt wiedererkennen, falls Sie das Unterkapitel gelesen haben, ist hoch – selbst wenn Sie sie vorher nicht nennen konnten. Die Information muss also noch in Ihrem Gedächtnis gewesen sein, nur abrufen konnten Sie diese erst durch zusätzliche Informationen. Jetzt wiederum könnten Sie weiterüberlegen, was in dem Kapitel stand.

Solche Abrufreize können unterschiedlicher Art sein und gar nichts mit dem Inhalt zu tun haben. In vielen Studien lässt sich nachweisen, dass etwa die Umgebung eine Rolle spielt, in der gelernt wurde. Schon 1975 ließen Godden und Baddeley Mitglieder eines Tauchvereins Wortlisten lernen. Eine unter Wasser, eine an Land. Einige Zeit später sollten sie sich an möglichst viele Wörter erinnern, wiederum unter Wasser und an Land. Das klare Ergebnis: Unter Wasser gelernte Wörter konnten unter Wasser besser erinnert werden als an Land, und umgekehrt. Lernen Sie Vokabeln also nicht nur beim Tauchen, wenn Sie auch an Land die Sprache sprechen wollen. Okay, unter Wasser ist das mit dem Sprechen eh schwierig.

Der Kontexteffekt wurde vielfach untersucht und ist auch in deutlich alltäglicheren Vergleichen sichtbar. Wer seine Vokabeln immer im gleichen Raum bei sich zu Hause übt, kann sich tatsächlich dort etwas besser an sie erinnern als anderswo. Wie beim räumlichen Kontext gibt es solche Effekte auch bei anderen Kontexten. Wer beim Lernen viel Koffein im Blut hatte, kann sich an die Information besser erinnern, wenn er auch beim Abruf viel Koffein intus hat. Wenn Sie also Ihren Schlüssel betrunken irgendwo verlegt haben und ihn jetzt suchen, könnte es helfen, sich wieder zu besaufen. Dann war es aber hoffentlich nicht der Autoschlüssel. Und wenn Sie ihn dann immer noch nicht finden, sind Sie wenigstens wieder gut drauf.

Im Ernst, diese Effekte spielen beim bewussten Lernen, etwa für eine Prüfung, nur eine kleine Rolle. Die allgemeinen Implikationen sind jedoch groß. Sie zeigen, wie sehr das Gehirn vernetzt lernt und Abrufreize braucht. Sie erklären auch zum Teil, warum uns Dinge nicht einfallen. Und wenn uns etwas nicht einfällt, kann es sehr wohl nützlich sein, Kontextreize zu nutzen. Wer etwa einen Artikel auf Englisch gelesen hat und jetzt auf Deutsch nicht auf die Information kommt, kann durchaus Erfolg mit dem Versuch haben, sich selbst auf Englisch danach zu befragen. Wer im Keller steht und nicht mehr weiß, was er da wollte, muss nicht die Treppe wieder hochlaufen, um oben dann zu wissen, warum er unten war. Es reicht auch, die Augen zu schließen und sich vor dem inneren Auge wieder nach oben zu begeben.

Es liegt mir auf der Zunge

Wenn es mit dem Erinnern gerade nicht klappt, ist »Es liegt mir auf der Zunge!« ein häufig gehörtes Zitat. Wir sind uns sicher, dass die Information oder das Wort im Gedächtnis sind. Aber wir können uns gerade nicht daran erinnern. Dieses Bild wird in vielen Ländern benutzt. Auf Englisch sagt man etwa »It's on the tip of my tongue«, und so wird in der Forschung auch das Tip-of-the-Tongue-Phänomen untersucht. Ein Hinweis oder ein Gedanke reichen manchmal aus, um darauf zu kommen, aber wenn es partout nicht klappt, kann es einem auch schon mal den Schlaf rauben. Gerade als Gedächtnisexperten nervt es mich selbst, und wenn ich eine Frage im Kopf habe, deren Antwort ich doch wissen müsste, »muss« ich es einfach googlen, um Ruhe zu finden. Heute geht es ja zum Glück so schnell und setzt keine Reise zur nächsten Bibliothek mehr voraus.

Es gibt zwei Theorien darüber, was dabei passiert. Die erste geht davon aus, dass wir das gesuchte Wort beziehungsweise die Antwort direkt adressieren wollen, die Signale im Gehirn jedoch über mehr Bahnen als nötig weitergeleitet werden. Dadurch fallen uns Synonyme oder ähnliche Worte ein, der Zugriff auf die eigentlich nötige »Feuerfolge« ist aber blockiert. Es ist, als wollten wir mit dem Auto in ein kleines Dorf fahren. Die übliche Zufahrtsstraße ist gesperrt, und eine Umleitung führt uns immer und immer wieder im Kreis um das Dorf herum, weil irgendein Wegweiser zur richtigen Alternativroute fehlt.

Eine Alternativtheorie besagt, dass es gar nicht um den Zugriff auf die eine Information gehe, sondern dass sich nur die Vermutung, die Antwort zu wissen, immer weiter verstärke und zum Gefühl »Es liegt mir auf der Zunge« führe. Befürworter dieser Theorie argumentieren, dass es schließlich auch vorkomme, dass man denke: »Es liegt mir auf der Zunge«, während man, wenn die richtige Antwort komme, auf einmal merke: »Ups, das habe ich doch noch nie gehört.« In unserem Verkehrsbild würden wir dann vielleicht eine kleine Kirche sehen, die uns an eine Kirche in unserem Zielort erinnert, sodass wir fälschlicherweise denken, wir seien schon da, obwohl es eigentlich ein völlig anderer, kilometerweit entfernter Ort ist.

Abrufstrukturen schaffen

Manche Menschen haben ein besonders gutes Gedächtnis. Wir haben schon einige kennengelernt: etwa die Experten für Inhalte zu ihrem Expertenthema oder die Gedächtnissportler mit ihren Techniken. Für sie gilt wie für alle anderen Menschen, die ein besonders gutes Gedächtnis haben, dass nicht nur das Aufnehmen von Inhalten besonders gut sein muss, sondern auch der Abruf. Niemand würde als Gedächtniskünstler akzeptiert, der behauptete, sich in kurzer Zeit extrem viel merken zu können, es aber leider nicht wieder abrufen kann. Umgekehrt sehen wir in Deutschland in Sendungen wie *Wetten, dass …?* oft Menschen, die einfach durch häufige Beschäftigung mit einem Thema extrem viel dazugelernt haben. Die schiere Menge an Informationen ist beeindruckend. Aber wenn jemand 100 Bagger am Streicheln der Schaufel unterscheiden kann, will man gar nicht wissen, wie viele Hundert Stunden Übung darein geflossen sind.

Für verblüffende Gedächtnisleistungen sind also nicht nur die Informationsaufnahme und die investierte Zeit relevant. Es kann sich auch um einen besonders guten Gedächtnisabruf handeln. In der Forschung zu außergewöhnlich guten Gedächtnisleistungen werden daher oft drei Eigenschaften untersucht. Erstens die bessere Informationsaufnahme mittels sinnvoller Codierung beziehungsweise Verbindung mit Vorwissen (zum Beispiel über Gedächtnistechniken). Zweitens das bewusste und reflektierende Üben (»Deliberate Practise«). Und drittens Abrufstrukturen.

Unser Gehirn schafft solche Strukturen selbst, und für das autobiografische Gedächtnis haben wir zum Beispiel verschiedene Wege, Erinnerungen wiederzufinden. Zum einen können wir in zeitlichen Etappen denken. Wenn Sie sich zum Beispiel fragen, was Sie im Dezember 2010 gemacht haben, würden Sie sich zeitlich über Jahr und Monat orientieren. Auch Orte bilden eine Abrufstruktur, wenn wir etwa umgezogen sind oder längere Reisen unternommen haben. Selbiges gilt für Personen, etwa für längerfristige Beziehungspartner oder Familienmitglieder und Freunde, die bei Erlebnissen dabei waren.

Natürlich gibt es hier Überlappungen mit den Schemata im Langzeitgedächtnis. Denke ich etwa an »Weihnachtsmarkt«, so habe ich zunächst eine abstrakte Szene im Kopf, mit Verkaufsständen, Glühwein und Nikolausmützen. Darüber kann ich dann aber auch spezifische Erinnerungen wiederfinden. Wie sieht der Markt in Dortmund im Vergleich zu dem in München aus, die ich beide häufiger besucht habe, als ich dort jeweils wohnte? Wenn ich an den Münchner Markt denke, kann ich darüber auch noch auf einzelne andere Episoden kommen: Da habe ich doch mal an dem Stand ganz am Ende der Reihe die Duftkerze gekauft, über die sich meine Oma so gefreut hat.

Solche Abrufstrukturen können wir aber auch bewusst erzeugen, um für das semantische Gedächtnis davon zu profitieren. Die Routenmethode ist ein Weg (siehe Kapitel 4), aber auch die sehr empfehlenswerte Vorgehensweise, beim Lesen und Lernen eines Fachbuchs zunächst das Inhaltsverzeichnis zu lesen, anschließend Abbildungen und Zwischenüberschriften anzuschauen und erst danach mit dem Lesen zu beginnen, führt dazu, dass über die so geschaffene Struktur ein besserer Zugriff auf die Inhalte hergestellt wird. Wenn Sie wissen, wo Sie nachschauen müssen, ist das Suchen viel einfacher! Das gilt beim Sortieren der Schubladen im Büro genauso wie im Gedächtnis.

»Ich bin mir sicher!« – Falsche Erinnerungen

Was wir vor dem inneren Auge sehen, war so möglicherweise faktisch nicht der Fall. Es gibt eine ganze Reihe von Studien, in denen Gedächtnisforscher Erinnerungen »gepflanzt« haben, und es ist beeindruckend, wie leicht das geht. Forscher können Teilnehmer über Erlebnisse aus ihrer Kindheit interviewen und dazu Angaben von Eltern oder aus Tagebüchern als Grundlage benutzen. Vor allem die Forschungsgruppe von Elizabeth Loftus hat hier viele Studien vorgelegt. In einer häufigen Variante laufen diese Versuche etwa wie folgt ab: Es werden Fragen zu einigen echten Erlebnissen aus der Kindheit gestellt. Dann wird aber auch ein erfundenes Ereignis angesprochen: »Und wie war das damals, als Sie bei der Hochzeit der Freunde Ihrer Eltern den Kuchen umgeworfen haben?« Zunächst antworten dann alle: »Daran kann ich mich nicht erinnern.« Doch wenn bei Folgeterminen erneut gefragt wird, scheinen zumindest bei einigen die Erinnerungen zurückzukommen, und es entstehen bei manchen Teilnehmern ganze Episoden: »Doch. Das war draußen, die Braut hatte ein weißes Kleid an und ich bin aus Versehen gegen den Tisch gestoßen, weil ich feine Schuhe anziehen musste.« Aus dem Gedächtnis an andere Hochzeiten wird eine völlig neue Situation kreiert. Kommt dann die Auflösung: »Das war doch nur ein Spaß, das ist nie passiert!«, reagieren manche gar empört. Das sei Unsinn, sie würden sich ja jetzt wieder daran erinnern! Allzu übertrieben dürfen solche Szenen nicht sein. Je unwahrscheinlicher, desto größer der innere Widerstand.

Schon 1886 hat Emil Kraepelin, ein Münchner Psychiater und Wegbereiter der experimentellen Psychologie, Erinnerungsverfälschungen beschrieben. Ihm war wichtig, dass zwischen einer Halluzination oder Wahnvorstellungen und falschen Erinnerungen unterschieden wird. Letztere sind kein Krankheitssymptom, sondern gesund und normal. Sie betreffen immer vermeintlich in der

Vergangenheit erlebte Szenen. Anders als bei Erinnerungen an Träume, auf den ersten Blick ähnlich, ist uns aber nicht bewusst, dass es nie passiert ist. Trotzdem ist keine Behandlung nötig. Wer sich dagegen erinnert, gestern von Aliens entführt worden zu sein, sollte doch noch einmal eingehender untersucht werden.

Falsche Erinnerungen müssen aber gar nicht auf so komplexer Ebene ablaufen. Forschern gelang es etwa bei Mäusen, Gehirnzellen im Hippocampus zu reaktivieren, die gelernt hatten, dass an einem bestimmten Ort Gefahr lauert. Durch die Reaktivierung wurde dieses Gefühl auch mit anderen Orten assoziiert. Daraufhin scheuten die Tiere auch diese Orte.

Auch bei Menschen können simple Begriffe in recht kurzer Zeit zu falschen Erinnerungen führen. Ein kleiner Test: Bitte merken Sie sich folgende Begriffe: kalt, Schnee, Herbst, Weihnachten, Ski, Kamin, Schlitten, Glühwein, Hagel, Glatteis, Silvester, Jacke, Januar, Graupel und Reifen. War das Wort »Krokodil« dabei? Das Wort »Schnee«? Das Wort »Kokosnuss«? Das Wort »Winter«? »Kamin«? »Weihnachtsmarkt«? Na, alle richtig? Schauen Sie noch mal nach. Sie wussten, worum es in diesem Kapitel geht. Vielleicht sind Sie deshalb nicht drauf reingefallen. Trotzdem denke ich, dass Sie bei »Krokodil« und »Kokosnuss« gleich wussten, dass Sie diese nicht gerade gelesen hatten. Bei »Winter« und »Weihnachtsmarkt« dürften Sie zumindest kurz gestutzt haben. Die meisten Menschen jedenfalls können sich, wenn nicht nur eine solche Liste, sondern mehrere gelernt wurden, später daran erinnern, dass die Wörter dabei waren. Obwohl es nicht der Fall war. Unser Gehirn hat die Begriffe nicht exakt gespeichert, sondern auch Zusammenhänge gelernt. Im Normalfall hilft uns das, denn wir lernen so schneller und hinreichend zuverlässig. In dieser Aufgabe jedoch ist das Zusammenfassen falsch. Wir erinnern uns plötzlich an Wörter, die nie da gewesen sind.

Nun versucht ja nicht jeden Tag ein Gedächtnisforscher, uns aufs Glatteis (dabei gewesen? oder nicht?) zu führen. In unserem

Alltagsleben ist es trotzdem gut, sich der Anfälligkeit bewusst zu sein. So ist unser Gedächtnis meist gut zu uns. Es will, dass wir uns gut fühlen. Lagen wir mal daneben, täuscht es uns gerne und lässt uns erinnern, dass wir gar nicht so verkehrt lagen.

Unterhalten sich zwei Kumpels im Januar: »Na, wer wird Meister?« – »Borussia Dortmund!« Ergebnis im Mai: »Bayern München«. Antwort: »Hab ich doch gleich gewusst!« Auch Experten sind nicht davor gefeit. Das könnte etwa so aussehen: Wenn Sie den Wert schätzen sollen, den ein Gegenstand auf einer Auktion erzielen wird, dann einige Monate später den erzielten Wert erfahren und sich erinnern sollen, was Sie vorher geschätzt hatten, liegt Ihre Erinnerung deutlich näher am echten Wert als die Vorhersage. Zugleich fühlen Sie sich noch bestätigt und schätzen die Vorhersehbarkeit des Wertes zu hoch ein.

Auch beim Erzeugen falscher Erinnerungen muss es gar nicht so detailliert zugehen wie in den Studien von Loftus. Es reichen auch schon suggestive Fragen an die Probanden. Sehen sie etwa einen Mann in einer blauen Winterjacke neben einem Auto hergehen und erfahren kurz danach, dass das Auto gestohlen wurde, dann antworten die wenigsten, sie hätten gesehen, dass es der Mann mit blauer Winterjacke gewesen sei. Werden sie aber zunächst gefragt: »Welche Farbe hatte die Winterjacke von dem Mann, der gerade das Auto geklaut hat?«, dann antworten schon deutlich mehr Probanden »Blau« und meinen, sich dann zunehmend daran zu erinnern, ihn dabei gesehen zu haben.

Dies zeigt auch Gefahren auf: Wenn etwa ein Täter verdächtigt wird, Kinder missbraucht zu haben, und dann andere Menschen befragt werden, die als Kinder auch in dessen Obhut waren, kann das wiederholte Fragen dazu führen, dass sie sich plötzlich »erinnern«. So werden nicht nur falsche Taten kreiert, sondern es wird im schlimmsten Fall bei der befragten Person auch noch ein Trauma ausgelöst.

Bei all diesen Beispielen läuft ein dreiteiliger Prozess ab. An einem Ausgangspunkt wird etwas erlebt, vorhergesagt oder angenommen. Zu einem weiteren Zeitpunkt werden dazu Fragen gestellt oder es kommt aus einem anderen Grund wieder in Erinnerung. Dabei wird die Erinnerung fragil und nun mit falschen Informationen verbunden, die später zu falschen Erinnerungen führen. Jedes Erinnern heißt Neuabspeichern, darum ist die Erinnerung eine Zeit lang anfällig, danach aber stärker. Dieser Umstand lässt sich bei Angst- und Traumatherapien nutzen, kann aber auch zu Problemen führen. Etwa wenn Prominente beim Lügen überführt werden. Hatten Christoph Daum oder Jan Ullrich wirklich ein absolut reines Gewissen? Unwahrscheinlich, denn eine existente Erinnerung an Drogenkonsum oder Doping würde nicht völlig verschwinden. Dachte Karl-Theodor zu Guttenberg wirklich, er habe nur etwas unsauber gearbeitet, nicht aber seitenweise abgeschrieben? Schon eher denkbar. Und erinnern sich Donald Trump und seine Anhänger wirklich daran, in New Jersey nach dem 11. September 2001 feiernde Muslime gesehen zu haben? Ja, sehr wahrscheinlich. Denn gerade Bilder und emotional-traumatische Ereignisse sind für das Legen falscher Erinnerungen anfällig. Da werden dann im Fernsehen gesehene Bilder von vereinzelt in arabischen Ländern Feiernden in die eigene Umgebung transferiert. Auch einen Lügendetektortest würden diejenigen bestehen, da sie ja tatsächlich felsenfest überzeugt sind, es gesehen und erlebt zu haben.

Augenzeugenberichte

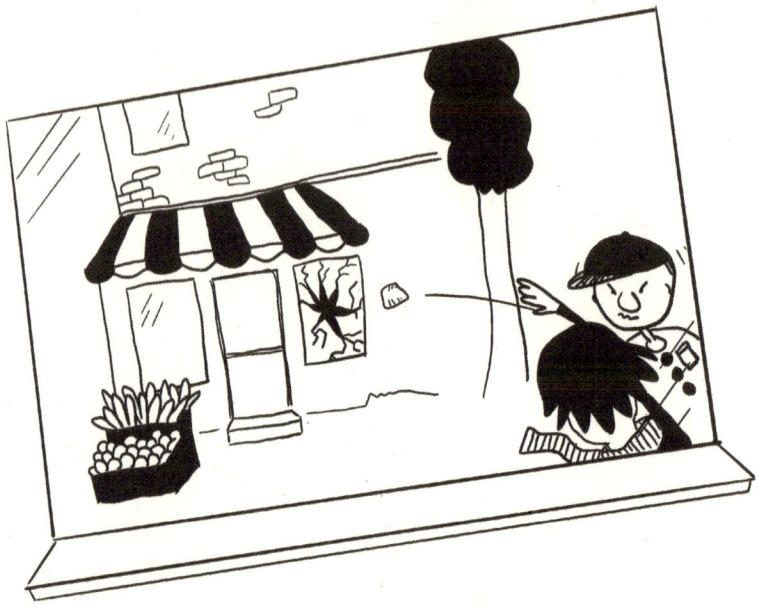

Schauen Sie sich dieses Tatortbild bitte einmal kurz an.
Sie werden später als Zeuge befragt.

Eine besondere Umgebung für dieses Phänomen ist das Gericht. Darum sollte man Augenzeugenberichte immer mit einem gewissen Maß an Skepsis betrachten. Doch in vielen Verfahren sind sie die wichtigste Quelle. Schon abgesehen von dem Problem, dass manche Zeugen absichtlich oder unabsichtlich lügen, sich wichtigmachen wollen oder als Opfer der Tat nicht neutral sind, kommen auch alle oben genannten Effekte falscher Erinnerungen ins Spiel. Vor allem Elizabeth Loftus hat auch dies in vielen Studien untersucht. Natürlich wird jeder gute Richter Suggestivfragen vermeiden. Aber er weiß nicht, welche Fragen vielleicht die Polizei oder ein Anwalt vorher schon gestellt hat und was diese da mit dem Gedächtnis angestellt haben. Ähnlich wie beim Nine-Eleven-Beispiel ist die Beobachtung selbst ja meist in einer stressigen oder gar traumatischen Situation entstanden. Falsche Zeugenangaben führen dabei laut einiger Schätzungen zu mehr falschen Verurteilungen als alle anderen Gründe zusammen.

Wie anfällig Erinnerungen da sind, zeigen einige eingängige Fälle. So geben Zeugen von Verkehrsunfällen deutlich höhere Geschwindigkeiten an, wenn der Polizist sie fragt, wie schnell die Autos gewesen seien, die da ineinander»gerast« seien, als wenn er gefragt hätte, wie schnell die Autos waren, die ineinander»gefahren« seien. Wenn Zeugen einen Raubüberfall beobachtet haben und während der anschließenden Befragung im Hintergrund im Polizeifunk hören: »Wir haben einen Typen in roter Jacke festgenommen«, so erinnern sie sich später deutlich öfter daran, dass der Täter eine rote Jacke trug, auch wenn das gar nicht stimmte. Ebenso, wenn am nächsten Morgen in der Zeitung steht, einige Zeugen hätten einen Täter mit roter Jacke gesehen.

Besonders die Zeit spielt hier eine Rolle. Bei der ersten Befragung sind Zeugen sich ihrer Unsicherheit meist noch bewusst. »Der Täter könnte eine Baseballkappe getragen haben.« Wenn dann einige Tage später auf dem Polizeirevier eine genauere Befragung erfolgt, sind sie sich schon deutlich sicherer: »Ich glaube, der Täter trug eine Baseballkappe.« Das mehrfache Abrufen führt zu einer Selbstbestätigung und beim Gerichtsverfahren Monate später sagt der Zeuge dann glaubwürdig und selbstsicher: »Ich kann mich genau daran erinnern, dass der Täter eine Baseballkappe trug.« Experten aus diesem Bereich empfehlen daher, dass schon bei der allerersten Befragung durch die Polizei immer gefragt wird, wie sicher ein Zeuge sich sei. Meist protokolliert der Polizist aber nur, und erst ein Anwalt mag Monate später nach der Sicherheit fragen, die sich bis dahin dann auch eingestellt hat, ob zu Recht oder nicht.

Besonders Gegenüberstellungen sind daher kritisch zu sehen. Studien zeigen, dass sich zwei von drei Befragten für einen möglichen Täter entscheiden, selbst wenn der Richtige gar nicht dabei war. Aus einer Mischung von Vorurteilen, falscher Erinnerung und unbewusster Wahrnehmung, welche der Personen besonders nervös ist (was sie auch sein kann, weil sie gerade unschuldig verdächtigt wird), wird schnell ein »Der da!«, und die meisten Polizisten und auch Richter sind dann völlig überzeugt, dass der Täter überführt wurde.

Sind Zeugenaussagen also generell unnütz? Natürlich nicht. Laborstudien zu dem Thema sind ja meist extra darauf ausgelegt, falsche Erinnerungen zu erzeugen, und zeigen, dass dies fraglos möglich ist. Doch selbst in der Studie, in der sich einige der Probanden nach wiederholter Befragung an Dinge in ihrer Kindheit erinnerten, die nie passiert waren, war es nur rund ein Viertel der Befragten, das sich täuschen ließ. In Folgestudien waren es allerdings mehr. Aber hier wurde die Fragetechnik »optimiert«, um genau das gewünschte Ergebnis zu erreichen, wodurch sich solche Befragungen aber von realen Befragungen, etwa bei der Polizei, immer weiter entfernten.

Es geht also nicht darum, Zeugenaussagen grundsätzlich abzuwerten. Aber in den USA fanden in den 1990er-Jahren einige viel beachtete Gerichtsverhandlungen statt, in denen Menschen behaupteten, im Rahmen einer Psychotherapie lange unterdrückte Erinnerungen an Misshandlungen in ihrer Kindheit wiedergefunden zu haben, und Täter beschuldigten. Gerade hier ist Skepsis angesagt, da das wiederholte, oft jahrelange Befragen die eigentliche Erinnerung konstruieren kann und es nicht nachprüfbar ist, wer sich tatsächlich an verdrängte Erlebnisse erinnert und wo eine falsche Erinnerung entstand. Uns allen hilft es daher zu wissen, dass unsere Erinnerungen keinem Video gleichen und durchaus falsch sein können. Polizisten sollten ebenso wie Therapeuten besser darin geschult werden, wie Zeugen zu befragen sind und was zu vermeiden ist. Dann bleibt das Gedächtnis der Zeugen auch eine wichtige Quelle.

Und nun Sie als Zeuge: Am Anfang des Kapitels haben Sie ein Bild gesehen. Woran erinnern Sie sich? Welches Muster hatten Baseballkappe und Schal des Täters? Überlegen Sie gut, bevor Sie antworten. Dann schauen Sie nach.

Vergessen

Vergessen ist das Gegenteil von Erinnern. Aber was genau wir Vergessen nennen, ist gar nicht so klar. Wenn Sie etwa nach dem Namen einer Person gefragt werden, die Sie schon mal irgendwo getroffen haben, kommen Sie vielleicht nicht drauf. Wenn diejenige Person den Namen aber daraufhin noch einmal nennt, kommt es oft zum »Ach ja, stimmt!«. Vielleicht sagt die Person sogar nur den Nachnamen, und trotzdem fällt Ihnen auch der Vorname wieder ein. Hatten Sie den Namen dann vergessen oder nicht?

Für die Praxis spielt das oft weniger eine Rolle, doch wenn wir uns anschauen, was im Gehirn passiert, sind die Unterschiede durchaus relevant. Auf der Neuronenebene etwa könnte es sich um Verbindungen handeln, die nicht (mehr) stark genug eingebunden sind und daher nicht von alleine feuern. Wenn ich die Information dann aber noch einmal höre, werden die Verbindungen wieder aktiviert. Andere sind dagegen tatsächlich weg. Entweder haben sie physisch gar nicht erst bestanden (das heißt, eine Information ist nicht über das Kurzzeitgedächtnis hinausgelangt) oder die betreffende Verbindung ist aus irgendwelchen Gründen verloren gegangen. Auch auf der Verhaltensebene kann beides jedoch unterschieden werden.

Schon im 19. Jahrhundert untersuchte Hermann Ebbinghaus das Vergessen. Sein eigenes, um genau zu sein, denn er lernte Folgen sinnloser Silben auswendig und prüfte zu unterschiedlichen Zeitpunkten, wie viel er davon noch wusste. Dass dabei kaum eine Einbindung in das Langzeitgedächtnis zustande kam, leuchtet unmittelbar ein. Denn Schemata und Vorwissen spielten eine eher geringe Rolle. So hatte er auch nach einer Stunde im Schnitt die Hälfte wieder vergessen, am nächsten Tag schon fast 70 Prozent. Zugleich erforschte er, wie viele Wiederholungen nötig waren, um eine Liste langfristig im Gedächtnis zu behalten, und hatte auf diese Weise schon grundlegende Erkenntnisse über Erinnern und Vergessen entdeckt. Wichtig an der Vergessenskurve ist dann auch nicht, wie schnell wir am ersten Tag vergessen. Interessanter ist vielmehr, dass ein kleiner Teil der Inhalte auch nach sehr langer Zeit noch im Gedächtnis geblieben ist. Gleichzeitig findet aber auch nach einigen Wochen noch Vergessen statt.

Das Unterfangen, Vergessen über noch längere Zeiträume zu untersuchen, steht vor den gleichen praktischen Hindernissen wie Studien zur Veränderung der Merkfähigkeit über das ganze Leben hinweg: Es ist einfach unpraktisch, Studienteilnehmer heute Dinge lernen zu lassen und diese dann in ein paar Jahren oder Jahrzehnten abzufragen. Zum Teil wird das natürlich trotzdem gemacht, aber es werden auch andere Optionen genutzt. Larry Squire etwa testete das Wissen von Amerikanern über Fernsehserien. Dafür zog er ausschließlich Serien heran, die nur eine Staffel lang liefen und zudem nicht auf realen Gegebenheiten oder bekannten Geschichten basierten, welche die Zuschauer anderweitig kennen konnten. Neun Jahre hintereinander fragte er dann jeweils eine neue Gruppe von Testpersonen, wie gut sie sich an Inhalte aus den Serien erinnern konnten. Die Personen stammten natürlich jeweils aus ähnlichen Geburtsjahren und wurden zudem in Altersklassen eingeteilt, da natürlich klar ist, dass jemand, der heute erst 20 Jahre alt ist, 15 Jahre alte Serien nicht kennt, also gar nicht erst gelernt und somit auch nie vergessen hat. Mit dieser Studie konnte Squire zeigen, dass eine Vergessenskurve wie bei Ebbinghaus auch über Jahre und bei besser verknüpften Inhalten noch vorliegt.

Ein eindrückliches Beispiel dafür ist auch das Verlernen der eigenen Muttersprache. Das kommt einem zunächst skurril vor. Wie soll es möglich sein, etwas so früh und tief Gelerntes wie die eigene Sprache zu vergessen? Ich habe jedoch in meinem Auslandsjahr in England einen Deutschen Anfang 60 kennengelernt, der mit Anfang 20 zum Studium nach England gekommen war, sich dort verliebte und mit der Zeit auch keine Kontakte mehr nach Deutschland hatte. Er wollte gerne Deutsch mit mir sprechen, aber es war ihm kaum noch möglich. Er hatte große Teile der Sprache, die er in den ersten zwei Jahrzehnten seines Lebens nahezu ausschließlich gesprochen hatte, zu großen Teilen einfach vergessen. Würde er jedoch noch einmal beginnen, Deutsch neu zu lernen, so würde er sich erheblich schneller verbessern als ein gebürtiger Brite, der ganz von vorn anfinge, Deutsch zu lernen. Überlegen Sie zum Beispiel einmal selbst, was Sie aus der Schulzeit alles wieder vergessen haben. Viele Spuren im Gehirn sind tatsächlich verloren, andere aber nur abgeschwächt. Viele merken etwa, wenn sie Kinder haben, die zur Schule gehen, dass so manches Thema sehr schwierig erscheint. Versuchen sie aber zu helfen, dann kommen Sie bei den Themen, die Sie selbst schon mal gelernt hatten, schnell wieder rein.

Dass wir vergessen, ist an sich aber ein wichtiger Prozess. Nicht jede Information ist nützlich. Wir können nicht alles behalten, und wenn eine jahrelang nicht gebrauchte Erinnerung genauso schnell wieder aktiviert würde wie eine täglich abgerufene, wären wir kaum zu schnellem Handeln fähig.

Auch ist nicht jede Information dauerhaft richtig. Hat sich der Nomade zum Beispiel gemerkt, dass in einer Höhle eine sichere

Unterkunft zu finden ist, so hat ihm das beim Überleben bestimmt sehr geholfen. Sollte er jedoch irgendwann feststellen, dass nun ein Bär eben hier sein Winterschlafquartier gefunden hat, ist es ebenso wichtig, dass er die Information im Gehirn schnell aktualisieren kann. Die meisten von Ihnen haben in der Kindheit gelernt, dass Deutschland ein geteiltes Land ist. Wie gut, dass wir diese Informationen inzwischen aktualisieren konnten. Wahrscheinlich wissen Sie auch noch, dass damals in Westdeutschland die Hauptstadt Bonn hieß. Trotzdem müssten Sie wohl nicht erst überlegen, wenn heute nach der deutschen Hauptstadt gefragt würde.

Andere Informationen werden häufiger aktualisiert. Wie hoch ist etwa derzeit das Briefporto? Die meisten wissen die aktuelle Antwort, aber nicht unbedingt alle Erhöhungsschritte der letzten Jahre. Im Computer kann eine solche Information einfach aktualisiert werden; im Gehirn jedoch ist es deutlich schwieriger, ein »Update zu fahren«. Es ergibt sich eine sogenannte Interferenz, und zwar in beide Richtungen: Wenn Sie etwas wissen und nun damit in Konflikt stehende neue Inhalte lernen sollen, fällt Ihnen das schwerer. Umgekehrt können vorhandene, aber wenig starke Erinnerungen darunter leiden, wenn Sie etwas Ähnliches neu lernen. Wer etwa nicht sonderlich gut Spanisch spricht, droht diese geringen Kenntnisse noch weiter zu vergessen, wenn er jetzt beginnt, eine ähnliche Sprache, beispielsweise Italienisch, zu lernen. Das gilt besonders bei paarweisem Lernen wie eben Vokabeln. Je besser etwas verknüpft ist, desto weniger besteht die Gefahr einer Interferenz.

Viele Dinge, die uns nicht einfallen und die wir vermeintlich vergessen haben, fallen uns wieder ein, wenn der richtige Abrufreiz ausgelöst wird. Bei persönlichen Erinnerungen könnte dies ein Foto sein oder Erzählungen von anderen, die dabei waren. Mit der Einschränkung, dass jedes Erinnern ein Neukonstruieren bedeutet und unser Gedächtnis etwaige Lücken fantasievoll für uns füllt oder dass ursprünglich getrennte Erinnerungen inzwischen vermischt sind. Aber auch bei faktischem Wissen kann die richtige Frage dazu führen, dass es uns noch einfällt.

Falls Sie mal in einer Quizshow sitzen und eine Frage nicht beantworten können, aber Zeit zum Nachdenken haben, sollten Sie nicht versuchen, durch wiederholtes Lesen der Frage die Antwort herauszuquetschen, sondern lieber daran denken, in welchem Kontext Sie die Antwort schon einmal gehört haben dürften. Falls Sie bei einem Fest jemanden in der Ferne sehen, dessen Namen Sie kennen sollten, der Ihnen aber gerade entfallen ist, dann könnten Sie versuchen, buchstabenweise vorzugehen. Anna? Birgit? Caro? Christa? Constanze? Desiree? Desiree! Wenn Ihnen so die richtige Antwort kommt, ist meist auch gleich klar: Ja, genau das war es.

Im Gedächtnissport erlebe ich das selbst besonders oft. Mit meinen Methoden kommen meist nur ein paar Dutzend, eventuell einige Hundert, Antworten infrage. Wenn ich mich auf die Lücke konzentriere, habe ich kaum eine Chance, dass es mir wieder einfällt. Gehe ich aber die möglichen Lösungen durch, auch wenn das blitzschnell geht und ich einige pro Sekunde prüfe, macht es bei der richtigen Antwort sehr häufig »Klick« und ich weiß es wieder.

Da jede Reaktivierung dann auch wieder zur verbesserten Speicherung führt, habe ich die gleiche Information danach lange besonders gut in Erinnerung. Das ist wichtig zu wissen, wenn wir uns an etwas gar nicht erinnern, sondern es lieber vergessen wollen. Bewusstes Löschen ist kaum möglich. Alkohol oder Medikamente können die Informationsspeicherung oder etwa die Konsolidierung in der Nacht unterdrücken. Sie wirken dann aber pauschal auf das ganze Gedächtnis. Nein, der praktische Weg ist einfach, nicht mehr daran zu denken. Mit der Zeit gehen von den gleichen Knotenpunkten neue Verbindungen aus und die alten, nicht mehr gebrauchten gehen verloren. Nur wenn es um traumatische Erlebnisse geht und negative, meist hochemotionale Erinnerungen immer wieder hochkommen (siehe Flashbacks), sollte mit einem Therapeuten nach einem Ausweg gesucht werden, der aber auch nicht zum Löschen, sondern zum emotionalen Entkoppeln führen wird.

4
Gedächtnistraining

Use it or lose it

»Das Gehirn lässt sich trainieren wie ein Muskel.« Vielleicht haben Sie diesen Vergleich auch schon einmal gehört. Häufig kommt er in Angeboten von Gedächtnistrainern vor, aber auch bei Gehirnjoggingspielen. Ich habe dazu eine etwas gespaltene Meinung. Als Trainer mag auch ich eingängige Metaphern. Ganz klar: Das Gehirn zu trainieren ist sehr zu empfehlen! Aber: Das Gehirn ist kein Muskel und kann auch nur eingeschränkt mit einem solchen verglichen werden. Es kann allerdings wie ein Netzwerk aus Nervenzellen trainiert werden, was daran liegt, dass es eines ist. Um stärker zu werden, sind beim Muskeltraining Tausende Wiederholungen nötig. Eine neue Verknüpfung im Gehirn kann dagegen schon durch eine gute Idee oder eine gelernte Denktechnik erreichbar sein und sehr viel nutzen.

Ganz falsch ist die Metapher aber auch nicht. So wird eine neu angelegte Nervenleitung erst durch Wiederholung und Anwendung zur Nervenautobahn. Auch beim Lernen sehr einfacher Abläufe wird durch stetige Wiederholung noch eine Verbesserung erzielt. Ein häufig zitiertes, weil wissenschaftlich untersuchtes Beispiel sind die Zigarrenroller. In diesem Beruf muss eine bestimmte Folge von Bewegungen immer und immer wieder durchgeführt werden. Am Anfang ist die Lernkurve sehr steil, aber auch langjährige Arbeiter in dem Bereich verbessern sich noch immer, wenn auch sehr wenig. Welche immer und immer gleichen Bewegungen kennen Sie aus Ihrem Leben? Geht es auch nach Jahren immer noch ein bisschen schneller? Wohin Ihre Fantasie jetzt galoppiert, überlasse ich Ihnen ...

Ich habe Ihnen meinen Hobbysport Stacking schon vorgestellt. Auch hier wird die immer gleiche Bewegung optimiert, ohne dass dafür besonders starke Muskeln nötig wären. Ein Anfänger kann in wenigen Übungsrunden seine Zeit massiv verbessern, aber der Reiz des Sports besteht gerade darin, dass auch nach Jahren noch eine weitere Verbesserung im Bereich von Sekundenbruchteilen möglich ist. Teils liegt das einfach nur an Zufallsschwankungen: Wer genau auf dem gleichen Niveau bleibt, wird trotzdem gute und schlechte Tage erwischen und durch zufällige Ausreißer auch neue Rekorde aufstellen.

Beim Stacking zeigt sich aber, dass auch der erreichte Durchschnitt noch zunimmt. Gleiches gilt nicht nur für den reinen Bewegungsablauf. Beim Stacking ist der immer gleich, anders als bei einem anderen Trendsport, dem »Speed Cubing«. Dort versuchen die Athleten, den verdrehten Zauberwürfel so schnell wie möglich zu lösen. In den 1980er-Jahren war es einige wenige Jahre ein großer Hype, jedes Kind hatte damals einen »Rubik's Cube« zu Hause – und in der Schule unter dem Tisch. 1982 gab es sogar eine Weltmeisterschaft: Der Sieger Minh Thai benötigte 22 Sekunden. Durch Drehen. Auf den Boden schmeißen und wieder zusammenbauen galt nicht. Ungefähr zum 25-jährigen Jubiläum gab es 2003 eine Neuauflage – und einen seither anhaltenden neuen Boom, der vor allem durch den Austausch im Internet und durch die weltweite Verbreitung zur Etablierung als eigene Denksportart geführt hat. Der Sieger 2003, Dan Knights, benötigte 18,76 Sekunden. Seitdem wurde der Weltrekord fast jedes Jahr verbessert. 2007 von Thibaut Jacquinot erstmals auf unter zehn Sekunden und 2015 erstmals auf unter fünf Sekunden – von Lucas Etter, einem 14-jährigen US-Amerikaner, der zu diesem Zeitpunkt jedoch schon über 30 Turniere absolviert und sechs Jahre Erfahrung gesammelt hatte.

Auch hier sehen langjährige Spieler noch Steigerungen. Die Siegerzeit von 2007 reicht heute bei Weitem nicht mehr, um unter den Top 1000 der Welt zu stehen. Während beim Cubing auch das Verbessern von Bewegungsabläufen eine Rolle spielt, müssen vor allem das Mustererkennen und, damit verbunden, das Auswählen der richtigen Algorithmen optimiert werden. Auch beim Cubing zeigt sich: Es wird zum einen im Kindesalter besonders gut gelernt, zum anderen aber auch über Millionen von Wiederholungen noch immer Hauch für Hauch besser.

Schlau durch Gehirnjogging?

Können wir entsprechend spielerisch unser Gedächtnis schrittweise optimieren? Darauf setzen beliebte Spiele, die unser Gedächtnis trainieren und verbessern sollen. Tetris sollte früher einfach nur unterhalten und wurde nicht als Trainingsprogramm für Bauingenieure angesehen. Heute dagegen muss ein Spiel auch einen Nutzen haben. Diese Form des Gehirnjoggings ist in, und schon der Name selbst vergleicht das Denktraining mit Lauftraining. Auch die Wissenschaft wird gerne als Kronzeuge für den Nutzen angeführt. Eine Studie aus dem Jahr 2008 der Schweizerin Susanne Jaeggi berichtet, dass durch Training des Arbeitsgedächtnisses auch die Intelligenz zunehme. Ihr Vergleich: Durch Sport trainieren wir unser Herz-Kreislauf-System. Ist dieses gut in Form, werden wir auch in vielen anderen Sportarten besser abschneiden als Untrainierte. Analog könnte bei Denkprozessen das Arbeitsgedächtnis diese Aufgabe erfüllen. Durch Training werde das Arbeitsgedächtnis dann auch bei allerlei anderen Aufgaben besser funktionieren.

Auf dieser Annahme basierend und vom Erfolg von Nintendos Gehirnjoggings motiviert, wurden zahlreiche Start-ups gegründet, die in Apps und auf Internetseiten wundersame Dinge durch solche Übungen versprechen. Der größte Anbieter heißt Lumosity und konnte sich weit über 50 Millionen Dollar Finanzierung von Geldgebern sichern. Wenn die Versprechen stimmen würden, wäre dies auch sensationell. Allerdings haben zahlreiche Studien nach Jaeggies Arbeit den Effekt keineswegs eindeutig belegen können, sondern es wird viel diskutiert.

Eines der Hauptprobleme: Womit wird verglichen? Der Placeboeffekt, also das, was Sie ohnehin erwarten, spielt eine große Rolle. So wie jemand, der sich tagelang mit grünen Säften entgiftet, fest damit rechnet, sich anschließend besser zu fühlen und es allein deshalb dann auch tut, wird jemand, der tagelang sein Gedächtnis mit Buchstabenfolgen befüllt, auch vom Erfolg dieses Unternehmens ausgehen und sich daher anschließend tatsächlich mehr merken. Der Mensch hat da fast masochistische Züge. Bei lecker schmeckender Medizin ist der Placeboeffekt geringer, als wenn sie eklig ist. Noch stärker dagegen bei Zäpfchen oder Spritzen. Bei medizinischen Problemen führt es zur verstärkten Selbstheilung. Es geht einem danach wirklich besser, obwohl im Kügelchen nichts enthalten ist, was heilen kann. Was den Glauben an die Wirkung weiter verstärkt. »Warum tragen Sie einen Alu-Hut?« – »Gegen die Aliens!« – »Hier sind doch gar keine Aliens!« – »Sehen Sie! Es wirkt!«

Wegen des Placeboeffekts merken sich Probanden bei Gedächtnisaufgaben tatsächlich mehr, wenn Sie glaubwürdig vermittelt bekommen haben, dass ein Trainingsprogramm hilft. So haben Forscher hier immer die schwierige Aufgabe zu bewältigen, eine ähnlich unangenehme beziehungsweise aufwendige Vergleichsgruppe zu bilden, die entsprechend ähnliche Erfolge erwartet.

So zeigt sich dann: Im Vergleich mit einer Placebo-kontrollierten Gruppe führt Gehirnjogging in spielerischer Form oft nur zu einem Ergebnis: Man wird bei dem betreffenden Spiel besser. Und nur dort. Statt die neuen kritischeren Stimmen ernst zu nehmen, setzten manche der kommerziellen Anbieter, von denen immer mehr aus dem Boden sprießen, auf immer größere Versprechen. Dies führte dazu, dass sich im Oktober 2014 über 70 führende Gedächtnisforscher einschließlich Jaeggi selbst genötigt sahen, ein Statement zu unterschreiben, dass man dieser Entwicklung widerspreche und dass der Nutzen solcher Spiele keineswegs belegt sei. Im Januar 2016 wurde Lumosity dazu verurteilt, eine Strafe von zwei Millionen Dollar für falsche Werbeversprechen zu zahlen und diese Versprechungen künftig zu unterlassen.

Ob Arbeitsgedächtnistraining auch auf anderen Leistungen positive Auswirkungen hat, wird weiter untersucht. Vieles spricht dafür, einiges auch dagegen. Wenn es funktioniert, dann sicher nur unter gut kontrollierten Bedingungen und nicht in Form kleiner Spielchen. Auch bei Jaeggis ursprünglicher Aufgabe bleibt unklar, ob damit tatsächlich die Arbeitsgedächtniskapazität der Probanden verbessert wird. Anders als sie denke ich persönlich, dass ein Großteil der Leistungssteigerung nur auf dem Erlernen von Strategien basiert. Auch als Gedächtnissportler bin ich bei den meisten dieser Aufgaben anfangs nicht besser als jeder andere auch. Doch bei einigem Nachdenken kann ich meine eigenen Techniken meist doch anwenden und dann schlagartig deutlich bessere Ergebnisse erzielen. Wichtig ist also die Unterscheidung zwischen Arbeitsgedächtnistraining und Gedächtnistraining mithilfe von Gedächtnistechniken, wie ich sie einsetze. Hierbei werden gezielt Strategien gelernt, die konkrete Anwendungen haben. Zudem geht die Anwendung von Gedächtnistechniken weit über die Förderung des Kurzzeitgedächtnisses hinaus. Denn mit Gedächtnistechniken kann auch direkt auf das Langzeitgedächtnis zugegriffen werden.

Der Hauptvorteil von Gedächtnistraining mit Gedächtnistechniken besteht somit darin, dass auf viele Lernaufgaben direkt anwendbare Techniken gelernt werden. Wenn Sie schneller von einem Ort zum anderen kommen wollen, kann ich Ihnen natürlich ein umfassendes Fitnesssystem verkaufen, mit dem Sie jeden Tag üben. Anschließend können Sie nicht nur ein paar Prozent schneller gehen, sondern auch schneller rennen und haben außerdem eine längere Ausdauer. Ich könnte Ihnen aber auch einfach ein Fahrrad verkaufen. Gehirnjogging ist das Übungssystem, Gedächtnistechniken sind das Fahrrad.

Manchmal lese ich selbst in Interviews mit Gedächtnisforschern, die etwas hierzu sagen sollen, dass hinsichtlich der Übertragbarkeit bei dieser Form des Trainings kein Unterschied zu den einfachen Spielen bestehe. Man würde dann eben im Zahlenmerken besser, aber schon im Lernen von Buchstaben bleibe man genauso schlecht wie vorher. Daran ist ein kleines bisschen richtig und sehr viel falsch. Und es zeigt für mich auch, wieso wir Wissenschaftler bei Stellungnahmen zu Dingen, die unser Feld nur am Rande betreffen, sehr vorsichtig sein müssen. Selbst viele Psychologiestudenten unterschätzen ja diese Methoden. Die Kollegen meinen es sicher gut und wollen ihr bestes Wissen teilen.

Viele von ihnen werden nämlich eine Studie aus den späten 1970er- und frühen 1980er-Jahren kennen, die in sehr vielen Vorlesungen über das Gedächtnis zitiert wird. Damals stand der schon erwähnte Expertenexperte Anders Ericsson zusammen mit einem Kollegen noch ganz am Anfang seiner Forschungen und ließ unter anderem Studierende das Zahlenmerken üben. Die gewählte Variante ist ein ganz klassischer Gedächtnistest: Ziffern werden im Abstand von einer Sekunde pro Ziffer vorgelesen und müssen danach wiedergegeben werden. Eine normale Leistung liegt bei rund sieben Ziffern, und die wenigen Gedächtniskünstler, die bis Anfang der 1980er-Jahre bekannt waren, schafften vielleicht 20.

Allerdings ließ Ericsson nicht wie sonst üblich seine Studenten an nur wenigen Einzelterminen üben, sondern über Monate hinweg jeden Tag für einige Minuten. Am meisten berichtet wurde über den Probanden Steve Faloon. Dieser hatte am Anfang ein normales Ergebnis von sieben Ziffern. Nach 20 Monaten erreichte er 82. Weit mehr als je gehört. Er hatte durch das Training gelernt, die Ziffern durch Laufzeiten zu ersetzen, denn er war auch ein sehr ambitionierter Läufer und hatte in verschiedenen Laufdisziplinen Titel gewonnen. Dieser sportliche Ehrgeiz und die Erfahrung im Ausdauersport halfen ihm sicher auch dabei, das an sich langweilige Training konsequent durchzuziehen, was wiederum dazu führte, dass andere anzweifelten, ob denn wirklich alles an ihm noch normal sei. Er konnte seine Lernmethode jedoch weiteren Studenten vermitteln und sein Kommilitone Dario Donatelli konnte nach ihm sogar die Marke von 100 Ziffern übertreffen. Tragischerweise starb Faloon nach kurzer, schwerer Krankheit 1981 im Alter von nur 23 Jahren und konnte nicht mehr zurückschlagen. Heute ist diese Übung ein Bestandteil aller Gedächtnisweltmeisterschaften. Der Weltrekord liegt bei 456 Ziffern, aber auch heute noch gehört man mit einem Ergebnis von über 100 Ziffern zumindest zur erweiterten Spitzengruppe.

Faloon hatte sich seine Methodik selbst beigebracht. Bei allem Ehrgeiz war er angeblich nicht auf die Idee gekommen, die vorhandene Literatur über Gedächtnistraining zu studieren. Zumindest behauptet dies Ericsson, der auch in seinem im Frühjahr 2016 erschienen Sachbuch über seine Forscherkarriere schreibt, es habe damals noch keine Gedächtnistrainer gegeben. Das ist allerdings falsch. Schon seit den 1950er-Jahren hatte ein Magier namens Harry Lorayne eine durchaus beachtliche Karriere als Gedächtniskünstler in den Fernsehshows der USA. Auch hatte er massenhaft Bücher herausgegeben, von denen eines, *The Memory Book*, Anfang der 1970er-Jahre fast ein ganzes Jahr auf der *New York Times*-Bestsellerliste stand, also nur wenige Jahre vor Faloons Training. So bleibt ein wenig zweifelhaft, ob Faloon sich seine Methode wirklich komplett selbst erdacht hat oder ob er dank des täglichen Honorars vielleicht nur »vergessen« hat, von möglichen anderen Quellen zu erzählen.

In dieser Studie jedenfalls fand Ericsson nicht nur heraus, dass seine Studenten sich nach dem Training erheblich besser Ziffern merken konnten. Er schrieb auch, dass, sobald er statt Ziffern nun Buchstaben vorlas, die Leistung sofort wieder auf sieben herunterfiel. Dies führt auch heute noch oft zur Fehleinschätzung, die Techniken seien nur sehr begrenzt nutzbar. Falsch! Die Studienergebnisse sind sicher richtig, das ist nicht der Punkt. Und wenn ich mir plötzlich und unerwartet Buchstaben merken müsste, würde auch ich nicht sonderlich gut abschneiden. Aber schon nach wenigen Minuten Vorbereitung würde ich einen Weg finden, die Methode anzuwenden! Tatsächlich gibt es seit 2014 ein Turnierformat im Gedächtnissport, bei dem Überraschungsdisziplinen vorkommen, und 2015 wurde genau diese, Buchstabenmerken, gestellt. Statt nur sieben schafften die besten Sportler hier aber 50 in einer Minute. Die Methoden können also durchaus angepasst werden.

Im Rahmen von Fernsehshows zeigen Gedächtnissportler das oft. Von Restaurantbestellungen über Würfelspiele bis zu den Hauptstädten der Erde reichten zum Beispiel die Aufgaben, die ich selbst dort zu lösen hatte. Auch im Studium konnte ich sehr von den Methoden profitieren, und als Gedächtnistrainer und Coach durfte ich vielen Menschen bei den unterschiedlichsten Herausforderungen helfen und sie teils auch begleiten. Von Schule, Studium und beruflicher Ausbildung über das Merken von Namen und Produkten im Vertrieb reichte das Spektrum, bis hin zu Unternehmensberatern und Firmenvorständen großer Unternehmen, die aktuelle Themen nicht immer nur in von Assistenten vorbereiteten Foldern im Meeting vor sich haben, sondern auch behalten wollten. Die Grundlagen bleiben trotzdem immer gleich und müssen zuerst geübt und dann auch etwas trainiert werden. Zum Glück nicht immer die gleiche Übung, wie beim Hanteltraining im Fitnessstudio, sondern gerne vielfältig. Viele haben nicht gerade viel Zeit dafür zur Verfügung. So durfte ich etwa 2015 für eine ARD-Dokumentation Anke Engelke trainieren, die äußerst viele Projekte gleichzeitig managt und es trotzdem nebenbei geschafft hat, in weniger als einem halben Jahr genug zu üben, um selbst an der norddeutschen Gedächtnismeisterschaft teilzunehmen und dort in den Disziplinen Zahlenmerken und Namenmerken im Mittelfeld zu landen!

Wie viel Training ist nun wirklich nötig? In einer Trainingsstudie habe ich Studierende ohne Vorkenntnisse im Gedächtnistraining sechs Wochen lang 30 Minuten üben lassen, nach einem zweitägigen Seminar bei mir. Das ist jetzt nicht nichts, aber auch nicht extrem viel. Im Durchschnitt reichte es aus, um in standardisierten Gedächtnisaufgaben wie Wörter- und Zahlenmerken die Leistung mehr als zu verdoppeln. Wichtig auch: Alle haben sich deutlich gesteigert, es gab niemanden, bei dem das Training nichts gebracht hätte.

Verschiedene Wissenschaftler haben in einigen Studien Gedächtnistechniken untersucht und unter anderem auch Erfolge mit jüngeren Schülern und ebenso bei Senioren erzielt. In einer Studie untersuchten zum Beispiel zwei amerikanische Gedächtnistrainer die Technik am Lernen der Fachbegriffe für Ängste und führten dabei selbstironisch einen neu ein: Mnemonophobia, die Angst davor, Gedächtnistechniken einzusetzen. Damit wollten sie plakativ die Bildungspsychologen aufwecken, denn ihrer Meinung nach, meiner auch, ist der Nutzen der Methoden bestens belegt, und es ist daher sehr schade, dass sie in der schulischen Bildung nicht viel mehr eingesetzt werden.

Gedächtnistechniken

In Bildern denken

Warum funktionieren Gedächtnistechniken überhaupt? Wie kann das sein, dass wir nicht von Natur aus perfekt lernen, wo doch sonst alles an uns optimiert scheint? Wenn das so gut ist, warum hat mir das vorher niemand verraten? Solche Fragen habe ich mir am Anfang auch gestellt und finde sie immer noch faszinierend. Sofern Sie mein Buch von Anfang an bis hier gelesen haben, dürften Sie aber auch schon einige Antworten selber herleiten können.

Unser Gedächtnis ist evolutionär nicht für das Leben mit Datenflut, jahrelangem Studium oder auch nur Schrift ausgelegt, sondern unterscheidet sich in seinen natürlichen Anlagen wenig von dem eines herumreisenden Nomaden vor wenigen Tausend Jahren. Es ist ohnehin grandios, wie anpassungsfähig unser Gehirn ist und was es alles ermöglicht. Die Gedächtnissysteme jedoch, die nun Fachwissen, komplizierte Inhalte, Namen oder gar ganze Vorträge oder Bücher behalten sollen, sind insgesamt eher klein, sowohl was die Systeme als auch die dafür zuständigen Gehirnregionen angeht. Riesig dagegen ist unser Speicher für episodisches Gedächtnis, für Dinge, die wir erlebt und gesehen haben, für Assoziationen und Emotionales. Nun hat allerdings die Anfängervorlesung »Wirtschaftsrecht« selbst für den motiviertesten Abiturienten nur mäßigen Sex-Appeal, darum werden emotionales Gedächtnis und persönliche Erinnerungen beim Lernen wenig helfen. Was auch immer Sie sich sonst so merken müssen, die Chance ist groß, dass es sich auch dabei ähnlich verhält.

Gedächtnistechniken haben daher genau die Aufgabe, andere Gedächtnissysteme für merkbare Inhalte zu öffnen und zu engagieren. Das geht vorwiegend über Bilder! In Bildern zu denken ist

daher das Grundrezept der Methoden. Schon die Rhetoriker und Ge-
lehrten im antiken Griechenland
wussten das, und tatsächlich
geht vieles der heute verwendeten Methoden traditionell
bis in diese Zeit zurück. Wichtig ist daher vor allem, dass
man sich Szenen vorstellt und
Verbindungen zu emotiona-
len Inhalten und Dingen im eigenen autobiografischen und
episodischen Gedächtnis schafft.
Wenn ich von Bildern spreche,
meine ich damit aber eher keine
Standbilder, sondern fast schon
Videos, vor allem Interaktionen. Sie dürfen dabei auch andere
Sinne mit einbeziehen. Was hören, fühlen, riechen oder schmecken Sie? Welche Emotionen oder Eindrücke verbinden Sie mit
den Merkbildern?

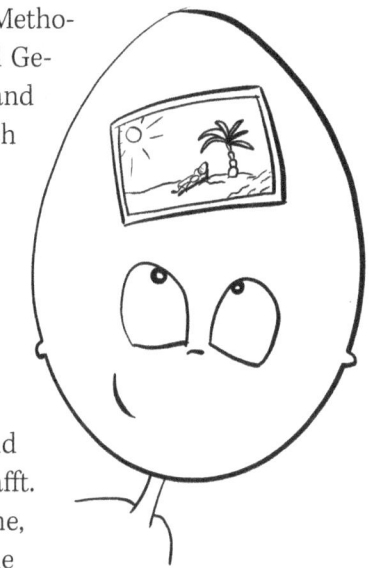

Manche Menschen haben Sorge, ob sie dafür denn kreativ genug seien. Oder ob ihr inneres Auge vielleicht eine Brille brauche. Sie haben den Eindruck, in ihrer Vorstellung nicht wirklich
etwas zu sehen. Es gibt einen Fragebogen, mit dem das Vorstellungsvermögen getestet werden kann,[7] und die Ergebnisse unterscheiden sich in der Tat recht stark voneinander. Manche
Menschen können sich Dinge visuell fast so gut vorstellen, als
würden sie sie tatsächlich sehen, während der andere Extremfall
von manchen Forschern seit 2015 sogar als ein mögliches Syn-
drom mit der Bezeichnung »Aphantasia« (»Fantasielosigkeit«)
belegt wird. Rund zwei Prozent aller Menschen sagen, wenn sie
sich etwas vorstellen sollen, dass sie vor ihrem inneren Auge absolut gar nichts sähen. Ich hatte mal einen Teilnehmer in mei-

nem Seminar, der mir auf die Frage, was er sehe, wenn er sich etwas vorstellen solle, antwortete: »Ich seh schwarz.« So etwa muss es sich für diejenigen anfühlen, die unter Fantasielosigkeit leiden.

Trotzdem halte ich nicht viel davon, alles gleich als Krankheit zu definieren. Auch bei gesunden Menschen schwanken die Ergebnisse stark. Was mich selbst überrascht hat: Auch bei Gedächtnissportlern finden sich viele, die ihr Vorstellungsvermögen als sehr wenig ausgeprägt erleben. Sie wissen dann vielleicht, dass sie an ihre Wohnung denken, sehen sie aber nicht unbedingt vor sich. Tatsächlich reicht dieser Zustand aber schon aus, um von den Gedächtnistrainingsmethoden zu profitieren! So hatte denn auch das Ergebnis bei diesem Fragebogen in meiner Trainingsstudie keinen Einfluss darauf, wie sehr jemand von den Gedächtnistechniken profitierte. Mit der Einschränkung, dass Menschen, die hier schlecht abschneiden, mehr Überwindung brauchen, um die bildhaften Gedächtnistechniken auszuprobieren. Dazu möchte ich Sie aber sehr ermutigen und Ihnen die wichtigsten Techniken im Folgenden vorstellen.

Schlüsselwortmethode

In der Schule wäre ich wegen Englisch fast sitzen geblieben. »Du bist halt eher gut in Naturwissenschaften, in Sprachen nicht so«, meinte mein Lehrer. Das habe ich auch geglaubt, entsprechend dann Latein statt Französisch gewählt (das sei mehr wie Mathe) und mich über eine vier auch noch gefreut. Bezeichnenderweise war ich auch in Latein eher nicht so gut, bis zu dem Moment, wo wir ein Wörterbuch bei der Klassenarbeit benutzen durften. Angeblich sei das keine Hilfe, das Vokabellernen schließlich das kleinste Problem. Ich verbesserte mich mit Lexikon dagegen sofort um eine ganze Notenstufe. Zu Hause habe ich noch einen ganzen Stapel Vokabeltests mit der Note sechs liegen. Vokabeln konnte ich mir einfach nicht merken.

Heute halte ich Vorträge in Englisch auf der ganzen Welt, spreche dazu einigermaßen straßentauglich Niederländisch, Spanisch und Chinesisch und würde gerne jedem einzelnen Schüler in Deutschland zeigen, wie leicht es ist, sich Vokabeln zu merken, wenn man die Schlüsselwortmethode benutzt. Natürlich geht es auch hierbei um Bilder. Für das zu merkende Wort muss ich mir ein Bild suchen, also ein Wort, das ein bisschen ähnlich klingt und das ich mir vorstellen kann. Dieses Bild wird dann mit der tatsächlichen Bedeutung verbunden. Klar, auch ich hatte als Schüler von Eselsbrücken gehört und ein paar benutzt, aber das Ganze als Lernmethode einzusetzen funktioniert nur, wenn man nicht schaut, wo sich mal ein Esel anbietet, sondern strategisch Brücken baut.

Wichtig ist, sich klarzumachen, dass wir das neue Wort nicht exakt verpacken können! Das ist auch nicht das Ziel. Wenn nötig, nehme ich mehrere Schlüsselwörter, im Extremfall silbenweise. Mein Schlüsselwort muss mich nur daran erinnern, denn beim Lernen lese oder höre ich das Wort ja auch (am besten beides), und damit sind auch die entsprechenden Neuronen aktiv. Nur ist die isolierte Aktivierung nichts wert, wenn ich sie nicht wiederfinde, weil sie nicht vernetzt ist. Und genau dafür brauche ich die Schlüsselwörter und Bilder. Zugleich sollen diese gerne lustig, kreativ und vielfältig sein, was dazu führt, dass Lernen plötzlich wieder Spaß macht.

Ein paar Beispiele:

Englisch – chair   Deutsch – Stuhl
Schlüsselwort: Schere. Bild: Ich stelle mir vor, dass ich mit der Schere in einen Stuhl steche.

Spanisch – manzana   Deutsch – Apfel
(sprich Mannsahna)
Schlüsselwörter: Mann + Sahne. Bild: Ein Mann sprüht Sahne auf einen Apfel und isst ihn genüsslich.

Niederländisch – vakantie   Deutsch – Urlaub
Schlüsselwort: vakant. Bild: Vielen Holländern gefällt es im Urlaub so gut, dass sie nicht zurückkommen. Ihre Stellen sind dann vakant.

Englisch – justice   Deutsch – Gerechtigkeit
Schlüsselwörter: just + ice. Bild: Das Kind beschwert sich heftig bei der Mama, weil es vom anderen gehauen wurde. Es kriegt dann nur (just) ein Eis (ice) und findet das doch eine sehr gerechte Lösung. Hinweis: Wenn Sie im Englischen so weit sind, dass Sie »justice« lernen, haben Sie vorher schon einfache andere Wörter gelernt, die auch als Schlüsselwörter dienen können.

Chinesisch – 足球   Deutsch – Fußball
(zú qiú – sprich zu? Tschio?)
Schlüsselwörter: zu + Tchibo
Bild: Meine Kumpels wollen mit mir Fußball gucken. Sie fragen mich, ob ich zu Tchibo gehen und Kaffee kaufen kann, das Spiel findet schließlich am Sonntag um 13 Uhr statt.

Ein paar Einwände höre ich hier gelegentlich: Muss ich mir da nicht viel mehr merken? Für die meisten Wörter findet man doch keine Bilder? Bin ich kreativ genug? Geht das auch bei schwierigen Sprachen?

Die Antworten in Kurzform: Ja. Doch. Ja. Ja.

Etwas länger: Gehen Sie mal die Beispiele durch. Stellen Sie sich die Bilder dazu auch vor. Und dann schauen Sie in zwei Tagen einfach mal, ob Sie die noch kennen. Sie merken sich in der

Tat mehr, aber gerade dadurch bleibt es hängen. Mit etwas Übung wird Ihnen dann auch zu fast allem ein Bild einfallen. Gute Anregungen könnten Sie etwa auf Memrise.com finden, einer App, in der es um die Schlüsselwortmethode geht. Ich benutze die Methode auch beim Chinesischlernen und das klappt auch bestens. Für sich genommen dient die Schlüsselwortmethode nur dem Vokabellernen. Auch Wiederholung ist wichtig, aber wenn man es sinnvoll macht, weniger aufwendig, als Sie vielleicht denken (das hatten wir schon beim Thema Testing Effect). Zum Sprachenlernen gehört noch mehr, aber ein guter Wortschatz ist eine gute Hilfe. Methoden, die ohne Vokabellernen auskommen wollen, gelingen meistens nicht. Denn sie verpacken das Vokabellernen auch nur anders. Um eine Sprache zu sprechen, brauchen Sie schließlich auch die Wörter.

Schlüsselwörter setze ich aber nicht nur beim Vokabelmerken ein. Das Konzept ist bei fast jeder Anwendung von Gedächtnistechniken wichtig. Wer als Student für das Studium lernt, hat es mit vielen komplexen Inhalten und Begrifflichkeiten zu tun. Aber die Merkbilder dazu bleiben einfach und kreativ, indem Schlüsselbilder gewählt werden.

Namen merken

Auch beim Namenmerken nutze ich das Prinzip aus. 104 Namen konnte ich mir in nur fünf Minuten zu den passenden Gesichtern merken. Am 28. November 2015 habe ich bei der Memoriad in Istanbul mit dieser Leistung einen Weltrekord aufgestellt!

Welchen Nutzen könnten Sie daraus ziehen, wenn auch Sie sich Namen ähnlich gut merken könnten? Etwa im Kundengespräch, auf Veranstaltungen oder auch privat, wenn Ihnen auf einer netten Feier fünf Gäste vorgestellt werden? Bei meinen Vorträgen und Trainings werde ich besonders oft auf das Na-

menmerken angesprochen. Während wir bei anderen Gedächtnisproblemen noch auf digitale Hilfsmittel oder Notizen ausweichen
können, ist dies beim Namensgedächtnis nicht möglich.
Wenn ich manchmal Fernsehen schaue, habe ich den Eindruck,
es wird auch immer schlimmer: Immer mehr Menschen lassen
sich die Namen ihrer Partner und Kinder auf den Körper tätowieren.
Aber keine Sorge: Auch das Namenmerken lässt sich erheblich
trainieren, und mit den richtigen Techniken können Sie sich
alle Namen merken, die Sie behalten wollen.

Die Vorgehensweisen hierfür basieren auf dem gleichen Fundament
wie alle Gedächtnistechniken: dem bildhaften Denken.
Ich mache folgende fünf Schritte, um mir einen Namen zur Person
einzuprägen:

1. Namen bewusst verstehen
2. Namen »verbildern«
3. Person »verbildern«
4. Verknüpfung
5. Wiederholung

Zunächst müssen Sie den Namen bewusst verstehen. Klingt logisch,
ist oft aber bereits das erste Problem. Viele trauen sich
nicht nachzufragen, wenn sie den Namen nicht verstanden haben.
Doch dann ist es natürlich unmöglich, sich den Namen
überhaupt zu merken. Wenn also beim nächsten Empfang Ihr
Tischnachbar beim Nennen seines Namens noch die halbe Bulette
im Mund hat, kurz abwarten und dann höflich nachfragen.

Mein Tipp: Sprechen Sie den Namen sofort selbst aus. »Hallo
Frau Müller«, »Danke, Herr Michailow«. So stellen Sie sicher,
dass Sie ihn richtig verstanden haben. Weil der Name dann schon
im Kurzzeitgedächtnis angekommen ist, können Sie sich mit den
weiteren Schritten Zeit lassen. Natürlich wollen Sie sich ja zuerst
auf das Gespräch konzentrieren und nicht auf die Gedächtnis-

technik. Ist der Name aber zunächst verstanden worden, können Sie mit den folgenden Schritten ruhig warten, bis Ihre neue Bekanntschaft Nachschub am Buffet holt.

Die nächsten drei Schritte gehören dann zusammen. Das Finden und Verknüpfen von Bildern ist der eigentliche Trick, um unserem Gedächtnis zu ungeahnten Leistungen zu verhelfen. Als Erstes benötigen Sie ein Bild für den Namen. Wichtig ist, an das Prinzip der Schlüsselwörter zu denken. Das Bild muss den Namen also nicht komplett verpacken, sondern Sie nur daran erinnern. An welchen ehemaligen Bundespräsidenten denken Sie, wenn Sie »Weizensack« lesen? Sicher kommen Sie schnell auf »von Weizsäcker«.

Sie brauchen aber auch ein Bild für die Person und sollten das noch mit dem Namen verknüpfen. Das gelingt Ihnen am besten, wenn Sie die Person in Ihrer Vorstellung etwas tun lassen – und zwar etwas zum Namensbild Passendes. Stellen Sie sich den ganzen Menschen samt Mimik und Verhalten vor. Dadurch sind Name, Person und Bild fest zusammen verbunden. Um mir so ein Bild für einen Namen einfallen zu lassen, benutze ich eine Einteilung von Namen in vier Kategorien. Dies ist kein wissenschaftlicher Ansatz und auch nicht immer eindeutig.

1. Namen wie Berufe oder Tätigkeiten,
   zum Beispiel Bäcker, Müller, Schmidt
2. Konkrete Namen,
   zum Beispiel Stein, Baum, Rot
3. Klangähnliche Namen – ein Bild klingt ähnlich,
   zum Beispiel Seiffert (»Seife«), Haas (»Hase«), Engler (»Engel«)
4. Schwierige Namen,
   zum Beispiel Vilamere, Nguyen, Kaczmarczyk

Um Bilder für die Namen zu finden, stellen Sie sich bei Namen aus der ersten Kategorie die Person vor, wie Sie diesen Beruf beziehungsweise die Tätigkeit ausführt. Herrn Bäcker in der Backstube, Frau Müller in der Mühle, Herrn Schweinsteiger ... Keine Sorge, Sie werden hinterher nicht in Gefahr geraten, Beruf und Namen zu verwechseln. Weil beim Lernen die entsprechenden Neuronen im reinen Namensspeicher ebenso aktiv waren und sich mit den aktivierten Neuronen der Bilder verbinden, wird die Zuordnung leicht gelingen. Auch Kategorie zwei ist leicht, denn Sie können das Konkrete direkt als Bild benutzen. Aber auch hier müssen Sie darauf achten, die Person mit in das Bild einzubauen und an eine Aktivität zu denken, in der Frau Stein etwa in Ihrer Vorstellung mit Steinen jongliert oder Herr Rot sich mit roter Farbe anmalt.

Kategorie drei ist nun schon interessanter. Vielleicht befürchten Sie hier, dass das ähnlich klingende Bild alleine nicht reicht? Denken Sie noch mal an das Weizsäcker-Beispiel zurück. Wenn Sie etwa an das Bild denken, fällt Ihnen der korrekte Name ein. Sie haben ihn ja zuvor bewusst verstanden und dadurch aufgenommen. Daher reicht bei neuen Bekanntschaften für »Seiffert« ein Stück Seife als Bild aus. Damit wäscht sich zum Beispiel Frau Seiffert in Ihrer Vorstellung dann die Hände, denn Bild für Person und Verknüpfung bleiben wichtig.

Schwierige Namen sind oft ausländisch, haben vielleicht sogar eine Bedeutung, die wir nur leider nicht wissen. Raten Sie mal: Was bedeutet der Name Kowalski auf Deutsch? Es ist der häufigste Nachname in Polen. Eine freie Übersetzung wäre: Schmidt. »Kowal« heißt »Schmied«, der Name Kowalski kommt also vom Beruf Schmied, so wie auch der deutsche Name Schmidt. Wenn ich das weiß, kann ich mir Herrn Kowalski als polnischen Schmied vorstellen. Meist werde ich das aber nicht wissen. Es gibt dann trotzdem einen Weg: Stellen Sie sich eine kleine Bildgeschichte vor, in der die Person mitspielt! Für Kowalski können mögliche Bilder **Ko**ffer, **Wal** und **Ski** sein. Herr Kowalski hat einen Koffer, in dem sich ein Wal auf Skiern befindet. Absurd? Ja! Aber solche Bildgeschichten sollen gar keinen Sinn machen. Wenn Sie sich die Bildgeschichten bewusst vorstellen, merken Sie sich diese »ganz von allein«.

Es gibt noch eine Sonderkategorie: Namen, die Sie schon kennen. Entweder Prominente oder Menschen aus Ihrem Bekanntenkreis. Hier dienen die Personen als Bild. Eine »Frau Merkel« merke ich mir als Bundeskanzlerin. Bei »Herrn Podolski« könnte ich überlegen – schwieriger Name, Kategorie vier. Also eine Bildgeschichte: Herr Podolski tut sich den **Po doll** weh beim **Ski**fahren. Oder Sie denken: Dieser Herr Podolski spielt Fußball mit Lukas Podolski, weil Sie daher den Namen schon kennen.

Ein Tipp zum Üben: Probieren Sie die Technik doch mal beim Fernsehen aus. Schauen Sie etwa eine Nachrichtensendung oder Talkshow, achten Sie auf die Namen der vorgestellten Personen und überlegen Sie, mit welchen Bildern Sie sich diese merken können. Das hat zwei Effekte. Erstens üben Sie es, was wichtig ist. Zweitens werden Sie, wenn die Person später wieder im Bild ist, merken: »Ich weiß, wie der heißt!« Durch diese Erfolgserlebnisse werden Sie sich dann auch im echten Leben leichter tun, die Methode wirklich einzusetzen.

Geschichtenmethode

Eine weitere Methode, um ohne große Vorbereitung Dinge besser im Gedächtnis zu vernetzen, ist die Geschichtenmethode. Hierbei werden die zu merkenden Begriffe über eine Geschichte miteinander verknüpft. Wichtig ist es, sich die Geschichte auch wirklich vorzustellen. Weniger wichtig ist tatsächlich, wie gut Sie sie vor dem inneren Auge wirklich sehen. Manche Menschen sehen etwas vor dem inneren Auge fast so wie vor dem echten, andere sehen »nur schwarz«, wenn sie die Augen schließen. Das sollte Sie, was das Gedächtnistraining angeht, aber nicht schwarzsehen lassen, denn die Methode funktioniert trotzdem.

Wichtig ist aber: Sie müssen sich darauf einlassen. Die damit gemerkten Begriffe wiederum können Schlüsselwörter gemäß der Schlüsselwortmethode sein und für andere Inhalte stehen.

Ich habe mal eine solche Geschichte für Sie vorbereitet. Nehmen Sie sich bitte zehn Minuten Zeit. Lesen Sie die Geschichte erst einmal ganz langsam durch. Versuchen Sie dabei auch schon, sie sich vorzustellen. Anschließend lesen Sie die Geschichte ein zweites Mal, achten besonders auf die fett gedruckten Begriffe und stellen Sie sich diese noch einmal extra vor und überlegen jeweils schon, wie es danach weitergeht. Beim dritten Durchgang versuchen Sie nun, die Geschichte selbst schon aus dem Gedächtnis abzurufen und nur noch mitzulesen. Die vierte und letzte Runde reproduziert die Geschichte schon aus Ihrem Gedächtnis, Sie schauen nur noch auf den Text, wenn es unbedingt nötig ist. Anschließend legen Sie das Buch zur Seite und schreiben die im Text fett gedruckten Begriffe auf – natürlich indem Sie die Geschichte in Ihrer Vorstellung durchgehen.

*Es war einmal vor langer Zeit ein friedliches Kind. Es hatte gerade ein **UNO**-Spiel in einen **Koffer** gelegt. Da sprang ein **Kater** hinein. Das Kind rief »**e**«, packte ihn und brachte ihn ins **Bad**. Es musste noch **Mathe**hausaufgaben machen und wollte jetzt nicht gestört werden. Im Mathebuch war ein **Atomkraftwerk** abgebildet, das direkt an der **Elbe** steht. Das Kind musste berechnen, wie viele **Radieschen** im **Juni** dort wachsen. Als es von seinem Heft aufschaute, stand dort plötzlich ein **Chor**. Der sang etwas, was das Klima im Raum veränderte, und ein **Artist** tanzte dazu. Da kam **Barack Obama** ins Zimmer. Er hielt eine **Schraube** in der Hand und bat um weitere. Ein Verkäufer kam dazu und rief ganz nervös: »**Sir, wir liefern doch, o Gott, o Weh!**« Er fragte sich, ob es schlechtes **Karma** war, was ihn in diese missliche Lage brachte, und schaute hoch zu einer **EU**-Fahne. Sie roch nach ungesunden **Chemikalien**, denn er hatte sie verbotenerweise damit hergestellt, statt wie bestellt mit*

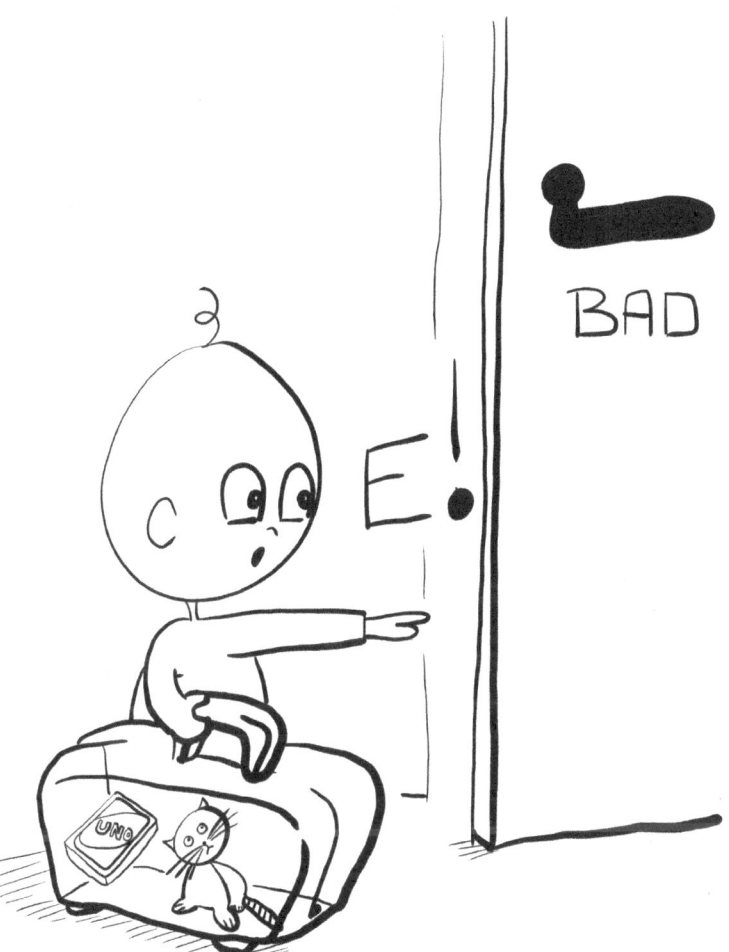

*einem **Keil und Asche** auf feinem **Satin** aufzumalen. Die Musik setzte wieder ein, ein **Quartett** spielte auf und der Mann verschwand in einem **Tunnel** und führte in der Ferne nicht mehr sichtbar noch einen **Dialog**.*

Haben Sie die Schritte wirklich alle durchgeführt? Nehmen Sie sich bitte die Zeit. Danach werden Sie feststellen, dass alle oder zumindest fast alle der fett gedruckten Wörter auch auf Ihrem Zettel stehen. In der richtigen Reihenfolge! Weil Sie Ihr Gedächtnis so gefüttert haben, wie es am besten funktioniert, klappt dies so gut. In der Geschichte waren das immerhin, je nachdem, wie wir es zählen, 25 Informationen. Das ist schon eine ganze Menge.

Sie haben sich aber noch mehr gemerkt. Sie wissen jetzt alle Friedensnobelpreisträger von 2001 bis 2015 in der richtigen Reihenfolge. Glauben Sie mir? Schauen Sie sich noch einmal Ihre Liste an. Die zuvor markierten Begriffe sind alles Schlüsselwörter für die Preisträger. Hier ist die vollständige Liste. Vergleichen Sie, achten Sie besonders áuf Namen von Preisträgern, die Sie nicht kennen, und versuchen Sie danach, die Liste auch aus Ihrem Gedächtnis aufzuzählen oder aufzuschreiben.

Jahr	Merkworte	Preisträger
2001	UNO Spiel + Koffer	UNO + Kofi Annan
2002	Kater	J. Carter
2003	»e« + Bad	S. Ebadi
2004	Mathe	W. Maathai
2005	Atomkraftwerk, Elbe + Radieschen	Internationale Atomenergie-Organisation und M. el-Baradei
2006	Juni	M. Yunus
2007	Chor, Klima	A. Gore + Weltklimarat
2008	Artist	M. Ahtisaari
2009	Barack Obama	B. Obama

Jahr	Merkworte	Preisträger
2010	Schraube	L. Xiaobo (sprich: Schaubo)
2011	»Sir, wir liefern doch, o Gott, o weh!« + Karma	E. Sirleaf, L. Gbowee und T. Karman
2012	EU	EU
2013	Chemikalien	Organisation für das Verbot chemischer Waffen
2014	Keil + Asche + Satin, Malen	Kailash Satyarthi und Malala Yousafzai
2015	Quartett + Dialog + Tunnel	Quartett für den nationalen Dialog Tunesien

Routenmethode

Wenn Sie mich schon mal irgendwo gesehen haben oder mein erstes Buch kennen, haben Sie bestimmt schon einmal von der Routenmethode gehört. Auch wer vielleicht anderswo etwas von Gedächtnistraining gehört hat, kennt den Begriff. Oder den alternativen Namen »Gedächtnispalast«. In wissenschaftlichen oder älteren Texten gerne auch Loci-Methode genannt. Kommt Ihnen das bekannt vor? Vielleicht eher, wenn ich es grob beschreibe und sage, dass es darum geht, sich einen Weg oder eine Abfolge von Wegpunkten einzuprägen und darauf Dinge, die man sich merken will, bildhaft abzulegen.

Egal ob es jetzt bei Ihnen klingelt oder nicht, ich möchte Sie einladen, die Methode mit mir einmal auszuprobieren. Wenn es um die eigentlichen Gedächtnistechniken geht, ist die Loci-Methode die wirkungsvollste. Machen Sie doch einmal eine kleine Übung in Ihrer Vorstellung: Stellen Sie sich bitte Ihre Wohnungs- oder Haustür vor. Überlegen Sie, wie Sie nach Hause kommen und die Tür aufmachen. Was sehen Sie? Wie sieht es da aus? Ich meine jetzt nicht, dass wieder mal Staub gesaugt werden müsste. Denken Sie an die Einrichtung. Also, bei mir, das weiß ich, steht gleich rechts ein Kleiderständer, daneben führt die Tür ins Badezimmer. Dort sehe ich links erst Spiegel und Waschbecken, daneben die Badewanne und die Dusche. Zurück im Flur geht es weiter in den Wohnbereich. Am offenen Kamin vorbei, unter der Freitreppe durch in den Westflügel. Na ja, so ähnlich jedenfalls. Natürlich weiß ich nicht, wie viele Kacheln da jetzt genau im Bad sind oder wie das Muster der neuen Kissen genau ausschaut. Aber die wesentlichen Dinge weiß ich sofort, und das ist bei Ihnen genauso, nehme ich an. Sie haben sie aber nie bewusst auswendig gelernt. Das hat Ihr Gedächtnis sich ganz von alleine eingeprägt. Das Spannende ist jetzt auch noch nicht, dass Sie wissen, wie es zu Hause aussieht, sondern wie Sie das ausnutzen können – für die Routenmethode und um dort »Bilder abzulegen«.

Es gibt leider viele falsche Vorstellungen darüber, wie es genau geht. Selbst unter Gedächtnisforschern. Da gibt es etwa eine Studie, bei der die Forscher Probanden in den Magnetresonanztomografen gelegt und ihnen darin einen fiktiven Raum beschrieben haben, in dem diese sich dann Dinge merken sollten. Ich bin schwer von den Probanden beeindruckt, dass sich einige auf diese Weise überhaupt mehr merken konnten als vorher. Vielen gelang das aber nicht. Was diese Forscher zur Schlussfolgerung veranlasste, dass die Methode nicht bei allen funktioniert. Und mich zur Bitte an alle wissenschaftlichen Kollegen, doch bitte etwas genauer hinzuschauen, bevor sie Methoden einsetzen, die sie nicht verstanden haben.

In dieser Studie wurden nämlich zwei ganz wesentliche Aspekte vernachlässigt. Erstens, die Gedächtnisrouten müssen vorbereitet werden. Das ist sicher der Grund, warum die Methode nicht viel bekannter ist. Auch bei Gedächtnisgeschichten, Schlüsselwörtern zum Sprachenlernen oder beim Namenmerken ist etwas Training wichtig, um darin schneller und besser zu

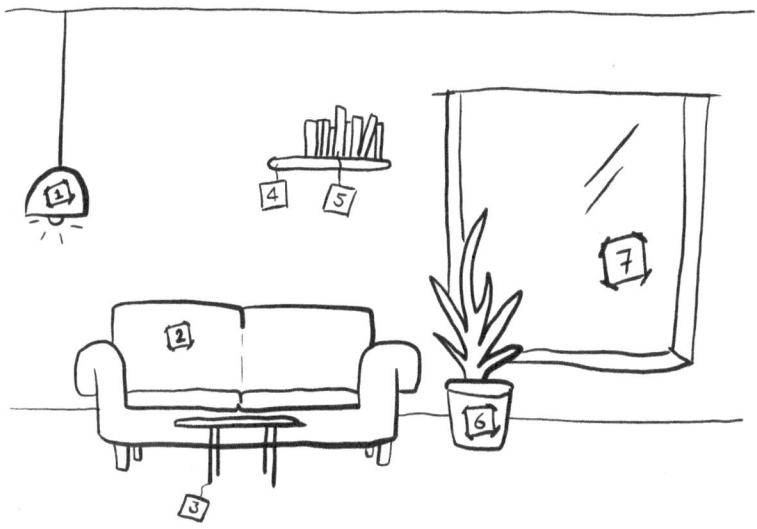

werden und auf diese Weise richtig zu profitieren. Bei der Routenmethode muss aber wirklich Vorarbeit geleistet und etwas Zeit investiert werden, um die Gedächtnisrouten »anzulegen«. Zweitens sollten die Routen an die eigene Erinnerung, an das autobiografische Gedächtnis anknüpfen. Sie funktionieren besonders gut an Orten, die man gut kennt oder an denen man zumindest anwesend war. In meinen Tagesseminaren etwa mache ich das immer vor der Mittagspause. Ich nehme meine Gruppe, und wir legen am Seminarort eine Route mit 50 Punkten an. Manche sagen dann: »50 Punkte? Sie vielleicht! Ich wäre mit 20 ja schon ganz zufrieden. Oder mit zehn.« Ich warte noch darauf, dass mal einer sagt: »Oder mit einem. Da merke ich mir dann, wie die App heißt, in der alles abgespeichert ist.« Aber ich kann Sie beruhigen: Auch nach inzwischen zehn Jahren Erfahrung als Gedächtnistrainer konnten sich noch alle meine Teilnehmer alle Wegpunkte merken! Ein gesundes Gedächtnis vorausgesetzt, kann das wirklich jeder. Die eine ist schneller, der andere langsamer. Aber weil wir dabei ausnutzen, was unser Gedächtnis gut kann, ist es kein wirkliches Problem. Darum lautet meine Empfehlung auch: Am besten in der eigenen Wohnung beginnen oder an einem anderen Ort, den Sie öfter besuchen und daher ohnehin gut im Gedächtnis haben. Hier ist eine einfache Arbeitsanweisung:

Denken Sie sich eine Route mit 50 Wegpunkten bei sich zu Hause aus!

Wie geht das konkret? Sie benötigen eine Stunde Zeit. Maximal. Das Ziel ist, dass Sie anschließend eine Abfolge von 50 Dingen und markanten Punkten in Ihrer Wohnung erstens auswendig wissen und sich zweitens vorstellen können. Vorstellen heißt nicht, dass Sie es wirklich wie ein Foto vor dem inneren Auge sehen. Es reicht, wenn Sie wissen, welche Punkte nacheinander kommen und wie es jeweils räumlich weitergeht – wenn Sie also eine Vorstellung vom Aussehen haben. Sie fangen einfach bei der Wohnungs- oder Haustür an. Das ist Nummer eins. Dann schauen Sie, was daneben ist. Vielleicht ein Kleiderständer? Das wäre dann Nummer zwei. Und so weiter. Aufschreiben ist erlaubt. Aber nur als Hilfe! Mein Tipp: Beim Anlegen der Route nicht mitschreiben, sondern immer nach zehn Punkten die Augen schließen und alle bisherigen Punkte vor dem inneren Auge durchgehen. Erst wenn Sie mit 50 Punkten fertig sind, schreiben Sie diese aus dem Gedächtnis auf.

Hier noch ein paar weitere Tipps beim Anlegen einer Gedächtnisroute:

1. Die Punkte sollen eindeutig sein. Die Spüle in der Küche und außerdem das Waschbecken im Bad reinzunehmen ist kein Problem, wohl aber drei gleiche Türen, die alle vom gleichen Flur abgehen.

2. Gehen Sie in einer normalen Reihenfolge vor. Fangen Sie also einfach bei der Haustür an, gucken Sie, was daneben ist, und so weiter. Nicht sinnvoll wäre es, vorher zu überlegen, was in der Route enthalten sein soll. Wenn da noch der hässliche Schemel von der Erbtante in der Ecke steht, den Sie so scheußlich finden, dass Sie ihn ohnehin nicht vergessen, können Sie den gut einbauen, wenn Ihre Route dort vorbeiläuft. Aber Sie sollten nicht absichtlich dort hingehen oder springen, sondern lieber in einer normalen Reihenfolge durch die Räume gehen.

3. Gruppieren Sie immer zehn Punkte in einem Raum oder einer Richtung. Dann können Sie später auch blockweise vorwärtsspringen. 50 Punkte sind schließlich sehr viel, und vielleicht benötigen Sie für etwas nur 20. Dann können Sie bei Punkt 21 einfach mit dem nächsten Thema weitermachen Eine Route mit Gruppierungen hilft, dass Sie dann nicht alle vorherigen Punkte durchlaufen müssen. Zusätzlich ist es später eine gute Kontrolle beim Anwenden: »Ich habe in der Küche nur neun Bilder abgelegt? In jedem Raum müssten es aber zehn sein, also fehlt noch ein Wegpunkt.«

4. Nicht mehr als 50 Punkte, aber auch nicht weniger als 20. Mehr wäre zu unübersichtlich. Dann lieber auf zwei oder mehrere Routen aufteilen. Ich habe zum Beispiel alleine drei Routen à 50 Punkte im Kaufhaus Harrods in London verinnerlicht, aber da habe ich dann nach Punkt 50 der Übersichtlichkeit halber jeweils im nächsten Stockwerk mit einer neuen Route neu angesetzt.

Haben Sie sich jetzt eine Route mit 50 Punkten ausgedacht? Nein? Dann bitte als To-do aufschreiben, im Kalender notieren, den Wecker stellen und allen Bescheid sagen. Es wäre total schade, wenn Sie es nicht ausprobieren würden. Die Methode ist einfach sensationell, und wenn man sie erst mal beherrscht, auch sehr vielseitig einsetzbar.

Was können Sie jetzt mir Ihrer Route anfangen? Da die Liste der Wegpunkte in Ihrem Gedächtnis gut verankert ist, können Sie diese nun als Hilfsmittel verwenden. Es lohnt sich, zunächst mit einfachen Wörterlisten zu üben, bevor Sie sich aufmachen, Wikipedia vollständig auswendig zu lernen. Um sich etwa eine Liste von Begriffen einzuprägen, stellen Sie sich jeweils an einem Wegpunkt ein Bild vor, welches das Wort mit dem Wegpunkt verbindet. Dabei steht die Reihenfolge der Wegpunkte schon fest. Das erste Wort kommt zum ersten Punkt Ihrer Route, das zweite Wort zum zweiten Wegpunkt, das dritte ... Okay, Sie wissen, was ich meine. Klar, anfangs ist es noch schwierig, sich diese Bilder auszudenken, aber ausreichend Fantasie und Kreativität hat jeder. Vielleicht müssen Sie die ein wenig kitzeln oder wecken. Es gibt im Internet tolle Übungsmöglichkeiten, um die Wortlisten zu generieren.

Als Beispiel: Ihre ersten fünf Routenpunkte sind die Haustür, ein Kleiderhaken, ein Spiegel, ein Schuhschrank und ein Teppich. Sie stellen im Tagesverlauf fünf Dinge fest, die leer sind und nachgekauft werden müssen: Küchenpapier, Spülmittel, Glühbirne, Müsli und Zahnpasta. Dann stellen Sie sich jeweils am Wegpunkt interaktive, gerne auch lustige Bilder vor. Die Haustür ist komplett eingewickelt in Küchenpapier. Am Kleiderhaken baumelt eine Flasche Spülmittel und Sie haben Angst, dass sie gleich herunterfällt. Mitten im Spiegel steckt eine hell leuchtende Glühbirne. Der Schuhschrank ist voll mit Müsli, der Teppich ganz versaut, weil eine offene Zahnpastatube darauf lag, auf die Sie getreten sind.

Um die Route sinnvoll einzusetzen, werden Sie sich auch viele Dinge merken wollen, die noch nicht selbst bildhaft sind. Namen, Fachbegriffe oder abstrakte Inhalte vielleicht. Hier gehen Sie wie bei der Schlüsselwortmethode vor. Sie müssen nicht das abstrakte Wort selbst auf die Route setzen. Sie brauchen nur ein Schlüsselwort, das Sie später an das Fachwort erinnert. Vielleicht, weil es ähnlich klingt. Nehmen wir mal an, Sie wollen sich mit der Miniroute die gängigen Fachnamen der Hirnregionen merken: Hirnstamm, Cerebellum (Kleinhirn), Diencephalon (Zwischenhirn), Kortex (Großhirnrinde). Dann würde ich mir vorstellen, wie ein großer Baumstamm aus der Haustür wächst. Am Kleiderhaken hängt ein armer Hund, der sehr laut bellt (cere bellum); in den Spiegel schlägt ein Diener gerade mit seinem Zeh einen Pfahl (Dien cephalon). Und im Schuhschrank stehen nur Schuhe aus Cordstoff (Cort ex).

Eine Frage, die ich gelegentlich gestellt bekomme, lautet: »Was ist denn, wenn der Weg jetzt belegt ist? Muss ich mir dauernd neue Wege ausdenken? Das ist dann aber nicht sehr effizient.« Die Antwort hierauf wäre »Jein«. Es stimmt zunächst: Wenn Sie Ihre Wohnungsliste angelegt und sich dann darauf etwas eingeprägt haben, können Sie die Liste nicht gleich wieder belegen. Die noch vorhandenen Bilder würden stören. Der arme Hund würde sich vielleicht an Spüli verschlucken und der Diener leuchten wie eine mit Zahnpasta beschmierte Glühbirne. Ja, unser Gehirn ist ziemlich gut darin, etwas Beklopptes noch beklopppter zu machen. Deswegen gibt es ja auch *The Voice – Kids* und *Tatort – Münster*.

Trotzdem muss ich nicht dauernd neue Wege haben. Das hängt nämlich mit einer anderen Frage zusammen: Wie lange weiß ich das denn jetzt? Wie lange steht der Baumstamm in der Haustür? Das ist bei der Route nicht sonderlich anders als bei dem, was Sie im Kapitel »Lernen« gelernt haben. Unser Gehirn braucht eine Anzahl an Wiederholungen, um etwas langfristig zu behalten. Zugleich funktionieren Routen wie die Schemata der Experten. Sie sind direkt im Langzeitgedächtnis verankert und erlauben so, dort auch neue Inhalte zu verankern. Praktisch heißt das: Wenn Sie mit der Route etwas gelernt haben, sind die Bilder auch noch einigen Stunden und in den nächsten Tagen da, würden danach aber langsam verblassen. Es sei denn, Sie wiederholen. Am besten, indem Sie sich selbst abprüfen. Also die Route durchgehen und überlegen, welche Bilder sich auf den Wegpunkten befinden.

Wenn Sie das am gleichen und am nächsten Tag machen, sind die Bilder sicher auch noch nach einer Woche da. Da wäre dann Zeit für die dritte Wiederholung. Danach ist Ihr Hippocampus nicht mehr allzu sehr eingebunden. Jetzt können Sie den Weg neu belegen, ohne dass die alten Bilder stören. Sie wissen dann beide Belegungen. Ich habe manche Routen gelegt, auf denen ich zahlreiche unterschiedliche Dinge gespeichert habe. Nur verging jeweils einige Zeit, bis eine neue Liste dran war. Andere »Belegungen« will ich nicht lange beibehalten. Bei mir zum Beispiel alles aus dem Gedächtnissport. Aber auch wenn ich eine To-do-Liste gelernt und dann fleißig abgearbeitet habe, interessiert mich in drei Wochen nicht mehr, wen ich gestern alles angerufen habe. Im Lauf der Zeit verblassen die nicht wiederholten Bilder; die Route kann deshalb wiederverwendet werden.

In der Zwischenzeit brauche ich dann doch mehr Wegpunkte. Auf eine Route mit 50 Punkten passt schon ganz schön viel. Aber wenn es nicht reicht, lassen sich auch leicht weitere Routen ergänzen. Ich erstelle im Urlaub gerne neue. Dann nehme ich die schönen Erinnerungen gleich mit. Praktisch empfehle ich, bei einem Thema mehrere Wege zu nutzen. Studenten etwa sollten nicht in der gleichen Vorlesung Punkte mehrfach belegen. Stattdessen kann, wer schon Erfahrung hat, die Routen auch so anpassen und ausgestalten, wie es nötig ist. Manche haben Routen in Videospielen. Andere in der Umgebung aus ihren Lieblingsfilmen. Egal ob das jetzt Mittelerde ist oder Notting Hill.

Ich habe inzwischen ungefähr 70 Routen mit je 50 Wegpunkten. Für Praktisches brauche ich das nie, aber im Gedächtnissport, wo bei einer WM drei Tage am Stück memoriert wird. Früher hatte das noch andere Dimensionen: Aus manchen Texten aus dem Mittelalter geht hervor, dass damals Gedächtnistechniken in der Ausbildung junger Geistlicher eine große Rolle gespielt haben. So wurde den angehenden Priestern und Mönchen empfohlen, zum Ende der Ausbildung 10 000 Wegpunkte zu haben. Allerdings hielt man zugleich kreative und absurde Bilder für gefährliches Teufelszeug. Daher sollten die Routen alle in Kirchen und Klöstern liegen. Da bin selbst ich mir nicht mehr sicher, ob ich die alle unterscheiden könnte. Es zeigt uns aber die Möglichkeiten.

Die Routenmethode ist unglaublich vielseitig und der Schwerpunkt des Gedächtnistrainings, wie ich es empfehle. Trotzdem empfehle ich, am Anfang mit der Technik und einfachen Wortlisten zu üben. Das kann zum Beispiel eine Einkaufsliste sein, als Gedächtnisspiel oder mit Übungstools. Erst wenn die Methode sitzt, macht es Sinn, sie auf komplexere Inhalte anzuwenden. Dafür wird sie mit der Schlüsselwortmethode kombiniert. Für Schüler und Studenten wird sie so zu einer riesigen Hilfe, aber auch beim privaten oder beruflichen Lernen. »Aber was ich lerne, ist ja komplex und nicht nur eine lineare Liste!« – Ein wichtiger Einwand. Doch im Endeffekt ist alles linear. Zumindest alles, was in Büchern gedruckt werden kann. Denn die sind ja auch nur eine lineare Liste von Buchstaben. Jetzt rate ich dringend davon ab, Bücher wörtlich auswendig zu lernen. Das macht nur ganz selten Sinn. Aber es zeigt, dass auch komplizierte Inhalte so gelernt werden können. Wenn zudem für ein Fachwort immer das gleiche Bild verwendet wird, bauen Sie sich so automatisch ein Wissensnetz.

Es gibt noch viele andere Anwendungen. Ich persönlich habe zum Beispiel eine »temporäre Liste« als Erweiterung meines Arbeitsspeichers. Wenn mir beim Joggen, Autofahren oder Zähneputzen etwas einfällt, was ich behalten will, kommt es auf diese Liste. Wenn mir ein Kollege auf dem Flur einen Artikel nennt, den ich mir ebenfalls anschauen soll, oder wenn ich beim Duschen eine gute Idee habe, ebenso. Das sind dann einfache Bilder, die mich daran erinnern. Einmal am Tag gehe ich die Liste durch und schreibe sie mir auf. Natürlich nutze ich Hilfsmittel. Aber bis dahin muss ich nicht befürchten, ich könnte die Punkte vergessen. Auch muss ich sie mir nicht ständig vorsagen. Vielmehr gehe ich die Liste zyklisch durch. Wenn ich bei Punkt 50 bin, beginne ich wieder von vorne. Da selten mehr als fünf Punkte drauf gespeichert sind, sind die Bilder dort alt genug.

Eine völlig andere Anwendung habe ich selbst erst kürzlich entdeckt. Mit Routen können auch autobiografische Inhalte gespeichert werden, um sich besser an das eigene Leben zu erinnern. Ich finde es spannend, dass selbst dieses andere Gedächtnis mit der gleichen Methode verbessert werden kann, die für das Faktenlernen so extrem gut funktioniert. Wie Fotoalben oder heute die Gallery im Smartphone dienen auch die Gedächtnisbilder als Stütze, um sich noch an deutlich mehr zu erinnern, als in dem Bild selbst abgespeichert ist.

Für andere Gruppen hat das noch deutlich größere Relevanz. So haben zum Beispiel Menschen mit Depressionen oft Gedächtnisprobleme. Insbesondere fällt es ihnen schwer, sich an positive Begebenheiten aus dem eigenen Leben zu erinnern. Hier haben kürzlich Forscher aus Cambridge die Routenmethode benutzt, um Verbesserungen zu erreichen. Mit Erfolg! Die Patienten, die in der Routentechnik unterrichtet wurden und damit positive Erinnerungen aus ihrem Leben auswendig lernten, konnten sich auch bei einer nicht angekündigten Abfrage eine Woche später noch an deutlich mehr positive Erlebnisse erinnern als Patienten, die in klassischer Art und Weise mit einem Therapeuten ihr Leben und ihre Erlebnisse sondieren mussten. Auch für Alzheimer-Patienten kann die Routenmethode hilfreich sein. Je nach Fortschritt der Erkrankung sind diese Menschen schließlich nicht mehr in der Lage, die Technik anzuwenden, aber in frühen Stadien hilft sie durchaus, wie eine große amerikanische Studie gezeigt hat. Der junge belgische Demenzforscher Kasper Bormans setzt zudem darauf, die Methode auch als Werkzeug zur verbesserten Kommunikation mit Patienten einzusetzen.[8]

Zahlen merken

Wenn die Inhalte abstrakter werden, reicht die Routenmethode alleine nicht aus. Bei Ziffern und Zahlen etwa. Klar, ich könnte mir eine 3 in der Tür vorstellen, eine 9 an den Kleiderhaken knoten, und eine 8 schwimmt in der Badewanne. Aber das stößt natürlich sehr schnell an seine Grenzen. Darum müssen die Ziffern durch Bilder ersetzt werden. Im einfachsten System erhält jede Zahl ein Bild, das ihr ähnlich sieht oder über eine logische Zuordnung zu ihr passt. Etwa folgende:

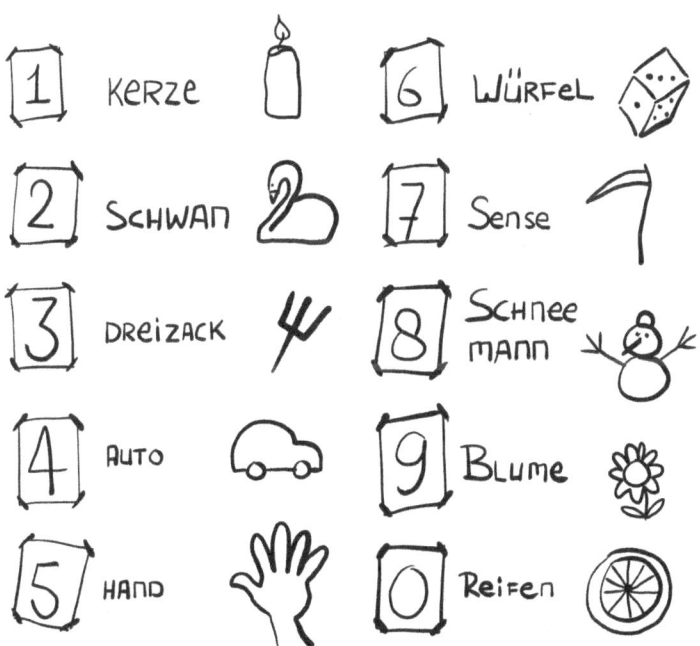

Anstelle der Zahlen können nun die zugehörigen Bilder mit einer Geschichte oder der Routenmethode gelernt werden. Haben Sie etwa eine neue PIN-Nummer für Ihr Handy und sie lautet 3168, dann stellen Sie sich vor, dass Sie ihr Handy mit einem Dreizack aufspießen, über einer Kerze schmelzen, zum Würfel formen und den Würfel einem Schneemann schenken. Natürlich ist das wieder mehr Aufwand, als sich die Ziffern direkt zu merken, dadurch aber aktivieren Sie so viele Gedächtnissysteme und Gehirnregionen, dass die Zahlenkombination hängen bleibt. Nach einigen Eingaben kennen Sie Ihre PIN normalerweise auswendig. Ist sie aber doch mal entfallen, wird Ihnen die Geschichte eher einfallen als die Zahl.

Trotzdem ist dieses System noch sehr limitiert. Wenn ich mir in einem Turnier in fünf Minuten eine Zahl mit 300 Stellen merke, dann wären rein statistisch circa 30 Schneemänner dabei. Da wüsste ich dann nur noch: Es war eine Invasion. Wenn Sie bisher ein klein wenig Spaß an den Gedächtnistechniken gefunden haben, möchte ich Sie daher gerne motivieren, es einmal mit dem Major-System zu versuchen. Es wurde schon im 18. Jahrhundert erfunden, und es gibt sogar noch etwas ältere vergleichbare Systeme. Der Trick ist, dass den Ziffern nun Laute anstelle von Bildern zugeordnet werden. Dabei ist wichtig, dass die Vokale a, e, i, o und u keinen Wert bekommen. Die folgenden Merkhilfen dienen nur der Unterstützung, es sind keine Regeln, die Zuordnung bleibt etwas willkürlich. Zugleich werden ähnlich klingende Laute zusammengefasst:

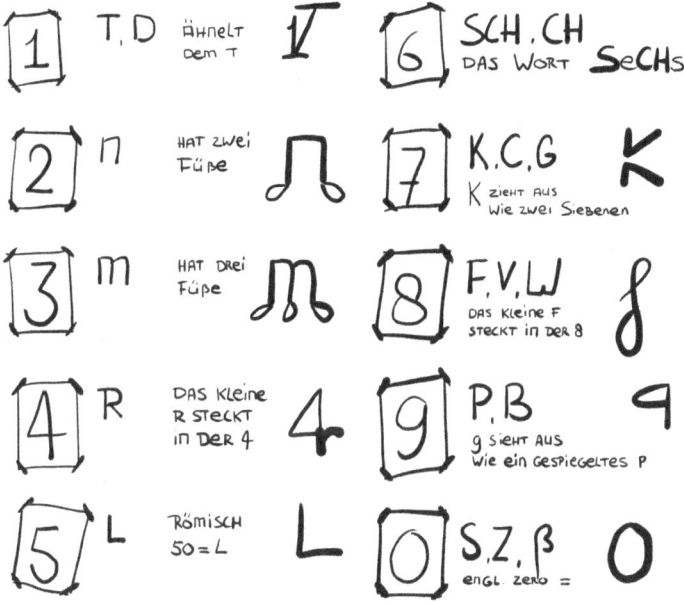

Diese Zuordnung sollten Sie zunächst üben. Einfach in der kommenden Woche jeden Tag einmal durchgehen und sich zufällig abfragen. Wenn Sie die Zuordnung können, ist dies zunächst ein Code. Jedes Wort kann nun in eine Zahl umgewandelt werden. Das geht phonetisch, also rein dem Klang nach.

Maus = 30. M = 3, S = 0, Vokale ohne Wert.

Tasse = 10. T= 1, S= 0. Ich höre nur ein S, daher 10 statt 100.

Straßenbahnschienenritzenreiniger = 014029262241024274.

Haben Sie das jetzt echt überprüft? Gut so, immer schön skeptisch bleiben.

Mit diesem Code kann eine zu merkende Zahl in Bilder umgewandelt werden. Damit das schnell geht, würde im nächsten Schritt noch eine zweistellige Tabelle mit Bildern von 00 bis 99 gelernt[9]. Nehmen Sie sich zehn am Tag vor, dann sind Sie in zehn Tagen durch und haben das System bestens im Kopf.

Wenn Sie nun etwa eine Kreditkartennummer auswendig lernen wollen, würden Sie diese in Zweierblöcke aufteilen und die entsprechenden Bilder etwa auf einer Route ablegen. Mit etwas Übung geht das leicht von der Hand, mit noch etwas mehr Übung sind Leistungen wie von Gedächtnissportlern möglich. Kleiner Tipp für alle Schüler: Gut üben und dann mit Oma um 20 Euro wetten, dass ihr euch eine 50-stellige Zahl merken könnt. Mit den ersten 25 Punkten der Route aus der vorherigen Übung und dem Major-System kann das jeder in ein paar Tagen lernen. Und dann ist der Kaufpreis für das Buch auch schon wieder drin!

Spielkarten merken

Diese Vorgehensweise ist nicht nur beim Zahlenmerken wichtig; sie kann auch auf alles übertragen werden, bei dem sich eine große Menge an Informationen wiederholt. Wenn Gedächtniskünstler ihre verblüffendsten Leistungen zeigen, basiert das oft auf diesem Konzept. So musste ich zum Beispiel bei meinem ersten Fernsehauftritt in der Sendung *Wetten, dass..?* im Jahr 2004 die »Bestellungenwette« absolvieren, welche die Redaktion lieber »Der Superkellner« genannt und mich in einen Frack gesteckt hätte. Das war mir dann aber doch etwas zu viel. Ich musste jedenfalls in nur vier Minuten die Essens- und Getränkebestellungen von 50 Restaurantgästen auswendig lernen. Auch dies basierte auf dem Zahlensystem. Die Gerichte waren, wie bei Speisekarten üblich, nummeriert, und diese Zahlen merkte ich mir über das Major-System.

Eine ähnliche Übung ist das Merken von Spielkarten! Diese Übung kann ich Ihnen sehr empfehlen. Sie ist ein gutes Training der Gedächtnistechniken, auch um darin schneller zu werden. Zugleich ist es eine objektive Leistung, mit der Sie feststellen können, ob und um wie viel schneller Sie werden. Der praktische

Nutzen hält sich zugegeben in Grenzen, aber wenn Sie es nicht gleich jedem verraten, ist mit der Wette sicher das eine oder andere Freigetränk in der nächsten Kneipenrunde drin. Bei mir und vielen anderen Gedächtnissportlern war es genau diese Aufgabe, die mich anfangs am meisten verblüffte. Niemals hätte ich mir selbst zugetraut, mir die Reihenfolge eines gemischten Kartenspiels mit 52 Karten einprägen zu können. Nach bloß zwei Übungsnachmittagen gelang es mir das erste Mal, allerdings noch nicht ganz fehlerfrei. Und nach einer Woche, in der ich einmal am Tag übte, hatte ich es erstmals ganz geschafft.

Konkret weise ich dabei wie bei den Ziffern den Spielkarten feste Bilder zu. Dafür gibt es verschiedene Systeme. Mein Lieblingssystem hatte ich damals auf der Webseite von MemoryXL gefunden. Es stammt von Steffen Bütow. Ich habe es nach meinen Vorlieben erweitert und benutze es noch heute. Jedes Symbol erhält ein Thema. Karo sieht aus wie das Muster auf der Clownshose, daher Karo = Zirkus. Herz steht für Liebe und den Menschen. Daher Herz = Mensch. Pik erinnert an Laub, das Thema ist Natur. Und Kreuz erinnert an das Kruzifix im Gericht, Kreuz steht für Gericht und Gefängnis. Danach erhält jede Karte frei assoziiert ein Bild. Herz 4 etwa erhält als Bild »Nase« – Thema Mensch, und die 4 sieht aus wie eine Nase. Pik 8 ist ein Schneemann – Thema Natur, und wieder optisch assoziiert. Kreuz König ist ein Richter, der »König des Gerichts«. Wenn Sie jeden Tag die 13 Karten für ein Thema lernen und schon eine Route mit 50 Wegpunkten haben, können Sie mit ein paar Minuten Einsatz pro Tag am Ende der Woche die Reihenfolge eines ganzen Kartenspiels auswendig lernen. Garantiert. Probieren Sie es aus!

Alles merken

Wer die bislang vorgestellten Techniken beherrscht, kann auf deren Grundlage tatsächlich sehr vieles lernen. Die Routenmethode ist zunächst nur linear, das stimmt. Aber jedes Fachbuch ist im Endeffekt eine lineare Folge von Worten. Das heißt nun gerade nicht, dass ich empfehlen würde, Fachbücher wörtlich auswendig zu lernen. Aber es kann sehr wohl auch bei komplizierten Themen eine Route verwendet werden, um sich die wichtigen Dinge der Reihe nach einzuprägen. Dafür wird oft zusätzlich die Schlüsselwortmethode benutzt, und die Geschichtenmethode kann auch dazukommen. Bei Fachbegriffen, die Sie noch gar nicht kennen, suchen Sie ein Schlüsselwort. Bei Inhalten, die zusammenhängen, benutzen Sie vielleicht nur wenige Routenpunkte, auf denen sich dann aber ganze Geschichten abspielen. Wichtig ist beim langfristigen Lernen auch, an die nötigen Wiederholungen zu denken, sich selber abzuprüfen und auch ein paar Gedanken darein zu investieren, welche Methode benutzt wird. Der Aufwand ist es wert, denn im Ausdenken der Bilder und im Merken der Geschichten werden Sie immer besser werden und nutzen dann mehrere Gedächtnissysteme gleichzeitig.

Dafür hab ich doch mein Smartphone

Macht es im Jahr 2016 noch Sinn, mit Techniken von vor 2000 Jahren zu lernen? Ist der Speicher im Smartphone nicht doch viel besser geeignet, Dinge abzuspeichern? Macht mein iPhone mich nicht sogar schlauer? Im Gegenteil. Handys und insbesondere Smartphones beeinflussen unser Gedächtnis sogar negativ. Dramatisch werden die Auswirkungen bei Smartphone-Abhängigkeiten.

Eine aktuelle Studie zeigte 2016 deutliche Auswirkungen intensiver Smartphone-Nutzung auf die Studienleistung bei amerikanischen Studierenden. Eine andere Studie, fast zeitgleich veröffentlicht, fand zugleich heraus, dass fast jeder zweite amerikanische Student von einer Smartphone-Abhängigkeit betroffen oder zumindest bedroht ist. Bei beidem sollte dann aber auch das kritische Auge offen bleiben. Dass eine Sucht negative Auswirkungen auf Studienleistungen hat, ist keine Überraschung. Auch bei alkoholabhängigen, spielsüchtigen oder anders suchterkrankten Studierenden sind drastisch schlechtere Studienleistungen zu finden. Zugleich hilft es wenig, jedem Studierenden, der die meiste Zeit sein Smartphone dabei- und dementsprechend mehrere Stunden am Tag in Gebrauch hat, allein darauf basierend eine Sucht zu unterstellen. Eine Sucht ist aber auch gar nicht erforderlich, um trotzdem Effekte zu finden. Das merken auch Sie sicher in Ihrem Alltag.

Wir erinnern uns kaum noch an Telefonnummern, folgen blindlings dem Navi und könnten hinterher nicht einmal sagen, wo wir langgefahren sind. Auch die Wissenschaft bestätigt, dass dies keine Einbildung ist. In einer Umfrage gab rund die Hälfte aller Europäer an, die Handynummern des eigenen Partners oder der eigenen Kinder nicht auswendig zu wissen. Dagegen wissen noch fast 60 Prozent aller befragten Erwachsenen, welche Telefonnummer sie zu Hause hatten, als sie zehn Jahre alte Kinder waren. Manchmal habe ich den Eindruck, heutige Kinder danach zu fragen könnte schon daran scheitern, dass viele gar nicht mehr wissen, was mit »Telefon zu Hause« gemeint ist.

Eine Studie untersuchte, an wie viel Menschen sich erinnern können, wenn sie Antworten auf Quizfragen »googeln« dürfen und erwarten, auch beim späteren Test Zugriff auf das Internet zu haben. Auch bei etwas komplexeren Suchfragen (etwa der Aufgabe, Länder zu finden, deren Fahne nur eine Farbe hat) griffen die meisten Probanden, wenn sie konnten, sofort auf den

Computer zu, produzierten die korrekte Antwort schnell – und konnten sich später nicht an die Lösung erinnern. Sehr wohl jedoch daran, wo die Lösung zu finden gewesen war. In einer meiner aktuellen Studien vergleichen wir die Navigation mit modernen Geräten wie Smartphones oder Datenbrillen (Google Glass), und auch hier zeigt sich, dass Probanden sich auf die Navigationsanweisungen verlassen und daher die Wege kaum im Gedächtnis behalten. Nebenbei fällt mir immer öfter auf, dass jüngere Studenten selbst ihre eigene Telefonnummer, Kontonummer oder teils gar Postleitzahl im Handy nachschlagen müssen, wenn sie das Teilnahmeformular ausfüllen.

Die Umfragestudie zeigt aber auch, dass nur zwölf Prozent der Europäer finden, dass es nicht mehr sinnvoll sei, sich etwas zu merken, da es ja eh nachgeschlagen werden könne. So gesehen ist die Meinung aus der Kapitelüberschrift noch eher selten anzutreffen. Gerade in Deutschland ist die Skepsis im europäischen Vergleich eher hoch, woran Manfred Spitzer seinen Anteil haben könnte, dessen Buch *Digitale Demenz* große Aufmerksamkeit erzielte. Spitzers Sorge um unser Gedächtnis hatte ich im ersten Kapitel ja schon Platons gleichartiger Sorge bei Einführung der Schrift gegenübergestellt. Ich gebe zu, kein fairer Vergleich. In vielen Punkten bin ich allerdings gar nicht so sehr anderer Meinung als Spitzer. Ich plädiere selbst für eine bewusste Nutzung neuer Medien. Aber die übertriebene Zuspitzung der Thesen hilft wenig. Da kritisiere ich wie einige Kollegen Spitzers zu selektive Auswahl von Studien, um die Punkte zu belegen, die zu seinem Buchthema passen.

Eine häufig genannte Auswirkung von Medienkonsum sei, dass soziale Kontakte zurückgehen. »Einsam trotz Facebook« oder gar »Einsam wegen Facebook«? Allerdings stellt sich heraus, dass Übersichtsstudien diese Ergebnisse gar nicht belegen. Eine häufig genannte erste Studie untersuchte noch Ende der 1990er-Jahre Internetnutzer und kam zum Befund eingeschränk-

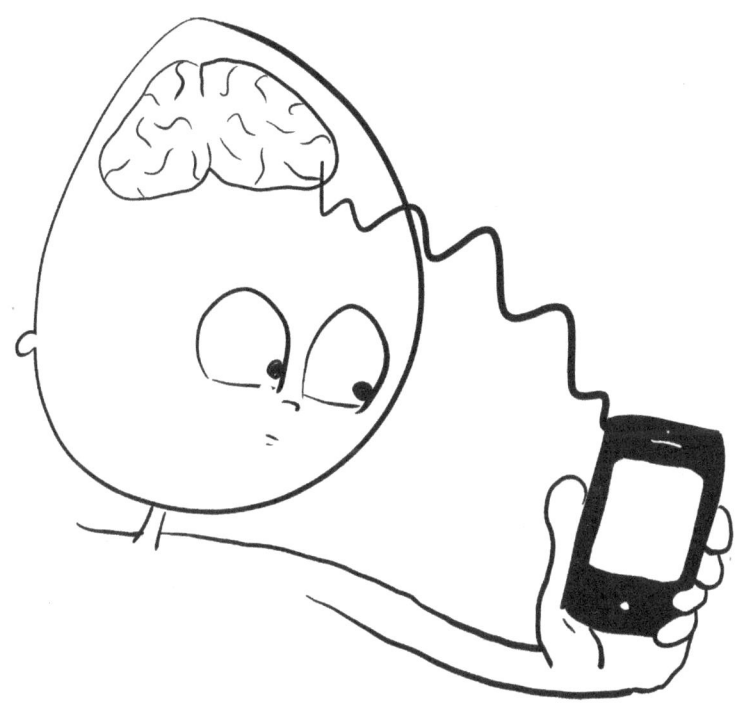

ter sozialer Kontakte. Nur war der frühe Internetnutzer in den 1990er-Jahren ohnehin eher der Typ Nerd mit wenigen Sozial-kontakten. Heute ist es eher umgekehrt. Wer als junger Mensch nicht in den sozialen Medien vertreten ist, gilt als Sonderling. Entsprechend finden Studien heute auch keinen negativen Ein-fluss der Internetnutzung auf Sozialkontakte mehr.

Wie ist das nun also mit dem Gedächtnis? Ich stelle ja auch bei mir selbst fest, dass ich mir in fünf Minuten eine Zahl mit über 300 Stellen merken kann und trotzdem kaum noch eine Handynummer auswendig weiß. Einige Monate nachdem ich mit meiner Freundin zusammengekommen war, »ertappte« mich ein Journalist dabei, dass auch ich ihre Handynummer nicht wusste. Klar, ist ja im Smartphone gespeichert. Während ich dieses Kapitel tippe, fragt sie mich, welcher *Tatort* heute Abend läuft. Ich schalte zu Google um, sage es ihr, bin wieder im Text und merke zwei Sätze später, dass ich die Antwort schon wieder vergessen habe.

Zugleich weiß ich um die Bedeutung, das eigene Gedächtnis fit zu halten. Und um die Bedeutung des Gedächtnisses darüber hinaus. Die Handynummer kann ich nachschlagen, ohne dass es mich etwas kostet. Wenn ich aber ihren Namen nachschlagen müsste, wäre die Beziehung nicht von langer Dauer. Und wie sieht es bei anderen Beziehungen aus, die nicht so eng sind wie eine Liebesbeziehung? Wenn Sie den Namen Ihres Kunden, der nur alle paar Monate vorbeikommt, nicht wissen, wird er Ihnen nicht böse sein. Zugleich verpassen Sie jedoch die Chance, einen guten Eindruck zu hinterlassen. Und bei relevantem Wissen wird es noch bedeutsamer. Wer Fakten sofort reflexartig nachschlägt, um sie zu verwenden, sie dann aber gleich wieder vergisst, ohne überhaupt zu versuchen, sie zu behalten (und das sind laut schon genannter Umfrage 23,6 Prozent aller Europäer), der kann auch kein Wissensnetz aufbauen, das sich im Langzeitgedächtnis etabliert und weitere relevante Inhalte aufnimmt, wie es die Gedächtnisschemata erklären und wie wir es bei Experten in den verschiedenen Disziplinen sehen.

Für neue Ideen braucht es aber ebenso Wissen wie für das Verständnis komplexerer Themen. Wer im übertriebenen Fall »alles« nachschlagen muss, kann immer nur so viele Details kombinieren, wie gerade ins Arbeitsgedächtnis passen. Dass dies bei Schülern heute zunehmend der Fall ist, ist tatsächlich ein Problem. Statt aber moderne Medien zu verdammen oder junge Menschen davon fernzuhalten, was beides weder geht noch sinnvoll ist, sollten wir uns alle die Bedeutung unseres Gedächtnisses bewusst machen. Gerade in der heutigen Zeit sind daher Gedächtnistechniken topaktuell. Mögen ihre Grundlagen auch über 2000 Jahre alt und unser heute von Google trainiertes Gehirn anders verschaltet sein, so bleiben doch gewisse Dinge gleich. Unser visueller Speicher ist das beste Merksystem, das wir haben, und wenn wir unser Gedächtnis ein hoffentlich sehr langes Leben lang zur Verfügung haben wollen, müssen wir es auch benutzen und fordern.

Alles ist möglich, oder etwa nicht?

Gedächtnissport

1990 fand das erste Turnier im Gedächtnissport statt. Es wurde gleich als Weltmeisterschaft ausgeschrieben. Ein beeindruckendes Selbstbewusstsein der Teilnehmenden, denn es waren bloß sieben englische Männer, die sich in London trafen. Was daraus entstand, ist jedoch sehr beeindruckend. Heute gibt es Gedächtnismeisterschaften in zahlreichen Ländern, bei den größten Turnieren auch Preisgelder und ein Interesse der Medien.

Noch in den 1990er-Jahren gab es dann erste Untersuchungen an Gedächtnissportlern. Damals waren durchaus noch solche dabei, die ihre Leistungen ihrem guten Gedächtnis zuschrieben, während die Sieger betonten, ihre Leistungen nur den Techniken zu verdanken. Die Forscher spekulierten damals noch, es könnte auch Gedächtnismeister geben, die ihre Leistung einer Veranlagung verdanken. Heute sieht es anders aus. Die Ergebnisse und Weltrekorde haben sich rasant nach oben entwickelt, und in unserer Studie mit einem Großteil der weltbesten Gedächtnissportler haben ausnahmslos alle Technik und Training als Hauptgründe für ihre Leistung angegeben. Zugleich ein spannender Beweis dafür, dass es ein fotografisches Gedächtnis im Sinne von Gesehenes exakt abspeichern nicht gibt. Fast alle Disziplinen basieren nämlich darauf, sich Zettel mit Informationen für einige Zeit anzugucken und danach das Erinnerte aufzuschreiben. Wer eine Seite mit Informationen mental abfotografieren könnte, müsste sie problemlos aus dem Gedächtnis wieder abschreiben können, und er könnte das teils ansehnliche Preisgeld leicht mitnehmen. Doch das ist noch nie passiert. Ab und zu kommt jemand vorbei, der behauptet, ein fotografisches Gedächtnis zu besitzen. Diese Leute erkennt man dann meist daran, dass sie am Ende in der Ergebnisliste ganz unten stehen.

Allerdings hat die Zettelwirtschaft bisher eine noch größere Verbreitung des Gedächtnissports verhindert. Wenn eine Gruppe Menschen bis zu eine Stunde lang auf Zettel starrt, um danach bis zu zwei Stunden aufzuschreiben, an was sie sich erinnern, hat das den Sex-Appeal einer Abiprüfung. Nicht mal große Gedächtnissportfans selbst haben Spaß dabei, sich das anzusehen. Fernsehshows wie *Deutschlands Superhirn* (ZDF) beweisen jedoch schon lange, dass Gedächtnis-Spitzenleistungen höchst ansehnlich dargeboten werden können. Inzwischen hat das auch im Gedächtnissport Eingang gefunden. Es gibt mehr und mehr Wettbewerbe, die an Computern stattfinden, sodass das Einprägen für den Zuschauer nachvollziehbar wird.[10] Im »Extreme Memory Tournament«, das seit 2014 ausgetragen wird, treten wir Gedächtnissportler zudem immer in nur eine Minute dauernden Spielen eins gegen eins an, und wenige Punkte Unterschied können schon entscheidend sein. Plötzlich wird Gedächtnissport so zum Zuschauersport und der Livestream hatte zuletzt Tausende von Klicks. Das ist im Vergleich zu Abermillionen von Zuschauern bei anderen Sportevents natürlich immer noch nichts, zeigt aber die positive Entwicklung auf.

Die dort gezeigten Leistungen sind ja auch sehr beeindruckend. Und in den letzten Jahren sind sie sogar noch extrem gestiegen. So durchbrach 2015 Alex Mullen (USA) eine beeindruckende Grenze, indem er sich mehr als 3000 Ziffern in einer Stunde in der richtigen Reihenfolge einprägte. Marwin Wallonius (Schweden) merkte sich in einer halben Stunde sogar über 5000 zufällige Binärzahlen – also nur Nullen und Einsen. Auch ich konnte meinen eigenen Guinness-Weltrekord im Namenmerken 2015 in Istanbul nochmals übertreffen und prägte mir dabei 215 Namen zu den passenden Gesichtern ein. »Wow!« ist ein Reflex, wenn man so etwas hört. »Warum machst du das?« ein anderer.

Oft habe ich früher so argumentiert, wie ich es von anderen Sportlern vor mir gehört hatte: Zahlenmerken kennt man von Telefonnummern, Wörtermerken von der Einkaufsliste und Namenmerken von einer Party. Das stimmt auch alles, aber die Extremleistungen haben damit nichts zu tun. Ich mache Gedächtnissport, weil es mir großen Spaß macht, mir lustige und kreative Bilder und Geschichten auszudenken; weil ich die Herausforderung liebe, auch nach Jahren meine eigenen Rekorde noch immer weiter steigern und optimieren zu können; weil mich der Ehrgeiz kitzelt, in den Wettkämpfen auf den Punkt eine Spitzenleistung abzurufen und zu gewinnen. Im Kreis zu laufen, einen Ball in einen Korb zu werfen oder über ein Netz zu schlagen, oder auch mit einem Stab hochzuspringen hat, so betrachtet, auch keinen Nutzen. Aber es macht Spaß, und allgemein ist Sport sehr gesund. Denksport ist für mich das Gleiche. Ich trainiere Techniken, die ich anwenden kann, ich halte mein Gehirn fit und bringe es zu Höchstleistungen, aber Spiel, Spaß und Herausforderung sind der eigentliche Antrieb.

Wer sich so im Gedächtnissport tummelt, ist auch sehr vielfältig. Natürlich hat ein solcher Sport auch ein gewisses Nerd-Potenzial. Tatsächlich variieren die Teilnehmer nicht nur in Alter und Geschlecht, sondern auch in ihrer sozialen Kompetenz, wie es Joshua Foer in seinen Artikeln beschreibt. Der jüngere Bruder des weltbekannten Sachbuchautors Jonathan Foer war als Journalist zur amerikanischen Meisterschaft gefahren – in der Erwartung, dort die »Weltmeisterschaft der Inselbegabten (Savants)« vorzufinden – und danach umso überraschter über die

Vielfalt der Teilnehmer und umso interessierter an den Möglichkeiten. Im Folgejahr trat er nicht nur selber an, sondern gewann auch gleich die amerikanische Meisterschaft. »Aus Versehen«, wie er meinte. Über dieses Versehen hielt er auch einen TED Talk und schrieb ein Buch.

»Savants«, also Inselbegabte, bei denen eine starke geistige Behinderung mit einer Überbegabung in einem bestimmten Bereich einhergeht, gibt es. Der Hollywood-Film *Rain Man* ist an den realen Fall Kim Peek angelehnt. Andere Savants können ganze Städte detailgetreu nachzeichnen oder sich bestimmte Datenmengen extrem gut merken. Zu schnellen und standardisierten Gedächtnistests wie im Sport sind sie aber nicht in der Lage oder, wenn doch, nur schlechter als Trainierte. Vielfach klingen ihre Leistungen, wenn man es nicht besser weiß, enorm; sie sind aber auch von Gesunden, die trainieren, mit Techniken erreichbar. Oft wird zum Beispiel die Fähigkeit genannt, zu jedem beliebigen Datum den Wochentag nennen zu können. Kim Peek konnte das. Warum, ist nicht erklärbar. Er hat sicher keine Technik dafür gelernt. In nahezu jedem Bericht über ihn wird diese Fähigkeit wie ein Naturwunder angepriesen. Tatsächlich ist sie jedoch mit ein wenig Training erlernbar. Es gibt diese Aufgabe als Disziplin bei Kopfrechenmeisterschaften, und die Meister dort sind völlig gesunde, mit Rechentechnik trainierende Denksportler, die um ein Vielfaches schneller sind, als es Kim Peek je war. Und so ist es eben auch im Gedächtnissport, den inzwischen Tausende Menschen unterschiedlicher Herkunft als Hobby haben und den einige wenige sogar semiprofessionell ausüben.

Ich kann Ihnen Gedächtnissport nur ans Herz legen. Probieren Sie es einfach mal aus! Klar, man muss zuerst die Techniken lernen. Aber dann macht es viel Spaß, seine Leistungen immer weiter zu steigern. Statt Zahlen sieht man lustige Geschichten, verbessert nebenbei seine Kreativität und sein Gedächtnis und übt die Methoden ein.

Um damit anzufangen, benötigen Sie nicht allzu viel. Es gibt im Internet tolle Angebote. Zum Beispiel von MemoryXL – der europäischen Gesellschaft zur Förderung des Gedächtnisses. Ich bin seit 2006 Präsident von MemoryXL, und wir haben Mitglieder, die in acht verschiedenen Ländern leben. MemoryXL ist ein gemeinnütziger Verein, und wir bieten neben Informationen zum Gedächtnis ein kostenloses Trainingstool zum Download an, führen Lehrerseminare und Schulmeisterschaften durch sowie jährliche Anfängermeisterschaften im Norden und Süden Deutschlands. Gegründet wurde der Verein 2002 von einigen deutschen Gedächtnissportlern in Weimar. Ich weiß noch sehr genau, wie mich der Trainer gepackt und motiviert hat.

Ich hatte die *Grips-Show* mit Günther Jauch auf RTL gesehen, in welcher der damalige deutsche Gedächtnismeister Gunther Karsten die Schauspielerin Verona Feldbusch (heute Pooth) trainierte und ihr beibrachte, sich einige Dinge zu merken. Der Effekt zog bei mir. Ich war verblüfft und entdeckte später den Verein und die Methoden. Man spielt sich Level für Level hoch, was motiviert und die Möglichkeiten aufzeigt. Später durfte ich selbst für unterschiedliche Fernsehshows die Moderatorin Andrea Kaiser und die Schauspielerin und Komikerin Anke Engelke trainieren

Der MemoryXL-Trainer ist nicht mehr auf dem neusten Stand der Technik, leider hat ein kleiner Verein nicht immer die finanziellen Möglichkeiten, all das umzusetzen, was man gerne hätte. Eine Variante ist daher Memocamp. Diese Seite stammt von einem Berliner Anbieter und ehemaligem Gedächtnissportler. Das Memocamp kostet eine kleine monatliche Gebühr, dafür kann man aber optimal trainieren. Fast alle aktiven Gedächtnissportler nutzen diese Seite für ihr Training. Auf meiner eigenen Internetseite www.boriskonrad.de habe ich weitere Möglichkeiten für Sie zusammengestellt.

Wer dann zu einer regionalen Meisterschaft geht, hat beste Chancen, aus dem Fernsehen bekannte Gedächtnissportler zu

treffen, die zum Helfen da sind und gerne (fast) jede Frage beantworten. Und wer selbst mitmacht, kann erleben, wie begeisternd
mentaler Sport sein kann.

Nichts ist unbegrenzt

Das Gehirn ist eine physische Menge Nervenzellen. Es hat damit
auch eine definierbare Anzahl Verbindungsmöglichkeiten. Daraus folgt: Das Gedächtnis ist kein unendlich großer Speicher.
Aber auch das Weltall hat keine unendlichen Weiten. Das Ende
ist nur so verdammt weit weg, dass das für uns keinen Unterschied macht. Beim Gedächtnis ist es genauso. Sie brauchen sich
keine Sorge zu machen, den Platz jemals auszuschöpfen. Es hat
noch niemand die Aufnahmegrenze des Gedächtnisses erreicht.
Demenz passiert nicht, weil zu viele Erinnerungen da sind. Im
Gegenteil: Je aktiver wir sind, je mehr wir ein Leben lang lernen,
desto unwahrscheinlicher ist es, dass unser Gedächtnis erkrankt.

Wir Gedächtnissportler erkennen unsere Grenzen schneller
und versuchen, sie zu verschieben. Es handelt sich aber auch hier
nicht um Kapazitätsgrenzen, sondern es ist nur das Tempo der
Aufnahme begrenzt. Die Inhalte über lange Zeit zu speichern ist
wiederum eine andere Aufgabe. Gedächtnissportler vergessen
ihre Inhalte bald wieder. Denn es ging ja vor allem ums Lernen.
Eine Ausnahme sind die Pi-Athleten. Das sind keine Wintersport-
ler mit Sprachfehler, sondern Menschen, die versuchen, sich möglichst viele Stellen der Kreiszahl Pi hinter dem Komma einzuprägen. Pi kennen wir alle aus dem Matheunterricht. Ein Kreis mit
Radius 1 hat als Flächeninhalt den Wert π (pi). Pi ist eine irratio-
nale Zahl, was nichts anders heißt, als dass sie unendlich viele
Nachkommastellen hat. Die ersten sind 3,14. Die Mathefreaks der
Klasse wussten bestimmt auch noch, dass es danach mit 15 weitergeht. Echte Pi-Fans feiern einmal im Jahr am 14. März (das er-

kläre ich jetzt nicht, denken Sie mal selber nach) den Pi-Tag. Ein Anlass, runden Kuchen zu essen (das erkläre ich auch nicht) und Nerd-Hobbys nachzugehen. Zum Beispiel die ersten 100 Nachkommastellen von Pi aufzusagen. Das geht ohne Technik und nur durch Wiederholung noch. Nicht aber die Leistung der Pi-Rekordler. Offizieller Weltrekordhalter laut Guinness-Buch ist Rajveer Meena aus Indien (Stand 2016). Er hatte 70 000 Nachkommastellen innerhalb von zehn Stunden fehlerfrei aufgesagt.

Es gibt aber einen erbitterten Streit, ob nicht eigentlich Akira Haraguchi aus Japan der echte Pi-Star ist. Er hatte im Jahr 2006 100 000 Stellen rezitiert, aber nicht alle formalen Regeln eingehalten. Da wird das Pi-Aufsagen zu einer sehr ernsten Angelegenheit. Falls Ihnen das zu viel ist: Der europäische Rekord von Rick de Jong aus Holland steht derzeit bei 22 612 Stellen und der deutsche bei 10 904 Er wird gehalten vom Organisten Klaus Schubert, der seine Vorführungen gerne durch klassische Musik von Bach auflockert. Es gibt einfache Merksätze um sich die ersten paar Stellen zu merken. Etwa: »Nie, o Gott, o guter, verliehst Du meinem Hirne die Kraft, mächtige Zahlreih'n dauernd verkettet bis in die späteste Zeit getreu zu merken.« Hier steht die Anzahl der Buchstaben pro Wort für die Ziffern (3,141592653589793238 4625). Aber mit Major-System und Routenmethode geht es natürlich noch erheblich besser und so machen es die Besten dieser Disziplin dann auch.

Ist Pi damit eine gute Annäherung an die Kapazitätsgrenze des Gedächtnisses? Sicher nicht. Sich Zahlen zu merken ist ohne Methode für unser Gehirn extrem schwierig, und mit Methode immer noch ein anstrengender und eingeengter Vorgang. Für einen Computer dagegen ist es eine leichte Aufgabe, denn schon ein Video mit einer Dauer von wenigen Sekundenbruchteilen benötigt mehr Speicherplatz als Millionen von Pi-Stellen, sodass unser Gedächtnis hier ein Vielfaches an »Datenmenge« verarbeiten kann. Wie groß diese Datenmenge ist, lässt sich nicht sagen, da das Gehirn eben nicht auf Datenbasis arbeitet, weder Erinnerungen noch Informationen exakt speichert, sondern stets rekonstruiert.

Exakter messen lässt sich die Anzahl der Neuronen im Gehirn (zwischen 80 und 100 Milliarden), und die Anzahl der Synapsen, also Verbindungen, ist noch viel größer. Manchmal liest man in weniger seriösen Büchern, dass die Anzahl der Verbindungen im Gehirn größer sei als die Anzahl der Atome im Universum. Das ist allerdings Quatsch. Wenn wir davon ausgingen, dass jedes der circa 10^{11} Neuronen mit 10 000 anderen verbunden ist, was allerdings bereits eine zu hohe Schätzung ist, gäbe es 10^{15} Verbindungen. Da hat schon jeder Wassertropfen mehr Atome. Manchmal heißt es dann, es seien mehr »mögliche Verbindungen im Gehirn«. Das sind dann mit 10^{11} zum Quadrat 10^{22} Möglichkeiten. Wie viele Atome das Universum hat, lässt sich natürlich auch nur grob abschätzen. Ein Liter Wasser alleine hat allerdings bereits circa 10^{26} Atome, unser Gehirn grob geschätzt also $1,5 * 10^{26}$ Atome. Wenn man jetzt jede beliebige mögliche Konfiguration an Verbindungen im Gehirn betrachtet, kommt es endlich hin (circa 10^{150} Konfigurationen zu circa 10^{80} Atomen im Universum), aber das ist dann kein so schöner simpler Vergleich mehr.

Viel wichtiger ist, dass unser Gehirn unglaublich gut darin ist, Informationen zu lernen, zu sortieren und uns blitzschnell zur Verfügung zu stellen. Dafür benötigen wir die richtigen Fragen, und wir müssen dem Gehirn die richtigen Hinweise geben. Der Psychologe nennt das Abrufstrukturen, und Sie haben es selbst in der Hand, mit Methoden wie der Routenmethode solche zu schaffen. Zugleich bildet unser Gehirn diese selbst, wenn wir uns mit einem Thema intensiv beschäftigen. Je mehr Sie über etwas wissen, desto einfacher ist es, hierzu noch mehr zu lernen. Vergessen gehört bei diesem Prozess aber auch dazu. Das lässt sich schlechter steuern als das Lernen selbst. Vergessen zu verhindern ist jedenfalls leichter, als Vergessen erreichen zu wollen. Dinge, an die wir uns erinnern, bleiben uns länger in Erinnerung.

Was wir vergessen wollen, sollten wir einfach in den Gehirnarchiven liegen lassen, bis die Putzfrau es entsorgt.

Darüber, wie das Gedächtnis in verschiedene Systeme gegliedert und aufgebaut ist, wie Neuronen lernen und in Verbindungen Informationen gespeichert werden können, haben Sie in meinem Buch nun einiges gelesen und gelernt. Wie genau und in allen Details das funktioniert, das wissen wir heute noch nicht und das wird auch in absehbarer Zeit so bleiben. Jeden Tag erscheinen neue Fachartikel mit neuen Ergebnissen, neuen Ideen und neuen Theorien. Manche werden bestätigt, andere verworfen. Neue Methoden wie Computersimulationen oder die Bildgebung verhelfen uns zu neuen Erkenntnissen. Ich liebe die Hirnforschung dafür und freue mich, dass ich Ihnen mit den vorgestellten Highlights der Forschung der letzten 150 Jahre ebenso wie mit einigen der neusten Erkenntnisse ein wenig meiner Begeisterung mitgeben konnte.

Trotzdem sollten wir nicht ignorieren: Hirnforschung hat auch ihre Grenzen. Geräte haben eine maximale Auflösung, wie genau wir hinschauen können, und in Studien können immer nur einige Menschen angeschaut werden. Nur weil etwas bei einer Gruppe Freiwilliger in München auf eine bestimmte Art und Weise abzulaufen scheint, heißt das ja noch lange nicht, dass es bei allen Menschen auf der Welt gleich ist. Daher zum Abschluss meine Aufforderung an Sie, selbst neugierig zu bleiben und auszuprobieren, was bei Ihnen funktioniert. Überprüfen Sie zum Beispiel den Testing Effect, indem Sie sich nach dem Zuklappen des Buches selbst fragen, was Sie gelesen haben. Oder gehen Sie die großartigen Abbildungen der Illustratorin Selma Koopman in diesem Buch einmal durch und überlegen Sie, was Sie nun selbst dazu erzählen könnten. Probieren Sie die Gedächtnistechniken aus und verschieben Sie damit die Grenzen Ihrer eigenen Leistungsfähigkeit, soweit es Ihnen Spaß macht. Vor allem erhalten Sie sich bitte ein Leben lang den Spaß am Lernen! Das ist der beste Weg, ein gesundes Gedächtnis zu behalten.

Danksagung

Als Gedächtnissportler und Hirnforscher eine Danksagung zu schreiben ist echt gefährlich. Bloß niemanden vergessen! Das ist allerdings unmöglich, denn es sind zu viele Menschen, die mich inspiriert und vorangebracht haben und ohne deren Arbeit dieses Buch nie erschienen wäre. Etwa das ganze Team vom Ariston Verlag und der Verlagsgruppe Random House, die mich als Autor intensiv unterstützten und an das Buchkonzept glauben, unterhaltsam zu erzählen, wie das Gedächtnis funktioniert. Ebenso Selma Koopman, die Illustratorin der großartigen Abbildungen, die es immer wieder geschafft hat, aus meinen Beschreibungen echte Bilder entstehen zu lassen. Und der Lektor des Buches, Henning Thies, der mich sprachlich und inhaltlich immer auf den richtigen Weg gebracht hat. Erik Haffner wiederum hat mit mir intensiv daran gearbeitet, mein Thema unterhaltsam auf die Bühne und nun auch aufs Papier zu bringen. Stellvertretend für viele weitere danke ich Mariëtte, Gaby, Martin, Dong und Johannes für Anmerkungen zu meinen Entwürfen und für ihre Nachfragen, wie weit ich denn sei. Daniel Mursa danke ich, dass er mich angerufen und viel Geduld mit mir gehabt hat, sowie für alle Antworten. Heinrich Kürzeder und sein fantastisches 5-Sterne-Team halten mir seit Jahren den Rücken frei, indem sie meine Vorträge und Seminare managen und für unsere Kunden da sind. Meiner wunderbaren Freundin Mariëtte, meiner Familie, allen Freunden und Kollegen aus Wissenschaft, Gedächtnissport, Medienwelt und Rednerbranche danke ich für alle großartigen Erinnerungen in meinem eigenen Gedächtnis und dafür, dass es sie gibt. Ein letztes **Danke!** geht an Sie, meine Leserinnen und Leser, dafür, dass Sie Bücher kaufen, lesen, weiterempfehlen und sie so erst ermöglichen.

Wichtigste Quellen

Lohnenswerte Videos

Alle Videolinks auf www.boriskonrad.de/animk
TED Talk: Elizabeth Loftus, »The fiction of memory«.
TED Talk: Ken Robinson, »Do Schools Kill Creativity?«.
TEDx Talk: Kasper Bormans, »Alzheimer and memory palaces«, at TEDx Leuven.
TEDx Talk: Boris Nikolai Konrad, »The mind and methods of a Memory Champion«, at TEDx Strijp.
NatureVideo: »Inside Deep Mind, Google's Artificial Intelligence Team«.
Smart Every Day, Destin Sandlin: The Backwards Brain Bicycle.

Sach- und Fachbücher

Beck, H. (2013). *Biologie des Geistesblitzes – Speed up your mind!* Berlin: Springer.

Ericsson, A. (2016). *Peak: Secrets from the New Science of Expertise.* New York: Houghton Mifflin Harcourt.

Foer, J. (2012). *Moonwalking with Einstein: The Art and Science of Remembering Everything.* New York: Penguin Press.

Kahneman, D. (2014). *Schnelles Denken, langsames Denken*, Übers. Th. Schmidt. München: Siedler Verlag.

Konrad, B. N. (2013). *Superhirn – Gedächtnistraining mit einem Weltmeister.* Wien: Goldegg Verlag.

Korte, M. (2012). *Jung im Kopf. Erstaunliche Einsichten der Gehirnforschung in das Älterwerden.* München: DVA.

Lefrancois, G. R. & Leppmann, P. K. (2006). *Psychologie des Lernens (4. Auflage).* Berlin: Springer.

Medina, J. (2014). *Brain Rules for Baby, Updated and Expanded: How to Raise a Smart and Happy Child from Zero to Five.* Seattle: Pear Press.

Siegel, D. J. (1999). *The Developing Mind* (Vol. 296). New York: Guilford Press.

Small, G., & Vorgan, G. (2009). *iBrain: Surviving the Technological Alteration of the Modern Mind.* New York: Harper.

Spitzer, M. (2007). *Lernen: Gehirnforschung und die Schule des Lebens.* München: Spektrum Akademischer Verlag.

Spitzer, M. (2012). *Digitale Demenz: Wie wir uns und unsere Kinder um den Verstand bringen.* München: Droemer.

Waitzkin, J. (2008). *The Art of Learning: An Inner Journey to Optimal Performance.* New York: Free Press.

Worthen, J. B. & Hunt, R. R. (2011). *Mnemonology: Mnemonics for the 21st Century.* Abingdon, Oxon: Psychology Press.

Wissenschaftliche Literatur

Kapitel 1

Baddeley, A. (1992). Working memory. *Science* 255 (5044), 556–559.

Conway, M. A. & Pleydell-Pearce, C. W. (2000). The construction of autobiographical memories in the self-memory system. *Psychological Review* 107 (2), 261.

Ingalhalikar, M., Smith, A., Parker, D., Satterthwaite, T. D., Elliott, M. A., Ruparel, K., ... & Verma, R. (2014). Sex differences in the structural connectome of the human brain. *Proceedings of the National Academy of Sciences* 111 (2), 823–828.

Miller, G. A. (1956). The magical number seven, plus or minus two: Some limits on our capacity for processing information. *Psychological Review* 63(2), 81.

Parker, E. S., Cahill, L. & McGaugh, J. L. (2006). A case of unusual autobiographical remembering. *Neurocase* 12 (1), 35–49.

Tulving, E. (1972). Episodic and semantic memory 1. In: Tulving, E. & Donaldson, W. (Ed.). *Organization of Memory.* London: Academic, 381–402.

Kapitel 2

Blakemore, S. J. & Choudhury, S. (2006). Development of the adolescent brain: Implications for executive function and social cognition. *Journal of Child Psychology and Psychiatry* 47 (3–4), 296–312.

Greicius, M. D., Supekar, K., Menon, V. & Dougherty, R. F. (2009). Resting-state functional connectivity reflects structural connectivity in the default mode network. *Cerebral Cortex* 19 (1), 72–78.

Hackman, D. A. & Farah, M. J. (2009). Socioeconomic status and the developing brain. *Trends in Cognitive Sciences* 13 (2), 65–73.

Harrison, T. M., Weintraub, S., Mesulam, M. M. & Rogalski, E. (2012). Superior memory and higher cortical volumes in unusually successful cognitive aging. *Journal of the International Neuropsychological Society* 18 (06), 1081–1085.

Hartshorne, J. K. & Germine, L. T. (2015). When does cognitive functioning peak? The asynchronous rise and fall of different cognitive abilities across the life span. *Psychological Science* 0956797614567339.

Hodson, J. D. & Strandfeldt, F. M. (1988). *U.S. Patent No. D297,234.* Washington, DC: U.S. Patent and Trademark Office.

Konrad, B. N. (2014). *Characteristics and neuronal correlates of superior memory performance.* Diss., Ludwig-Maximilians-Universität München.

Kramer, A. F., Erickson, K. I. & Colcombe, S. J. (2006). Exercise, cognition, and the aging brain. *Journal of Applied Physiology* 101 (4), 1237–1242.

Lafuente, M. J., Grifol, R., Segarra, J., Soriano, J., Gorba, M. A. & Montesinos, A. (1997). Effects of the Firstart method of prenatal stimulation on psychomotor development: The first six months. *Pre-and Peri-Natal Psychology Journal* 11 (3), 151.

Lashley, K. S. (1950). In search of the engram. *Society of Experimental Biology Symposium* IV, 454-482.

Markram, H., Muller, E., Ramaswamy, S., Reimann, M. W., Abdellah, M., Sanchez, C. A., ... & Kahou, G. A. A. (2015). Reconstruction and simulation of neocortical microcircuitry. *Cell* 163 (2), 456–492.

Montague, P. R., Hyman, S. E. & Cohen, J. D. (2004). Computational roles for dopamine in behavioural control. *Nature* 431 (7010), 760–767.

Nunes, A. & Kramer, A. F. (2009). Experience-based mitigation of age-related performance declines: Evidence from air traffic control. *Journal of Experimental Psychology: Applied* 15 (1), 12.

O'Connor, C., Rees, G. & Joffe, H. (2012). Neuroscience in the public sphere. *Neuron* 74 (2), 220–226.

Paus, T., Zijdenbos, A., Worsley, K., Collins, D. L., Blumenthal, J., Giedd, J. N., ... & Evans, A. C. (1999). Structural maturation of neural pathways in children and adolescents: In vivo study. *Science* 283 (5409), 1908–1911.

Penfield, W. & Jasper, H. (1954). *Epilepsy and the Functional Anatomy of the Human Brain.* Oxford: Little, Brown & Co.

Pujol, J., Vendrell, P., Junqué, C., Martí-Vilalta, J. L. & Capdevila, A. (1993). When does human brain development end? Evidence of corpus callosum growth up to adulthood. *Annals of Neurology* 34 (1), 71–75.

Quiroga, R. Q., Reddy, L., Kreiman, G., Koch, C. & Fried, I. (2005). Invariant visual representation by single neurons in the human brain. *Nature* 435 (7045), 1102–1107.

Rakic, P. (2006). No more cortical neurons for you. *Science* 313 (5789), 928 f.

Raichle, M. E., MacLeod, A. M., Snyder, A. Z., Powers, W. J., Gusnard, D. A. & Shulman, G. L. (2001). A default mode of brain function. *Proceedings of the National Academy of Sciences* 98 (2), 676–682.

Ramon, M., Miellet, S., Dzieciol, A. M., Konrad, B. N., Dresler, M. & Caldara, R. (2016). Super-memorizers are not super-recognizers. PLOS One, 11 (3).

Sherwood, C. C., Gordon, A. D., Allen, J. S., Phillips, K. A., Erwin, J. M., Hof, P. R. & Hopkins, W. D. (2011). Aging of the cerebral cortex differs between humans and chimpanzees. *Proceedings of the National Academy of Sciences* 108 (32), 13029–13034.

Silver, D., Huang, A., Maddison, C. J., Guez, A., Sifre, L., Van Den Driessche, G., ... & Dieleman, S. (2016). Mastering the game of Go with deep neural networks and tree search. *Nature* 529 (7587), 484–489.

Snowdon, D. A., Greiner, L. H., Mortimer, J. A., Riley, K. P., Greiner, P. A. & Markesbery, W. R. (1997). Brain infarction and the clinical expression of Alzheimer disease: The Nun Study. *Jama* 277 (10), 813–817.

Stern, Y. (2002). What is cognitive reserve? Theory and research application of the reserve concept. *Journal of the International Neuropsychological Society* 8 (03), 448–460.

Van Essen, D. C., Smith, S. M., Barch, D. M., Behrens, T. E., Yacoub, E., Ugurbil, K. & WU-Minn HCP Consortium (2013). The WU-Minn human connectome project: An overview. *Neuroimage* 80, 62–79.

Whalley, L. J. & Deary, I. J. (2001). Longitudinal cohort study of childhood IQ and survival up to age 76. *British Medical Journal* 322 (7290), 819.

Williams, J. W., Plassman, B. L., Burke, J., Holsinger, T. & Benjamin, S. (2010). Preventing Alzheimer's disease and cognitive decline. *Evidence Report/ Technology Assessment No. 193*. Rockville, MD: Agency for Healthcare Research and Quality.

Kapitel 3

Barz, H. & Liebenwein, S. (2012). *Bildungserfahrungen an Waldorfschulen: Empirische Studie zu Schulqualität und Lernerfahrungen.* Wiesbaden: Springer.

Behne, K. E. (1999). Zu einer Theorie der Wirkungslosigkeit von (Hintergrund-)Musik. *Jahrbuch der Deutschen Gesellschaft für Musikpsychologie* 14, 7–23.

Blank, H., Fischer, V. & Erdfelder, E. (2003). Hindsight bias in political elections. *Memory* 11 (4-5), 491–504.

Brown, R. & McNeill, D. (1966). The »tip of the tongue« phenomenon. *Journal of Verbal Learning and Verbal Behavior* 5 (4), 325–337.

Deci, E. L., Koestner, R. & Ryan, R. M. (1999). A meta-analytic review of experiments examining the effects of extrinsic rewards on intrinsic motivation. *Psychological Bulletin* 125 (6), 627.

Ebbinghaus, H. (1885) *Über das Gedächtnis. Untersuchungen zur experimentellen Psychologie.* Leipzig: Duncker & Humblot.

Ericsson, K. A. & Charness, N. (1994). Expert performance: Its structure and acquisition. *American Psychologist* 49 (8), 725.

Ericsson, K. A. & Kintsch, W. (1995). Long-term working memory. *Psychological Review* 102 (2), 211.

Ghosh, V. E. & Gilboa, A. (2014). What is a memory schema? A historical perspective on current neuroscience literature. *Neuropsychologia* 53, 104–114.

Godden, D. R. & Baddeley, A. D. (1975). Context-dependent memory in two natural environments: On land and under water. *British Journal of Psychology* 66 (3), 325–331.

Greicius, M. D., Supekar, K., Menon, V. & Dougherty, R. F. (2009). Resting-state functional connectivity reflects structural connectivity in the default mode network. *Cerebral Cortex* 19 (1), 72–78.

Henckens, M. J., Hermans, E. J., Pu, Z., Joëls, M. & Fernández, G. (2009). Stressed memories: How acute stress affects memory formation in humans. *Journal of Neuroscience* 29 (32), 10111–10119.

Jung, R. E. & Haier, R. J. (2007). The Parieto-Frontal Integration Theory (P-FIT) of intelligence: Converging neuroimaging evidence. *Behavioral and Brain Sciences* 30 (02), 135–154.

Kraepelin, E. (1886). Über Erinnerungsfälschungen. *European Archives of Psychiatry and Clinical Neuroscience* 17 (3), 830–843.

Kuhl, P. K. (2000). A new view of language acquisition. *Proceedings of the National Academy of Sciences of the United States of America* 97 (22), 11850–11857.

Loftus, E. F. (1997). Creating false memories. *Scientific American* 277 (3), 70–75.

Maguire, E. A., Gadian, D. G., Johnsrude, I. S., Good, C. D., Ashburner, J., Frackowiak, R. S. & Frith, C. D. (2000). Navigation-related structural change in the hippocampi of taxi drivers. *Proceedings of the National Academy of Sciences* 97 (8), 4398–4403.

Maguire, E. A., Valentine, E. R., Wilding, J. M. & Kapur, N. (2003). Routes to remembering: The brains behind superior memory. *Nature Neuroscience* 6 (1), 90–95.

Nisbett, R. E. (2013). Schooling makes you smarter: What teachers need to know about IQ. *American Educator* 37 (1), 10.

Pietschnig, J., Voracek, M. & Formann, A. K. (2010). Mozart effect–Shmozart effect: A meta-analysis. *Intelligence* 38 (3), 314–323.

Ramirez, S., Liu, X., Lin, P. A., Suh, J., Pignatelli, M., Redondo, R. L., ... & Tonegawa, S. (2013). Creating a false memory in the hippocampus. *Science* 341 (6144), 387–391.

Rauscher, F. H., Shaw, G. L. & Ky, K. N. (1993). Music and spatial task performance. *Nature* 365 (6447), 611.

Richardson, K. & Norgate, S. H. (2015). Does IQ really predict job performance? *Applied Developmental Science* 19 (3), 153–169.

Roediger, H. L. & Karpicke, J. D. (2006). Test-enhanced learning taking memory tests improves long-term retention. *Psychological Science* 17 (3), 249–255.

Roese, N. J. & Vohs, K. D. (2012). Hindsight bias. *Perspectives on Psychological Science* 7 (5), 411–426.

Roozendaal, B., McEwen, B. S. & Chattarji, S. (2009). Stress, memory and the amygdala. *Nature Reviews Neuroscience* 10 (6), 423–433.

Squire, L. R. (1989). On the course of forgetting in very long-term memory. *Journal of Experimental Psychology: Learning, Memory, and Cognition* 15 (2), 241.

Van Kesteren, M. T., Ruiter, D. J., Fernández, G. & Henson, R. N. (2012). How schema and novelty augment memory formation. *Trends in Neurosciences* 35 (4), 211–219.

Williams, A. M. (2000). Perceptual skill in soccer: Implications for talent identification and development. *Journal of Sports Sciences* 18 (9), 737–750.

Kapitel 4

Aljomaa, S. S., Qudah, M. F. A., Albursan, I. S., Bakhiet, S. F. & Abduljabbar, A. S. (2016). Smartphone addiction among university students in the light of some variables. *Computers in Human Behavior* 61, 155–164.

Appel, M. & Schreiner, C. (2014). Digitale Demenz? Mythen und wissenschaftliche Befundlage zur Auswirkung von Internetnutzung. *Psychologische Rundschau* 65, 1–10.

Carney, R. N. & Levin, J. R. (2008). Conquering mnemonophobia, with help from three practical measures of memory and application. *Teaching of Psychology* 35 (3), 176–183.

Crossman, E. R. F. W. (1959). A theory of the acquisition of speed-skill. *Ergonomics* 2 (2), 153–166.

Dalgleish, T., Navrady, L., Bird, E., Hill, E., Dunn, B. D. & Golden, A. M. (2013). Method-of-loci as a mnemonic device to facilitate access to self-affirming personal memories for individuals with depression. *Clinical Psychological Science* 2167702612468111.

Ericsson, K. A. & Chase, W. G. (1982). Exceptional memory: Extraordinary feats of memory can be matched or surpassed by people with average memories that have been improved by training. *American Scientist* 70 (6), 607–615.

Hawi, N. S. & Samaha, M. (2016). To excel or not to excel: Strong evidence on the adverse effect of smartphone addiction on academic performance. *Computers & Education* 98, 81–89.

Jaeggi, S. M., Buschkuehl, M., Jonides, J. & Perrig, W. J. (2008). Improving fluid intelligence with training on working memory. *Proceedings of the National Academy of Sciences* 105 (19), 6829–6833.

Jobe, J. B., Smith, D. M., Ball, K., Tennstedt, S. L., Marsiske, M., Willis, S. L., ... & Kleinman, K. (2001). ACTIVE: A cognitive intervention trial to promote independence in older adults. *Controlled Clinical Trials* 22 (4), 453–479.

Kaspersky Lab (2015). The Rise and Impact of Digital Amnesia. (Im Internet als PDF-Datei abrufbar).

Kraut, R., Patterson, M., Lundmark, V., Kiesler, S., Mukophadhyay, T. & Scherlis, W. (1998). Internet paradox: A social technology that reduces social involvement and psychological well-being? *American Psychologist* 53 (9), 1017.

Sparrow, B., Liu, J. & Wegner, D. M. (2011). Google effects on memory: Cognitive consequences of having information at our fingertips. *Science* 333 (6043), 776 ff.

Zeman, A., Dewar, M. & Della Sala, S. (2015). Lives without imagery: Congenital aphantasia. *Cortex* 73 (3), 378 ff.

Anmerkungen

1 Die Storchenbeobachtung hat unter www.storchenproblem.de sogar eine eigene Webseite bekommen, und der Dokumentarfilm *Bowling for Columbine* spielt darauf an, dass die dortigen Attentäter vor der Tat gemeinsam zum Bowlen gingen, was aber in den Medien – anders als ihre Musikauswahl – nicht als möglicher Grund für den Amoklauf thematisiert wurde.

2 So das Ergebnis einer hochrangig publizierten Studie aus den USA von 2011 (von Chet Sherwood und Kollegen). Andere Studien finden andere Prozentangaben, die eigentliche Beobachtung ist aber jeweils gleich.

3 In dieser Studie lebten von den Mädchen aus dem schlausten Viertel im Alter von 77 noch fast zweimal so viele wie aus dem am wenigsten schlauen Viertel. Bei den Jungen war der Unterschied geringer, wobei vor allem der Zweite Weltkrieg eine Rolle spielte.

4 Bei den 1921 Geborenen hatte der IQ noch keinen Einfluss auf die Entscheidung, mit dem Rauchen zu beginnen. Denn damals waren die Gefahren noch unbekannt. Er hatte aber sehr wohl Einfluss darauf, ob mit dem Rauchen aufgehört wurde.

5 http://www.usatoday.com/story/sports/nba/playoffs/2013/06/17/lebron-james-memory-finals-miami-heat-vs-san-antonio-spurs/2428635/

6 Veröffentlicht als Barkley, R. A. (2002). »International consensus statement on ADHD« auf http://www.russellbarkley.org/factsheets/Consensus2002.pdf

7 VVIQ: Visual vividness imagery questionnaire

8 Sein TEDx Talk hierzu ist empfehlenswert.

9 Viele Beispiele für eine solche Tabelle auf Deutsch und in anderen Sprachen finden Sie im Internet, zum Beispiel auch auf meiner Webseite zum kostenlosen Download www.boriskonrad.de

10 Im Juni 2016 wurde mit der International Association of Memory (IAM) zudem ein moderner, demokratischer Weltgedächtnissportverband gegründet, welcher dem Sport den Rahmen für eine erfolgreiche Zukunft gibt.